调 剂 学
（第 2 版）

张晓乐　主编

国家开放大学出版社·北京

图书在版编目（CIP）数据

调剂学/张晓乐主编. —2 版 . —北京：国家开放大学出版社，
2021. 1（2023.5重印）

ISBN 978－7－304－10629－4

Ⅰ．①调…　Ⅱ．①张…　Ⅲ．①调剂学–开放教育–教材
Ⅳ．①R942

中国版本图书馆 CIP 数据核字（2020）第 272590 号

调剂学（第 2 版）

TIAOJIXUE

张晓乐　主编

出版·发行：国家开放大学出版社

电话：营销中心 010－68180330　　　　总编室 010－68182524

网址：http://www.crtvup.com.cn

地址：北京市海淀区西四环中路 45 号　　　邮编：100039

经销：新华书店北京发行所

策划编辑：王　普　　　　　　　　版式设计：何智杰

责任编辑：王　屹　　　　　　　　责任校对：冯　欢

责任印制：武　鹏　马　严

印刷：河北鑫兆源印刷有限公司

版本：2021 年 1 月第 2 版　　　　2023 年 5 月第 5 次印刷

开本：787 mm×1092 mm　1/16　　印张：17.75　　字数：413 千字

书号：ISBN 978－7－304－10629－4

定价：40.00 元

（如有缺页或倒装，本社负责退换）

意见及建议：OUCP_KFJY@ouchn.edu.cn

《调剂学》（第 2 版）编委会

主　　编　张晓乐

编　　者　夏文斌　段京莉

　　　　　邱婷婷　于彩媛

药品调剂是药师的主要工作内容之一，中国药学会医院药学专业委员会名誉主任委员李大魁教授指出"调剂乃药师执业之本"。但几十年来，高等药学教育较少开设调剂学课程，广大药师大多是在进入医院药房或社会药房以后在实践中逐步学习与掌握调剂学的理论和工作技能的。在国家开放大学率先开设调剂学课程之后，这种局面才有所改善。

自《调剂学》（第 1 版）在 2010 年出版以来，调剂学领域发生了很大变化，尤其是信息技术和人工智能的发展给调剂业务注入了活力，国家为保障合理用药与用药安全出台（更新）了一系列法规和措施，互联网药学服务和家庭药师的出现也给调剂学增添了新的工作领域。因此，《调剂学》（第 1 版）内容已经无法满足教学和人才培养需要，亟须对其内容进行必要的补充和修订。基于此，编者对相关内容进行了更新和修订。

调剂学是国家开放大学统设的必修课、药学专业（专科）的专业课、药品经营与管理专业（专科）的专业课。本教材针对高等职业教育和学生的特点，以强化职业素质教育和技能训练为中心，强调培养学生的专业实践能力，力求做到理论知识部分强调重点、深入浅出，技术和操作部分联系实际、丰富活泼，同时能够反映当前我国医药卫生和药学服务领域的最新进展和实践。本教材分为绪论及上、下两篇，共 21 章。上篇主要论述调剂学基础，共 6 章，介绍药房、药品、药师、我国医疗卫生保障制度与相关法律法规、调剂业务的合理用药基础、调剂服务与调剂伦理。下篇为调剂技术与应用，共 15 章，系统介绍调剂总论，处方与处方集，药品的包装、标签与说明书，医院门诊药房、医院住院药房和社会药房调剂业务，并介绍不同剂型药品的调剂原则、特殊人群的药品调剂原则、特殊调剂与药品分装、中药调剂业务、调剂业务的信息化与智能化、药品管理、调剂差错与风险控制、用药咨询与患者教育，最后一章调剂学展望旨在帮助学生了解调剂学及药师未来的发展前景，帮助学生树立正确的职业价值观。学生通过对本教材的学习，应掌握调剂学的一般原理和基本操作技术，特别是要培养自己分析和解决实际问题的能力，并能熟练地运用于实际工作中。

本教材编写人员及分工如下：北京大学第三医院张晓乐副主任药师编写绪论、第四章、第六章、第七章、第十五章、第十七章和第二十一章；北京垂杨柳医院夏文斌主任药师编写第五章、第十章、第十一章、第十九章和第二十章；北京大学国际医院段京莉主任药师编写第二章、第九章和第十八章；北京大学第三医院邱婷婷主管药师编写第一章、第八章、第十二章至第十四章；国家开放大学于彩媛编写第三章和第十六章。张晓乐拟订本书编写提纲，并负责全书的统稿。

北京大学医学部史录文教授、邵宏副教授，北京协和医科大学朱珠教授审阅了教材并提出宝贵建议，在此表示诚挚的感谢！本教材在编写过程中参考了大量的文献，在此向有关文献的作者一并致谢。

鉴于编者学识水平和时间有限，教材中难免会有不妥之处，敬请广大读者批评指正。

编　者

2020 年 10 月

据统计，我国在医疗机构、社会药店和其他医药部门工作的药师有 40 余万人，这些人员中的 80% 以上从事着药品调剂相关工作。但遗憾的是，到目前为止我国各医药大专院校还没有开设"调剂学"课程，自 20 世纪 60 年代至今也没有调剂学专著和教材出版。中央广播电视大学在药学专业（专科）和药品经营与管理专业（专科）的教学改革中适应发展的需要，率先开设了"调剂学"课程。

调剂学是中央广播电视大学统设的必修课，药学专业（专科）的专业课，药品经营与管理专业（专科）的专业课。本教材针对高等职业教育和学生的特点，以强化职业素质教育和技能训练为中心，强调培养学生的专业实践能力，力求做到理论知识部分强调重点、深入浅出，技术和操作部分联系实际、丰富活泼，同时能够反映当前我国医药卫生和药学服务领域的最新进展和实践。本课程的主要学习资源包括文字教材、录像教材和 IP 课件。文字教材共 21 章，分为绪论及上、下两篇。上篇主要论述调剂学的基础知识，分为 6 章，介绍药房、药品、药师、国家医疗卫生保障制度与相关法律法规、调剂业务的合理用药基础及调剂服务与调剂伦理。下篇为调剂技术与应用，分为 15 章，系统介绍调剂总论，处方与处方集，药品的包装、标签与说明书，医院门诊药房、医院住院药房和社会药房调剂业务；介绍不同剂型药品的调剂，特殊人群的药品调剂，特殊调剂与药品分装，中药调剂业务，调剂业务的信息化与智能化，药品管理，调剂差错与风险控制，用药咨询与患者教育的内容。最后一章调剂学展望旨在帮助学生了解调剂学及药师未来的发展前景，帮助学生树立正确的职业价值观。学生通过对本课程的学习，应掌握调剂学的一般原理和基本操作技术，特别是要培养自己分析和解决实际问题的能力，并能熟练地运用于实际工作中。

本教材编写人员及分工如下：北京大学第三医院张晓乐副主任药师编写绪论、第四章、第六章、第七章、第十五章、第十七章和第二十一章；北京垂杨柳医院夏文斌主任药师编写第五章、第十章、第十一章、第十九章和第二十章；清华大学医院杨丽英副主任药师编写第一章、第八章、第十二章至第十四章；北京大学第三医院张慧英副主任药师编写第二章、第九章和第十八章；中央广播电视大学于彩媛编写第三章和第十六章。张晓乐拟订本书编写提纲，并负责全书的统稿。

北京大学医学部史录文教授、邵宏副教授、北京协和医科大学朱珠教授、北京大学第三医院段京莉主任药师审阅了教材并提出宝贵建议，在此表示诚挚的感谢！本教材在编写过程中参考了大量的文献，在此向有关文献的作者一并致谢。

鉴于数十年来首次出版此类教材以及编者学识水平有限，教材中难免会有很多不妥之处，敬请广大读者批评指正。

编　者

2010 年 4 月

绪 论

上篇　调剂学基础

第一章　药　房

第二章　药　品

第三章　药　师

下篇　调剂技术与应用

第二十章　用药咨询与患者教育

第二十一章　调剂学展望

主要参考文献

绪　论

在药品行业的整个价值链中，药品的使用是一个非常重要的环节。在这个环节，药师要正确地理解和审核医师的处方；要按照医师的处方，将药品准确、安全地提供给患者；要向患者解释处方的内容，并进行用药交代；要评价处方的合理性，能够回答医师、护士和患者关于用药的问题，对患者进行用药教育，等等。所有这些都需要药师学习和掌握调剂学的知识。调剂学不但涉及丰富的药学相关学科知识，也包含很多人文科学方面的内容，是药学领域内一门具有综合性和应用性的学科。中国药学会医院药学专业委员会名誉主任委员李大魁教授指出"调剂乃药师执业之本"，因此，学习《调剂学》对药学专业的学生具有重要意义。

学习目标

◇ **重点掌握**：调剂学的定义、内容和任务。
◇ **一般掌握**：调剂学与其他药学相关学科的关系，调剂学在药学学科中的作用和地位。
◇ **基本了解**：调剂学的历史和发展。

学习准备

调剂学是一门具有综合性和应用性的学科，具有很强的实践性，学习调剂学必须要将理论知识与实践相结合。学习调剂学应该事先掌握药剂学和药理学的相关知识；由于调剂学也涉及药事法规、管理和服务，因此，阅读一些相关方面的书籍或资料是必要的。

第一节　调剂学的定义、内容和任务

进入 21 世纪以后，医药科学的发展极为迅速，一些新兴学科和边缘学科的出现和发展十分引人注目，如医院药学、临床药学、药物经济学、循证医学等。与此同时，一些医药传统学科也在不断发展进步，现代科学技术给这些学科注入了新的内容，增添了新的活力。其中，调剂学就是一门近年来引起广泛重视、发展十分迅速的药学分支学科。

一般而言，调剂学（dispensing pharmacy）有狭义和广义之分。狭义的调剂学是研究如何依据医师处方（包括医嘱）调配药品，或制成外观适宜、方便投药、能发挥预期疗效的剂型发给患者，并进行用药交代、回答患者咨询的学问。广义的调剂学除包括狭义调剂学的内容外，还涉及诸多相关学科的内容，如药剂学、临床药理学、临床药学、医学伦理学、信息技术以及药事管理、服务管理等，其研究的领域也更为广泛，是涉及药学诸学科和相关人文科学的研究药品调配技术和应用技术的科学。调剂学因其研究领域广泛，并与多学科交叉，其文献往往分布于医院药学、药事管理学、临床药学和药物经济学等领域中。

调剂学在医疗卫生事业中的任务是研究如何正确调配药品和指导药品合理使用，其目的是为患者提供安全、高效的药学服务。调剂工作的内容与工作要求是：通过审核、调配处方及发药，为患者提供安全、有效及经济的药品；解说药物合理应用的方法及相关知识；回答患者咨询、开展患者教育，为患者提供相关药学服务；社会药房（药房也称调剂室）的调剂工作还要担负配售卫生用具、医疗器械等任务。

第二节　调剂学的历史和发展

调剂学是一门古老而又年轻的学科，它的起源与发展经历了漫长的探索和实践过程。实际上，调剂学是伴随着药学的发展而发展的，有了药学就有了调剂学。只不过调剂学从近现代才逐渐独立出来成为一门专门的学科。

据《战国策》记载，远在夏禹时期，我们的祖先就已发明了酿酒技术。商代的伊尹将烹调技术运用到中药调剂，用中药材加水煎煮配制了汤液。汤液的创新，标志着方剂的诞生，成为我国最早的中药制剂。到了周代，宫廷医生已有明确的分工，据《周礼·天官》载，"医师""掌医之政令，聚毒药以供医事"，为众医之长，医师之下设有"府"职，掌司药物。这是我国医药史上有关专职药物调剂的最早记载。

我国史料最早的方剂书《五十二病方》收载丸、散、汤等剂型，标志中药调剂实践已具雏形。春秋战国时期的《黄帝内经》更是全面总结了中药调剂的基本理论和操作技术。秦统一六国后，朝廷设置药丞、主方、主药等职位，管理皇帝的药品和配方，至此医事管理和药事管理开始有了较明确的区分。至东汉时期出现了我国第一部总结药物作用基本规律的药学专著——《神农本草经》。东汉末年，著名医学家张仲景所著的《伤寒杂病论》记载了丰富的调剂内容，强调药物调剂必须遵循一定法度，不可违背药性，对后世有极大影响。而同代名医华佗既行医又售药，他首创了著名的麻醉用药"麻沸散"。晋代葛洪编著的《肘后备急方》，收载方剂数十种，配方、调制方法等又有新的发展。

到了唐代，公元657年，政府出面组织苏敬、李静等22人编《新修本草》（又称《唐本草》），3年后完成。《新修本草》共54卷，载药844种，是我国古代一部重要的药学专著，也是世界上最早由国家颁行的药典，比1942年欧洲的《纽伦堡药典》早880多年。孙思邈在其所著的《备急千金要方》中，记录了大量处方调剂知识（如用药、服药、藏药等），并详细介绍了许多调剂工具，很有现实意义。

医药学在宋代有较大的发展，这一时期的医药学著述较多，如《开宝本草》《嘉祐本草》《图经本草》以及《证类本草》和《太平惠民和剂局方》等。在此期间，出现了我国乃至世界第一家官办的商业性药房——"太医局熟药所"，从事药材的储备、调制和销售，不但有中药饮片，还有丸、散、膏、丹等成药剂型。宋徽宗崇间（1102—1106年）药局拟定制剂规范，修订《太医局方》一书，称为《和剂局方》，大观时（1107—1110年），陈师文、裴宗元、陈承等人校正修订《和剂局方》，后几经修补，至1151年经许洪校订后定名为《太平惠民和剂局方》，颁行全国，成为世界上最早的国家药局医方典籍之一。

元代仍十分重视药品管理，一再命令禁止销售剧毒药品，如乌头、附子、巴豆、砒霜、大戟、芫花、藜芦、甘遂和堕胎药等，成为中药调剂至今仍需重视的原则。

明代是我国医药事业发展的重要历史时期，出现了李时珍、刘方泰等著名的药学家。《本草纲目》是伟大医药学家李时珍穷尽毕生精力，历时27年完成的一部巨著，对后来药学的发展有极大的影响。该书从1596年一出版就受到医药学界的高度重视，不仅风行国内，而且从17世纪初开始在国际广泛传播，已有多种文字的译本，成为世界科学史上著名的文献。

清朝末年，我国私人开办的药店已很兴盛，医药行业呈现蓬勃发展的繁荣景象，同时西医药开始进入我国。1832年英商在广州开设怡和洋行，经营进口西药。1882年旅美归侨罗开泰在广州创立的泰安大药房，为国人最早开设的西药房。1888年顾松泉于上海集资开设的中西大药房，为上海开设的第一家华商药房。此后，上海、广州、天津等地陆续有华商西药房开设。与此同时，西方各国派遣大量传教士和医生来我国，先后在澳门、广州等地开设诊所、医院，出售西药，以西医药理论为基础的西医学开始进入中国。这些医院按人体功能和疾病分科设置，同时开设有西药房，备有从各国进口的化学药品。西药房也能简单调配一些化学药物的临时制剂，如酊剂、醑剂、软膏、合剂、溶液剂等，从此开始了国内西药调剂的工作模式。

我国传统的调剂学是研究方剂的调配、服用等有关技术和理论的科学。它的内容包括：处方的组成，药物的调剂、配伍、相互作用、剂型、剂量、主治及功效等。传统调剂学是药剂学的重要组成部分。但在我国古代医生和药师的职业基本上是不区分的，个体中医坐堂诊病，接着便调剂药品，配发处方。这个传统一直延续到近代。进入20世纪，由于工业化和城市医院的发展，大量西药制剂进入临床，西医药学的引入使传统调剂工作发生了极大的变化，药师的职业逐渐独立出来。新中国成立后，国家整顿规范了各级医疗机构，医师和药师执业领域的划分更加明确。调剂学由简单的方剂调配、制备逐渐转向关注药物的使用方法和技术，研究给药方法、药物配伍和相互作用等。尽管如此，直到20世纪末，调剂学虽然转向了以研究药物使用为目标，但医院药房的工作受传统影响还基本停留在以药物为中心的调剂药品、配发处方的保障供应范围内。

第三节　调剂学与其他药学相关学科的关系

一、调剂学与药剂学

虽然药物制剂的出现已有几千年的历史，但直至1847年德国药师莫尔（Mohr）出版了第一本药剂学专著——《药剂工艺学》之后，药剂学（pharmaceutics）才成为药学的重要分支学科。现代药剂学是以化学、物理化学、数学、材料科学、机械科学、医药科学和生物科学等为基础，研究药物剂型的设计、制造和使用的综合性应用技术学科。其基本任务是研制一定时间内用最小的药物剂量提供最大的疗效、最小的不良反应和最为适宜的给药系统，为满足疾病治疗的需要提供质量优良的药物制剂。而调剂学的研究范畴是药师如何调配和处置药品，故研究药品的剂型及其制造方法的科学——药剂学就成为与调剂学关系最为密切的一门学科。

药剂学是调剂学的基础。在工业革命之前，药剂学尚未形成一门独立的学科，那时的药物制剂大多是在医生的诊所、药店或个体作坊中制备并调配完成的，故药剂、调剂几乎不加区分。即使药剂学成为一门独立的学科，但在相当长的历史时间内调剂学和药剂学相互交叉、融合，难以划分。20 世纪 50 年代之后，世界出现了一个相对稳定的和平环境，科学技术飞速发展。一些基础科学以及电子、生命、材料和信息等科学领域中的发现和创造，推动药剂学进入了一个快速发展的轨道。在药剂学的发展进程中，研究领域的拓展和相关学科的介入使药剂学形成了多个分支学科，如工业药剂学、物理药剂学、生物药剂学、药物动力学和药用高分子材料学等。与此同时，医院药学和临床药学的兴起也使调剂学从一般的制备与调配药品向研究药品的使用科学发展，与药剂学渐行渐远，形成了一门以药剂学为基础的、独立的药学分支学科。

二、调剂学与医院药学

医院药学（hospital pharmacy）是以患者和临床医师为服务对象，涉及医院药品供应、调剂、制剂、药品检验、药事管理及临床药学等内容。它的工作和研究领域包括药事管理、药品调剂、医院制剂、临床药学、药品检验与质量控制、药物信息、药学科研与教学以及药学人才的培养等。医院药学涵盖了所有医疗机构内进行的药学相关活动，是在医院特定环境下的药学科学工作。医院药学的迅速崛起，对于临床安全、有效、经济地使用药物，避免药源性疾病和事故，进一步提高医院的医疗质量，保证人民的身心健康具有重大意义。

医院药学工作是医疗工作的重要组成部分。在我国，约有 80% 的药品是通过医院调剂部门用于临床医疗的。因此，药品调剂成为医院药学最为基础性的工作，调剂队伍的素质、专业水平、道德风貌以及医院调剂部门的工作质量，对广大人民群众的用药安全和健康水平的提高，有着直接和重要的影响。

正如前述，调剂学是研究正确的调配药品和指导药品合理使用的科学，其目的是为患者提供安全、高效的药学服务，因此，调剂学自然成为医院药学的组成部分，调剂学的研究和发展成为医院药学最为关注的领域。

三、调剂学与临床药学

临床药学（clinical pharmacy）是以临床医学和药学为基础，以患者利益为中心，以保障患者临床用药安全、有效、经济为主要研究内容的应用科学。医学和药学的紧密结合性和强烈的临床实践性是它的两大特点。

第二次世界大战后的二三十年间，美国的新药研发呈现了爆炸式的发展，上市新药数不胜数。多种药物迅速在临床上应用后，由于择药不当、使用不妥，很多病人花费了大笔医药费用，疗效却不佳，也有很多病人用药后出现致残致死的药物不良反应。渐渐地，人们希望有一批人才既掌握丰富的药学知识，又有一些临床医学基础，能协助医师正确选择药物品种、制定给药方案、监控药物疗效，以保证病人用药安全、有效。为了达到这个目的，20世纪 60 年代，美国加州大学旧金山分校（University of California, San Francisco, UCSF）率先建立了临床药学这门学科。临床药师们的工作成绩出色，得到大家认可，临床药学逐渐发展起来。美国和澳大利亚等发达国家的临床药学工作经过近 60 年的发展，从药学教育到临床药学服务已经形成较为完整的体系，受到临床医师、护士和患者的欢迎，临床药学工作和临床药师职业也得到社会的普遍认可。随后出现的药学服务（pharmaceutical care）在原有基础上扩展为以患者为中心的全方位药学服务，旨在推进合理用药，提高公众的健康水平和生活质量，降低国家卫生资源的消耗。

我国提出临床药学的概念已经有 40 余年历史。20 世纪 70 年代末，国内药学界著名专家和前辈积极倡导临床药学，但由于缺乏高等教育和相关政策法规的支持，缺乏人才和正确的临床药学导向，我国临床药学工作一直进展缓慢，各地的发展情况也很不平衡。进入 21 世纪后，由于国家经济、社会的发展和公众健康水平的提高，安全用药、合理用药问题前所未有地受到国家和全社会的关注。在这样一个大背景下，临床药学教育逐渐步入正轨，临床药师体制开始建立，医院药学工作者经过不断探索实践，逐渐找出适合我国特色的临床药学工作模式，我国的临床药学开始进入一个健康、快速的发展时期。

调剂工作是医院药学部门最重要的业务工作之一，调剂学在医疗卫生事业中的任务是研究正确的调配药品，指导药品的合理使用以及有效地管理药品，所以调剂学是临床药学的基础。临床药学的工作和研究内容应紧密结合调剂业务，促进调剂工作不断进步。

四、调剂学与社会药学

社会药学（social pharmacy）是从社会学的角度和方法研究药物使用过程的药学分支学科。我们知道，药品是一种特殊商品。药品在与人体相互作用的过程中会表现出其自然属性；而作为商品，投放社会后在与社会相互作用的过程中又会表现出其社会属性。药品的社会属性与法律、道德、经济、文化、国家医疗卫生政策和资源配置等密切相关。药品只有既具备合格的自然属性又具备良好的社会属性才是真正合格的药品，患者才可以在需要的时候和需要的地点得到它，才能以正确的方法、合适的剂量进行利用，才能达到预防、治疗、诊断疾病的目的。同样，非正确的使用或误用、滥用药物等引起药物不良反应和耐药性、抗药性、依赖性等后果，不仅会影响个人健康和幸福，也会影响社会和国家的稳定。为了防止和减少这些不良后果，必须有国家的立法、行政管理、监督和惩罚等强有力的干预措施，必须有全社会的宣传教育、关心和爱护。社会药学通过开展深入的学术研究，为社会宣传教育和国家干预提供理论依据和科学方法，是综合应用社会学、行为学、管理学以及基础与临床医药学、生物科学等学科的最新知识，用以保障、改善患者药物治疗的科学。

现代药学科学主要分为两个领域。一是以药物为导向，以研究和生产药物为目标的药学，主要以化学、生物学、医学和工程技术等自然科学为基础。它的主要任务是研究、发明和生产为疾病预防、治疗和检查诊断所需要的安全、有效、经济的药物，如药物化学、药剂学、制药工程学等。二是以患者和社会为导向，以研究药物的适当提供和合理使用为目标的药学。该领域学科除了以药学、临床医学为基础外，众多社会科学，如法学、管理学、经济学、伦理学等也是其重要学科基础。它的任务是研究药物的使用，以及监督和组织协调药物、患者和社会之间的关系。从以上的划分中可以看出，调剂学、医院药学、临床药学和社会药学显然都属于以患者和社会为导向的药学。

综上所述，调剂学与药剂学、医院药学、临床药学和社会药学有非常紧密的联系。在其研究的范畴内，不但涉及药学和临床医学，也涉及服务、管理和流程。与医院药学的发展历程一样，传统调剂学以物为中心，更多地关注处方和药品，其工作和研究的内容较少涉及人。随着医院药学特别是临床药学的发展，调剂学已越来越多地引入人文和管理的理念，使医院调剂工作不断发展，业务领域不断扩大，其地位和重要性正被重新认识和定位。而自动化以及计算机和信息技术的发展更为调剂学插上了翅膀，将药师从简单的手工调剂工作中逐渐解放出来，使调剂工作的内涵更多地体现在药师的智力活动中。

现代调剂学已发展成为一门以患者为中心，以处方（或医嘱）为导向，以药学诸学和相关人文科学为基础的综合性、应用性学科。

第四节　调剂学在药学学科中的作用和地位

据统计，截至2019年，我国药师人数已超过100万，其中注册执业药师53.3万、医疗机构药师48.3万。在这100多万药师中，有60%~70%从事调剂工作。

调剂工作是医院药学的重要内容之一。调剂工作的基本任务是根据医师处方或医嘱，严格按照调配操作规程，仔细审查处方，及时、准确地调配和分发药品。几十年来，调剂学和调剂工作虽然有了长足的发展和进步，但无论是医院药房还是社会药房，调剂工作基本上还是拘泥于原有的工作思路和模式，将自己局限在小窗口或玻璃窗后，完成简单的处方调配任务。进入21世纪，随着国家经济的发展和国民生活质量的提高，人们更加关注自己的健康水平，关注药品质量和用药安全。与此同时，由于国家经济和社会都处于一个快速发展和转型的时期，在医药生产和流通领域不可避免地出现了一些问题，严重地影响了用药安全，甚至出现了用药导致患者死亡的事件。药品质量和用药安全受到国家和全社会的关注。而在我国改革开放初期，医疗卫生体制的改革一直在不断的探索中缓慢前行，尚未建立起覆盖全民的、基本的、合理的医疗卫生保障体系，这与国民对医疗卫生保障需求的不断提高形成极大的反差。在这种形势下，医疗卫生工作承受了巨大的压力，作为医疗卫生工作重要组成部分的调剂工作也遇到了很大的困难。世界卫生组织（World Health Organization，WHO）于1997年指出，从推动合理用药的政治模式来看，药品不仅是防治疾病的物质和具有内在价值的可上市成果，也是实现政府愿望的工具。合理用药问题已从单纯的技术问题演变成为具有一定政治内涵的问题。基于这样一种认识，药品质量和用药安全的问题受到国家和全社会的重视，这给调剂学和调剂工作带来了前进的动力和发展的机遇。

2002 年，卫生部颁发了《医疗机构药事管理暂行规定》（以下简称《暂行规定》）。《暂行规定》对规范医疗机构药事管理工作发挥了重要指导作用，特别提出要逐步建立临床药师制，门诊药房要实行大窗口或柜台式发药，住院药房要由药学专业技术人员为患者单剂量配发药品，并提倡建立全肠道外营养和肿瘤化疗药物等静脉液体配置中心，实行集中配置和供应。这些理念和规定有力地推动了医院药学和调剂工作的发展。《暂行规定》发布以后，我国医疗机构药事管理和合理用药水平有了很大提高。2011 年，在总结各地《暂行规定》实施情况的基础上，结合国家药物政策以及医疗机构药事管理工作的新形势和新任务，卫生部、国家中医药管理局和总后勤部卫生部共同对《暂行规定》进行了修订，发布了《医疗机构药事管理规定》。其全面而科学地规范了医疗机构药事管理工作，对保证临床用药安全、有效、经济，推动医院药学发展，保障人民身体健康发挥了重要作用。

2004 年 9 月，卫生部颁布实施了《处方管理办法（试行）》，旨在加强处方开具、调剂、使用、保存的规范化管理，提高处方质量，促进合理用药，保障患者用药安全。在这之后，根据国内医疗卫生领域新出现的一系列问题，2006 年，卫生部及时修订了《处方管理办法（试行）》，并于 2007 年 5 月施行《处方管理办法》。《处方管理办法》明确规定了医师和药师在合理用药中的职责和法律地位，进一步强化了药师在临床药物治疗中的执业行为，同时首次制定了"罚则"，对医疗机构和医师、药师的违规行为提出了处罚规定；还针对临床用药品种混乱的问题制定了"一品两规"等具体政策，具有很强的操作性，对规范临床用药、纠正医疗领域的不正之风发挥了重要作用。与此同时，针对国内抗菌药物不合理使用的严峻现实，2004 年 10 月，卫生部发布了《抗菌药物临床应用指导原则》，并通过建立全国范围内的"抗菌药物合理使用监测网"和人员培训等一系列措施规范临床用药行为，减少细菌耐药，促进临床抗菌药物的合理使用。2015 年，国家卫生计划生育委员会等 3 部门对 2004 年发布的《抗菌药物临床应用指导原则》进行了修订，发布了《抗菌药物临床应用指导原则（2015 年版）》。

2018 年，为规范医疗机构处方审核工作，促进临床合理用药，保障患者用药安全，国家卫生健康委员会、国家中医药管理局和中央军委后勤保障部 3 部门联合制定了《医疗机构处方审核规范》，对处方审核的基本要求、审核依据和流程、审核内容、审核质量管理、培训等做出规定。《医疗机构处方审核规范》明确提出"药师是处方审核工作的第一责任人"，处方审核是"根据相关法律法规、规章制度与技术规范等，对医师在诊疗活动中为患者开具的处方，进行合法性、规范性和适宜性审核，并做出是否同意调配发药决定的药学技术服务"。其要求通过规范处方审核行为，提高处方审核的质量和效率，促进临床合理用药；同时体现药师专业技术价值，转变药学服务模式，为患者提供更加优质、人性化的药学技术服务。

2019 年新修订的《药品管理法》分别就 2015 年前各修订版中的个别条款进行了修改。此次修改完善增加了药品研制和注册、药品上市许可持有人、药品生产和经营、药品上市后管理、药品价格和广告、监督管理和法律责任等内容，这次修订是该法 35 年来第四次修订。

加强医疗机构药事管理，是建立健全现代医院管理制度的重要内容，是加强医疗卫生服务综合监管的重要举措。近年来，我国药事管理不断加强，合理用药水平逐步提升。同时，积极推进药品集中采购和使用改革，完善了药品价格形成机制，规范了药品生产流通秩序。为进一步加强医疗机构药事管理和药学服务，加大药品使用改革力度，全链条推进药品领域改革，提升医疗机构管理水平，促进合理用药，更好地保障人民健康，2020 年 2 月，国家卫生健康委员会发布《关于加强医疗机构药事管理促进合理用药的意见的通知》。另外，为加强医疗机构静脉用药调配中心的建设与管理，规范临床静脉用药集中调配工作，保障用药安全、促进合理用药，防范职业暴露风险，2020 年 8 月，国家卫生健康委员会组织制订了《静脉用药调配中心建设与管理指南（征求意见稿）》。

从国际上来看，世界卫生组织和国际药学联合会（International Pharmaceutical Federation, FIP）一直非常关注用药安全和药师的作用，分别于 1988 年和 1993 年两次召开"药师在医疗保健中的作用"国际研讨会，研究药师的责任和各国不合理应用卫生资源的现状，提出了药学服务的理念，认为药师已不再只是药品的供应和调剂者，无论在医院药房还是在社会药房，药师都是医疗卫生保健队伍中的一员。根据这样一种理念，1992 年国际药学联合会起草了《优良药房工作规范》（Good Pharmacy Practice, GPP），并于第二年国际药学联合会东京世界药学大会上得到确认。20 世纪 90 年代后，各国相继制定了 GPP，临床药学服务已越来越被人们理解和接受，药师的服务理念和技能也不断提升。FIP 对我国的 GPP 一直很关注，我国药学会医院药学专业委员会认为规范药师、药房在执业中的态度、行为、承诺、关怀、伦理、责任、技能、职责和知识、工作规程等，对促进药学服务、推动药房的发展已越来越重要。药房，尤其是医疗机构的药剂科（部），是保证患者和大众用药安全的重要环节。药房及其药师不仅在保证药品供应、确保药品质量方面应该发挥重要作用，而且现代医疗模式要求药师应坚持以患者为中心，开展以科学、合理用药为核心的临床药学工作。药师不仅仅是药品的提供者，还应该为患者提供直接的、负责任的药学技术服务，提高医疗质量和患者的生活质量。2004 年，中国药学会医院药学专业委员会组织国内专家依据国家有关法规政策起草制定《优良工作规范》，并于 2005 年颁布实施。我国的 GPP 参考、借鉴了国外的成果，也充分反映了本国的实践和经验，不但对传统的医院药房调剂工作模式和内容提出了更高标准，强调处方调配要充分保证用药安全、方便患者，同时对新的服务内容提出了基本要求，强调临床药学服务对保证用药安全的重要性，鼓励探索创新，提倡因地制宜地开展临床药学服务工作。另外，由中国非处方药物协会制定的旨在规范社会药房的《优良药房工作规范（试行）》也于 2003 年颁布试行。

各地医疗机构在国家相关制度、政策和法规的支持下，进行了不懈的努力，使调剂工作取得了一定的进步。但由于起点较低，又受到传统重医轻药思想和调剂服务模式的影响，目前我国医院药学和医院调剂学的发展仍很不平衡。在社会药房中，虽然少数发达地区的少数药房有一些药学服务工作，但基本还是停留在调配、供应型的模式上。少数高等医学院校附属医院和中心城市大型医疗机构的药学部门，虽然仍需占用相当一部分人力做药品调剂工作，但其工作的内容与实质已明显开始转型。调剂工作改为大窗口或柜台式零距离服务模式，手工调剂作业逐渐被自动化的设备替代，强调以患者为中心，强调人文服务，采用计算机信息系统进行处方审核和监测，注重合理用药。门诊用药咨询、出院带药指导、参与临床查房和病例会诊等已成为日常调剂和临床药学工作的一部分，它们体现了药学部门的整体优势，并使药学部门在整个医疗工作中发挥着越来越重要的作用。

在我国社会和经济持续、健康发展的推动下，人民群众对健康、保健的需求日趋提高，对合理用药、安全用药的要求日趋强烈。这些促使调剂学不断发展，调剂业务领域不断扩大，一些新的学术观念被接受和认可，其地位和重要性被重新认识和定位。调剂学和调剂工作有着极为广阔的发展空间。

思考题

1. 调剂学涵盖了哪些内容？它的主要任务是什么？
2. 调剂学是怎样发展起来的？
3. 药剂学与调剂学的关系怎样？对调剂学有哪些影响和作用？
4. 调剂学与医院药学、社会药学的关系如何？
5. 调剂学在药学学科中的作用和地位是怎样的？

上篇
调剂学基础

第一章

药　房

在周代（公元前 11 世纪—前 771 年）我国的医药开始分工。据《周礼·天官》记载，那时已设有"医师、府、史、徒"等职位。"府"指的就是药物保管一类的人员，可见当时医与药的分工已相当明确。我国也成为世界上医药分工最早的国家。汉代的医学发展渐趋成熟，出现了药事管理，并设有药丞、尚药监等官职。药丞专管药品，尚药监的职责主要是对和合、修制、供奉御药的整个过程实行监督。但这时还未出现公办药房机构的记载，在民间已开始出现私人经营的药铺（药铺、药店均指私人经营的药房机构）。1076 年，宋代在京都汴梁（今河南开封）建造了最早的国家药店——"官药局"，它是世界上第一个专卖药品的国家药店，由政府经营，派专人收购和检验药材，大力提倡制备成药，出售丸、散、膏、丹等。由于该店出售的中成药具有服用方便、携带便利、易于保存等优点，深受广大医生和患者欢迎。从此，各种药店应运而生。明清两代，政府都设立了御药房。御药房是内廷采办、贮藏、配制药品和太医分班侍值的重要机构。由私人经营的中药房（药店、药铺）也遍及城乡各地。我国有文字记载的最早的一家民间药店是山西广盛号药店，创建于明嘉靖二十年（1541 年）。中外闻名的"同仁堂"药店距今也已有300 多年的历史。

新中国成立前，药店或药房主要由私人经营。战争不断，阻碍了药房的发展。新中国成立后，特别是 20 世纪 80 年代以后，随着医药科学技术的飞速发展，药房的规模越来越大，数量越来越多，药房的工作不断扩展，它已由单纯的药品供应，发展为集管理、技术、经营、服务等于一体的综合性平台，成为保证患者和大众用药安全的重要环节，在医疗工作中发挥着越来越重要的作用。

学习目标

◇**重点掌握**：我国医院药房和社会药房应遵守的法律法规，医院药房和社会药房的人员要求，医院药房和社会药房的药品调剂。

◇**一般掌握**：我国医院药房和社会药房开办条件，医院药房和社会药房的工作内容，社会药房的药品陈列。

◇**基本了解**：国外药房的基本情况。

第一节 国内药房

学习准备

你接触过国内的药房吗？你知道药房分哪几类吗？这些药房之间有什么区别？你认为药房应该有哪些作用？其工作内容有哪些？

我国的药房基本上分为两大类：医院药房和社会药房。

一、医院药房

医院药房是医院药学部门（药学部或药剂科）的重要组成部分。医院药学部门在医院医、药、护、技四大体系中占有重要地位。

新中国成立初期，在经济基础薄弱的背景下，医院药房以简单调剂为主要工作，其特点是规模小、品种少且以西药调剂为主，业务单一，故也有简单将医院药学部门称为药房的。随着国家公共卫生事业的发展，药物使用的规模日益扩大，药物供应和调剂工作任务不断增加，中草药的调剂业务逐渐增多，医院制剂也应运而生。医院药房逐渐有了调剂部门、制剂部门、药库、药检室等。在 20 世纪七八十年代，国内临床药学的先行者开始倡导和开展临床药学工作，临床药学的核心内容是安全、合理使用药品。通过临床药学的倡导和实践，医院药房逐渐从简单的药品供应工作向以知识与技术服务为主的药学服务方向转变。国内外医院药学工作开始突飞猛进的发展，使医院药房从原来的单一供应服务型模式中摆脱出来，逐渐向科技服务和管理服务型转变，医院药学的工作重心逐渐向临床转移，从"以药品为中心"的理念逐渐向"以患者为中心"的理念转化。由此，医院药房的服务模式、服务内容也发生了重大变革。

医院药房是药品使用的重要环节。目前，医院药房及其药师不仅在保证药品供应、确保药品质量方面发挥着重要作用，而且在现代医疗模式中的药师还要坚持以患者为中心，开展以科学、合理用药为核心的临床药学工作，遵守相关法律法规和规范，保证人民用药安全、有效和经济。

医院药房依据服务对象的不同，可大致分为门诊药房（包括急诊药房）和住院药房，前者主要为门诊和急诊患者提供服务，后者的服务对象主要是住院患者。一些大型医疗机构的药学部门根据临床需要还设有儿科药房、传染药房和皮科药房等专科药房。中医药学是我国的传统医学，绝大多数医疗机构都设有中药房，以满足中医科患者的治疗用药需求。

（一）医院药房的开办条件

医疗机构符合条件并取得医疗机构执业许可证和执业医师执业许可证，即可开办医院药房。医院药房要具备与诊疗业务相适应的独立、必要的房屋设施，一般情况下要设在方便患者和临床取药的位置；要有足够的场地摆放药品，还要有便于操作和运送药品的足够的通道；要配备必需的药品架、操作台、特殊药品柜（保险柜）、冰箱、冷藏柜、温度计、湿度计和必要的办公设施，以及通信设备，如固定电话、网络信息系统、专业软件和终端设备等；为保证药品的储存和质量，药房应有适宜的温度、湿度、通风和照度条件；要保持整洁，对药架、桌面、地面及整体环境有维护清洁的规程；有防虫灭鼠的措施，有防止药品被盗的设施；有单独的员工休息区，便于更换工作服和餐饮，休息区应设置洗手池。

（二）医院药房须遵守的法律法规

医院药房的工作尤其是调剂工作是具有很大风险性的医疗技术工作，涉及患者的用药安全和疾病的康复，因此必须有完善、严谨的法律法规和制度作保障。医院药房除了要遵守《药品管理法》《中华人民共和国药品管理法实施条例》（以下简称《药品管理法实施条例》）以外，《处方管理办法》《医疗机构药事管理规定》《抗菌药物临床应用指导原则（2015年版）》等都是医院药房必须遵循的行业法规和技术法规。同时，行业学术组织如中国药学会医院药学专业委员会制定的《优良药房工作规范》和医疗机构自己制定的制度和操作规程等也是医院药房工作安全必不可少的保证。

（三）医院药房的人员要求

我国2019年修订的《药品管理法》规定：医疗机构应当配备依法经过资格认定的药师或者其他药学技术人员，负责本单位的药品管理、处方审核和调配、合理用药指导等工作。非药学技术人员不得直接从事药剂技术工作。

《处方管理办法》规定：取得药学专业技术职务任职资格的人员方可从事处方调剂工作。药师在执业的医疗机构取得处方调剂资格，其签名或者专用签章式样应当在本机构留样备查。具有药师以上专业技术职务任职资格的人员负责处方审核、评估、核对、发药以及安全用药指导，药士从事处方调配工作。

药房应根据工作需要配备足够数量的各级药学技术人员和其他辅助人员。药房负责人应根据药房规模大小和部门设置，人员配备应符合国家有关规定和程序，保证药学服务质量。人员基本结构为：药房主任、部门负责人、药师及其他辅助人员。

（四）医院药房的工作内容

医院药房又称医院调剂部门，是医院药品供应工作的终端。药房直接面对患者，根据医师处方或医嘱调配药品并发放交付患者，同时通过发药交代和用药咨询、宣教等药学服务指导患者正确合理使用药物。

医院药房的主要工作内容是药品调剂，包括静脉用药调配。其工作内容与医院药房规模大小有关。依照中国药学会医院药学专业委员会制定的《优良药房工作规范》，医院药房的主要工作内容有：门诊（西药）调剂、病房药房调剂、中药饮片调剂、医院制剂的配制（仅少数医院药房配制）、静脉用药调配（仅少数医院药房配制）、药品采购和库存管理、特殊药品的调配与管理、药品质量管理、药品不良反应报告、患者用药教育与指导、合理用药、药学信息服务、药学研究、教学和在职人员培训等。

（五）医院药房的药品结构

医院药房药品以所在省或直辖市所制定的本地区的基本医疗保险药品目录为主，规模较小的医院药房药品中本地区的基本医疗保险药品所占的比例较大，而规模较大的医院因危重患者多，本地区的基本医疗保险药品不能满足医院医疗用药，所以超出本地区的基本医疗保险药品目录的药品多，目录内药品所占比例小。

（六）医院药房的药品调剂

医院药房的药品调剂工作是医院药房的常规工作，也是整个医院药房工作中最重要的组成部分，占整个业务工作的 50% ~ 70%。医院药房药品的调剂必须凭医师处方。药师应当凭医师处方调剂处方药品，非经医师处方不得调剂。药师需按照操作规程调剂处方药品。调剂处方时必须做到"四查十对"。

二、社会药房

社会药房是指将购进的药品直接销售给消费者的药品经营企业。社会药房是药品零售企业，也就是老百姓常说的药店。

1949 年以前，我国的药品零售机构一般称为药房，规模较小，多为私营。新中国成立初期，社会药房通过各种方式被收归国有，形成国营为主的医药商业系统。在计划经济时代，根据国家的经济政策，统筹安排全国城乡医药市场，以计划生产、计划调拨方式垄断医药工业的销售，药品零售成为隶属医药公司存在的一小部分业务，无法以独立的经济形态出现。改革开放后，医药工业参与市场竞争，打破了计划经济体系的商业模式，社会药房得以发展。近年来，随着我国医疗保健体系和医疗保险制度的不断完善，特别是"小病到药店，大病到医院"这个理念已成为很多患者新的选择，社会药房发展非常迅速。截至 2019 年底，我国共有药房 52.4 万家（包括连锁企业门店和单体药房），其中连锁企业门店为 29 万家，店均服务人口 2 670 人。数量多、分布广的药房为大众提供了非常便利的购药条件。

目前，社会药房的工作已从单一的医药流通的终端，成为医疗保健体系的重要组成部分。社会的迅速发展，对社会药房的工作提出了更高的要求，社会药房不仅是销售药品的场所，还要直接向广大患者或消费者提供药学服务，对大众用药安全负责。

社会药房有不同的分类方法，因此形成了不同类型的药房。目前社会药房常见的分类有：按照经营形式可分为单体社会药房（独立社会药房）和连锁社会药房；按照医保制度可分为定点零售社会药房（定点零售药店）和非定点零售社会药房（非定点零售药店）等。

（一）社会药房的开办条件

社会药房符合条件取得药品经营企业许可证、营业执照后，才能遵照依法批准的经营方式和经营范围从事经营活动，在营业店堂的显著位置应悬挂药品经营企业许可证、营业执照以及与执业人员要求相符的执业证明；要具备与经营规模相适应的营业场所和药品仓库，并且环境整洁、无污染物。企业的营业场所、仓库、办公生活等区域应分开；需配备便于药品陈列展示的设备，特殊管理药品的保管设备，符合药品特性要求的常温、阴凉和冷藏保管的设备，必要的药品检验、验收、养护的设备，检验和调节温、湿度的设备，保持药品与地面之间有一定距离的设备，药品防尘、防潮、防污染和防虫、防鼠、防霉变等设备，经营中药饮片所需的调配处方和临方炮制的设备。

经省级药品监督管理部门或其授权的药品监督管理部门批准的其他商业企业可以零售乙类非处方药。

（二）社会药房须遵守的法律法规

社会药房须遵守的法律法规及行业规范有：《药品管理法》《药品管理法实施条例》《药品经营许可证管理办法》《药品流通监督管理办法》《药品经营质量管理规范》《处方药与非处方药流通管理暂行规定》等。

在社会药房严格执行国家相关法律法规和规范的基础上，还要遵守行业自律性规范。如由中国非处方药物协会发布的行业自律性规范——《优良药房工作规范（试行）》。

（三）社会药房的人员要求

2016 年，国家食品药品监督管理总局发布的《药品经营质量管理规范》要求，药品零售中处方审核人员应是执业药师或有药师以上（含药师和中药师）的专业技术职称。企业的质量管理和药品检验人员应具有药学或相关专业的学历，或者具有药学专业的技术职称。企业从事质量管理、检验、验收、保管、养护、营业等工作的人员应经过专业培训，考核合格后持证上岗。对于国家有就业准入规定的岗位，工作人员需通过职业技能鉴定并取得职业资格证书后方可上岗。

2000 年，国家食品药品监督管理总局发布的《处方药与非处方药流通管理暂行规定》规定：销售处方药和甲类非处方药的零售药店必须配备驻店执业药师或药师以上药学技术人员；执业药师证书应悬挂在醒目、易见的地方；执业药师应佩戴标明其姓名、技术职称等内容的胸卡。普通商业企业的乙类非处方药销售人员及有关管理人员必须经过当地地市级以上药品监督管理部门适当的药品管理法律法规和专业知识培训、考核并持证上岗。

中国非处方药物协会发布《优良药房工作规范（试行）》对社会药房人员的要求：社会药房从业人员的思想道德和文化水平必须符合《药品经营质量管理规范》的要求。在此基础上按功能将主要从业人员划分为四个等级，即店员、助理药师、药师、执业药师（人员划分条件详见第十二章第三节相关内容）。

（四）社会药房的工作内容

社会药房的工作内容除了经营和销售药品以外，中国非处方药物协会发布的《优良药房工作规范（试行)》中强调了社会药房的药学服务，例如，建立药房专业分区和服务区，以保证提供合适合格的药品、保健品，指导合理用药，进行免费用药咨询，保证特殊患者或消费者咨询对话的隐私权，同时提供其他优良服务；根据需要对患者或消费者进行售药记录和用药跟踪，建立药历制度；为患者或消费者提供多种多样的特色服务，其中必须包含对特殊人群的优良服务、社区公益性健康讲座和服务；发放由政府、合法的学术或行业团体编写的自我药疗、自我保健等健康科普资讯，资讯内容要符合国家有关规定；配备相应的药学服务参考书，供药房药学技术人员和患者或消费者参考；等等。

（五）社会药房的药品结构

由于社会药房的药品以营利为目的，除了国家严格控制的毒、麻和精神药品外，只要患者有需求，社会药房就可以销售，其采购药品的自主权比医院药房大。

（六）社会药房的药品陈列

国家对社会药房的药品陈列有要求。《药品经营质量管理规范》和《处方药与非处方药流通管理暂行规定》对社会药房的药品陈列均要求：处方药与非处方药应分柜摆放。《药品经营质量管理规范》还要求：药品应按剂型或用途以及贮藏要求分类陈列和贮藏；药品与非药品、内服药与外用药应分开存放；易串味的药品与一般药品应分开存放；药品应根据其温湿度要求，按照规定的贮藏条件存放；特殊管理的药品应按照国家的有关规定存放；危险品不应陈列，如因需要必须陈列，只能陈列代用品或空包装。

（七）社会药房的药品调剂

2019 年，国家药品监督管理局、人力资源社会保障部发布的《执业药师职业资格制度规定》中要求执业药师负责处方的审核及监督调配，提供用药咨询与信息，指导合理用药，开展治疗药物的监测及药品疗效的评价等临床药学工作。《处方管理办法》规定：药师应当凭医师处方调剂处方药品，非经医师处方不得调剂。

社会药房的药学技术人员对处方药的调剂要求与医院药房药品调剂要求相同。处方药不得采用开架自选销售方式，处方药和非处方药都不得采用有奖销售、附赠药品或礼品销售等销售方式。甲类非处方药、乙类非处方药可不凭医师处方销售、购买和使用，但患者可以要求在执业药师或药师的指导下进行购买和使用。执业药师或药师应对患者选购非处方药提供用药指导或提出寻求医师治疗的建议。

（八）社会药房的服务对象

社会药房的服务对象主要有两类人群：一类是持医院处方前来购药的患者，此类人群所占比例较小；另一类是直接购药的消费群体，这类人群是社会药房的主要销售对象，因为到社会药房购药可以省去挂号、开处方等手续烦琐的复杂环节，方便且可节省时间。对于自购药品的民众，社会药房的工作人员可以根据他们的自述推荐药品，患者也可根据病情和用药常识自己选择药品，因此社会药房和患者在用药上有较大的自主权。

第二节　国外药房

学习准备

你印象中的国外药房是怎样的？它与我国药房有哪些不同之处？

公元 754 年，阿拉伯人在巴格达城创建了第一所药房，是专门配制药物和发售药物的机构。欧洲最早的药房是 8—10 世纪在意大利的萨勒诺，由西班牙的托利多创设。采购药材及将其加工制成制剂，发售等工作都在药房中进行。之后，英国、法国、荷兰的一些城市开始设立了一些私人经营的药房。13 世纪，欧洲脱离了宗教控制，药学作为医药卫生事业的一部分，置于国家市政当局领导之下，亦归政府管理，随着药房的出现和发展，逐渐产生了药学方面的专家，医师和药师已开始分业。

随着医学的发展及药物数量和品种的增加，药房产生了，药房的产生大大推动了药学科学的发展。

一、德国药房

德国实行"医药分离"的制度。药房基本上分为两类：医院药房和社会药房（或公共药房）。药学人员有三类：药剂师、药学技术人员、药品采购保管人员。其中，药剂师负责药品调剂、制剂、药检、咨询及指导、监督和管理工作；药学技术人员不能单独从事调剂、制剂和药检工作，这些工作必须在药剂师的监督下才能进行；药品采购保管人员只能担任药品的采购、保管及其他非专业性工作。

德国药房的药品采购均通过计算机网络，无论是医院药房还是社会药房，每个药品品种都可以采购一个最小包装。药房的药品均按英文字母顺序从左到右排列顺序陈列。药房实行统一标志。

（一）德国医院药房

德国医院药房的最大特点也是和我国医院药房最大的区别是：医院不设门诊药房，只设住院药房。医院药房只负责为医院的住院患者提供药品，不接待门诊患者。药品由药房直接发放到病区，由护士保管、护士按医嘱将药发放给患者。所以在德国医院药房工作的药师不直接接触患者。

在德国，不是每个医院都有药房，只有较大型的医院才有药房。一般一个医院药房可为五六家医院提供药品供应服务。比如：德国的巴登-符腾堡州首府斯图加特市有综合医院、专科医院 25 家，医院药房有 5 家。

德国医院药房的工作内容主要有：药品采购和供应、医院制剂的配制、抗肿瘤制剂和婴儿营养制剂配制、药检、特殊药品的调配与管理、药品质量管理、药品不良反应报告、医护人员用药咨询、临床药学（主要是药师参与临床药物治疗）、教学和在职人员培训等。

（二）德国社会药房

德国患者看病一般找家庭医生或私人诊所，凭医师开具的处方到社会药房才能买到药品。据德国药师协会数据：2002—2010 年，德国药房总数变化不大，但连锁药房数量增长速度非常快。2004 年以前德国政府规定：一个药师只能开设一个社会药房，因此德国无连锁药房之说，数量为零。从 2004 年 1 月 1 日起，政府允许一名药师最多开设 3 个社会药房，截至 2004 年年底，德国共有 632 个连锁社会药房，而 2010 年年底已增加到 3 478 家。2010年德国每个药房服务的居民人数为 3 800，接近欧盟药房数的平均值。

社会药房除了销售药品以外，还销售一些日用品、化妆品、妇女用品、小型医疗器械、各种糖果等。顾客可以像在超市购物一样，自己自由选择这些货物。

德国对药品陈列也有要求，处方药要放在患者既不能直接看到，也不能直接拿到的药柜内；非处方药按用药功能排列，放在患者能直接看到，但不能自己拿到的药架上。

德国处方均为统一格式，国家（政府）医疗保险公司报销所用的处方为法定处方，因处方颜色与玫瑰颜色相近，所以也有"玫瑰处方"之称。私人医疗保险公司所用处方多为白色、蓝色或绿色等颜色。药师在处方调配时，除向患者做发药交代等药学服务外，同时还将患者的个人资料及用药情况保存在计算机内备用。

二、美国药房

美国也是一个医药分开的国家，与德国一样，医院一般只设住院药房不设门诊药房，门诊患者凭医师开具的处方到社会药房取药。所不同的是美国的连锁药房发展迅速，而且规模大、分店多。美国连锁药房公司（指拥有4家以上药房的企业）出现在20世纪初。相对于独立药房而言，连锁药房比独立药房的优势明显很多，最大的优势是进货大，可以从供应商那里得到更优惠的价格，再以较低的价格向顾客销售，从而能够比独立药房招揽到更多的生意。

美国社会药房大多数设在超市的某个区域中，配有书报杂志、防病用药介绍等宣传资料，此外还有电话、自动测压计及饮水等设备。在美国，患者可在超市自行购买非处方药，而处方药必须在社会药房由药师审核后购买。

思考题

1. 国内医院药房和社会药房应遵守哪些法律法规？
2. 国内医院药房和社会药房的人员要求有哪些？
3. 国内医院药房和社会药房的药品调剂有何区别？
4. 德国药房、美国药房与我国药房的不同之处是什么？

第二章

药　品

药品与我们的健康息息相关，对于药学人员来说，药品的命名标准、药品的质量标准和药品分类管理等都是专业必备知识。为了全面了解药品，医院药房和零售药店工作人员对药品的市场流通及新药研发也应该有所了解。

学习目标

◇ **重点掌握**：药品的定义，药品通用名、药品商品名的概念及药品分类管理。
◇ **一般掌握**：国家药物政策与国家基本药物、药品质量标准。
◇ **基本了解**：药品的市场流通和管理。

第一节　概述

学习准备

生活中，我们都会生病，生病就需吃药，但你了解药品吗？它有什么属性？为什么说它是特殊商品？

一、药品的定义

药品在维护我们的身体健康中起着不可替代的作用，我们的生活离不开药品。

什么是药品呢？根据《药品管理法》，药品是指用于预防、治疗、诊断人的疾病，有目的地调节人的生理功能，并规定有适应证或者功能主治、用法用量的物质。药品包括中药、化学药和生物制品等。

二、药品的质量特性

（1）有效性（effectiveness），药品必须能预防或者治疗疾病。

（2）安全性（safety），指按规定的适应证和用法、用量使用药品后，人体产生毒副反应的程度，只有在其有效性大于毒副作用时，才能使用这种药品。

（3）稳定性（stability），指在规定的条件下保持其有效性和安全性的能力。

（4）均一性（uniformity），指药物制剂的每一单位产品都符合有效性、安全性的规定要求。

第二节　药品的名称

学习准备

你知道药品国际非专利名称的由来吗？什么是药品的通用名？什么是药品的商品名？药品的不同名称是如何产生的？

药品名称是药品质量标准的首要内容，药品的命名也是药品管理工作标准化中的一项基础工作。

一、国际非专利名

WHO 为统一国际药品名称，为每种在市场上按药品销售的物质规定一个世界范围内都可接受的唯一名称，即国际非专利名（international nonproprietary names for pharmaceutical substances，INN）。其初衷是为便于识别药品（不会被众多的商品名称、专利名称所迷惑），有利于对药品的监督管理，并便于国际之间协作和交流。INN 已被全球公认，成为国际通用药名，避免了一药多名和异药同名的现象。

二、药品通用名

我国的药品通用名，是指列入国家药品标准的药品名称，是我国法定药物名称，由国家药典委员会负责制定。药品应使用药品通用名，即同一处方或同一品种的药品应使用相同的名称，这样有利于国家对监督管理药品、医师选用药品、保护消费者合法权益，也有利于制药企业之间展开公平的竞争。根据《中华人民共和国商标法》第八条规定，药品通用名称不得作为商标注册；根据《药品广告审查标准》第十二条规定，药品通用名称是药品广告中必须进行宣传的内容。

三、药品商品名

药品商品名是药品生产企业，为区别其他企业生产的相同的产品（药品）而为自己产品命名的药名，也称药品专用名。它有专利性，一经注册会受法律保护，其他厂商的同一制品不可使用此名，常在商品名的右上角加字母"R"或"TM"。由于不同厂商所生产的同一药品可能存在质量差异，药品商品名有助于对不同产品（药品）进行区别。

四、别名、习用名与曾用名

在我们工作中常见一些药品的别名、习用名与曾用名，其既不属于通用名，也不属于商品名，但常被应用，例如，诺氟沙星的习用名为氟哌酸，呋喃唑酮习用名为痢特灵。别名、习用名是药品名称比较混乱时代的历史产物，《中华人民共和国药典》（以下简称为《中国药典》）从 1995 年版起已不收载这些名称，随着对药品名称管理的进一步规范，药品别名在使用上终将会被自然淘汰。曾用名，指原地方标准采用的名称，因其不符合命名原则等而改为通用名。

第三节 国家药物政策与国家基本药物

学习准备

作为药学人员应该熟知国家的药物政策，你知道国家药物政策的内容吗？国家基本药物目录的药品你都熟悉吗？

一、国家药物政策

国家药物政策是政府给医药界提出的关于药物研究、生产、流通和使用的政策性目标、行动准则、工作策略与方法的指导性文件，以便政府各部门及社会各界对国家医药工作的目标与策略有全面的认识，更好地协调行动达到政府要求。1975 年第 28 届世界卫生大会提出了"基本药物"计划。我国自 1978 年以来，在国家药物政策方面已做了大量相关工作，各项政策已经落实或正在逐步落实。

（一）国家药物政策的基本目标

各国国家药物政策的目标大多与基本药物政策一致，关注以最少资源投入获得最大健康效果，提高药物的经济效益，努力发展本国制药工业，保证医药事业可持续发展。

（1）药物可供应性。凡是防治疾病需要，不论何人，不论何时、何地都能及时购买到基本药物。

（2）药物可获得性。保证基本药物的品种、数量供应，保证提供准确、可靠的药品信息，对患者一视同仁。

（3）保证向公众提供安全、有效、质量合格的药品。

（4）促进合理用药。确保药品得到合理的使用，提高临床合理用药的水平，体现以最少的投入获得最大的医疗效果。

（二）我国药物政策总原则

（1）国家发展现代药和传统药，充分发挥其在预防、医疗和保健中的作用。

（2）国家保护野生药材资源，鼓励培育中药材。

（3）国家鼓励研究和创制新药，保护公民、法人和其他组织研究、开发新药的合法权益。

（4）保证药品质量，保证人体用药的安全，维护人民身体健康和用药的合法权益。

（三）国家药物政策的内容

国家药物政策是一个综合框架，主要由下列几项内容组成，各构成因素在实现政策总目标上都发挥着重要作用。

（1）基本药物。基本药物是指适应基本医疗卫生需求、剂型适宜、价格合理、能够保障供应、公众可公平获得的药品。

（2）价格合理。可承受的价格是确保药物可获得性的先决条件。

（3）财政支持。药品财政支持不仅是确保药物可获得性的一个重要因素，而且与国家药物政策总体框架的可持续性直接相关。

（4）供应体系。实施药品采购规范、制定批发配送策略、完善紧急情况下的药品供应，完善药品供应体系，提高药品的可获得性。

（5）质量保证。药品监管和质量保证体系是国家药物政策目标中药品质量的根本保证，同时也是药品可获得性和合理用药的基本保障。

（6）合理用药。合理用药作为国家药物政策的目标与内容，对于国家药物政策的实施具有极其重要的指导作用，提高合理用药水平是建立国家药物政策的主要目标之一。

（四）我国主要的药物政策

（1）药品生产、经营和进口的许可证制度。药品生产企业、药品经营企业、医疗机构获得由药品监督管理部门发给的《药品生产许可证》《药品经营许可证》和《医疗机构制剂许可证》后，方可取得生产、经营药品或调配制剂资格。

（2）药品批准文号制度。取得《药品生产许可证》的药品生产企业生产每一种药品，包括新药和仿制药，都须取得药品批准文号；取得制剂许可证的医疗机构调配每一种制剂都要经过批准；药品进口必须取得进口药品注册证。

（3）全国执行统一的国家药品标准制度。药品监督管理部门依法对药品质量实行监督抽查，并对抽查结果进行公告。

（4）药品研制、生产、经营各个环节必须分别执行相应的质量管理规范制度。

（5）国务院药品监督管理部门规定范围内的生物制品和首次在我国销售的药品，必须经过法定的药品检验机构检验合格后方可销售。

（6）对药品进行审批时，对直接接触药品的包装材料一并进行审批的制度。

（7）药品包装和标识必须符合法定要求的制度。

（8）对处方药和非处方药实行分类管理的制度。

（9）对麻醉药品、精神药品、医疗用毒性药品、放射性药品实行特殊管理的制度。

（10）对已批准生产的药品实行再评价，对已批准生产、进口的药品实施不良反应监测制度。

二、国家基本药物

（一）国家基本药物制度简介

1977年，WHO首次提出了基本药物的理念，把基本药物定义为最重要的、基本的、不可缺少的、满足人民所必需的药品。我国从1979年开始引入"基本药物"的概念，1982年首次公布国家基本药物目录。2009年，国家发展改革委员会、卫生部等9部委发布了《国家基本药物目录管理办法（暂行）》，这标志着我国建立国家基本药物制度工作正式实施。为巩固完善基本药物制度，建立健全国家基本药物目录遴选调整管理机制，2015年，国家卫生和计划生育委员会、国家发展改革委员会等9部委对《国家基本药物目录管理办法（暂行）》进行了修订，形成了《国家基本药物目录管理办法》。国家基本药物目录在保持数量相对稳定的基础上，实行动态管理，原则上每三年调整一次。《国家基本药物目录》（2018版）自2018年11月1日正式执行，目录中的药品包括化学药品和生物制品、中成药和中药饮片三部分。目录中化学药品和生物制品主要依据临床药理学分类，共 417 个品种；中成药主要依据功能分类，共 268 个品种；中药饮片不列具体品种，用文字表述。

（二）国家基本药物遴选原则

国家基本药物从已有国家药品标准的药品和进口药品中遴选。遴选国家基本药物的原则是：临床必需、安全有效、价格合理、使用方便、中西药并举。

第四节 药品质量标准

学习准备

药品质量标准分为法定标准和企业标准，你了解两者的关系吗？

为保证药品质量而对各种检查项目、指标、限度、范围等所做的规定，称为药品质量标准。药品质量标准是药品的纯度、成分含量、组分、生物有效性、疗效、毒副作用、热原度、无菌度、物理化学性质以及杂质的综合表现。

一、制定药品质量标准的原则

药品质量标准体现"安全有效，技术先进，经济合理"的方针。

药品质量标准分为法定标准和企业标准两种。法定标准又分为国家药典、行业标准和地方标准三级。药品生产一律以药典为准，未收入药典的药品以行业标准为准，未收入行业标准的以地方标准为准。无法定标准和达不到法定标准的药品不准予以生产、销售和使用。

二、药典

药典是一个国家记载药品规格、标准的法典，由国家药典委员会编写，并由政府颁布施行，具有法律的约束力。《中国药典》是我国最高药品标准的法典，1953—2020 年共颁布 11 版药典。2015 年版《中国药典》是新中国成立以来的第 10 版药典，收载品种总数达到 5 608 个，比 2010 年版《中国药典》新增 1 082 个。涵盖了基本药物、医疗保险目录品种和临床常用药品，更加适合于临床用药的需求。标准数量有了全面提升，特别是围绕安全性和有效性的控制项目，增加了检测项目。2015 年版《中国药典》的一个重要变化是将一部、二部、三部的附录进行了整合，增设为药典第四部，使《中国药典》分类更加清晰明确。

2020 年 7 月 2 日，国家药品监督管理局、国家卫生健康委员会发布公告，正式颁布 2020 年版《中国药典》，新版于 2020 年 12 月 30 日正式实施。此版收载药品品种 5 911 种，新增 319 种，修订 3 177 种，不再收载 10 种，品种调整合并 4 种。一部中药收载 2 711 种，其中新增 117 种、修订 452 种。二部化学药收载 2 712 种，其中新增 117 种、修订 2 387 种。三部生物制品收载 153 种，其中新增 2 种、修订 126 种；新增生物制品通则 2 个、总论 4 个。四部收载通用技术要求 361 个，其中制剂通则 38 个（修订 35 个）、检测方法及其他通则 281 个（新增 35 个、修订 51 个）、指导原则 42 个（新增 12 个、修订 12 个）；药用辅料收载 335 种，其中新增 65 种、修订 212 种。

三、部（局）颁药品标准、注册标准

为了促进药品生产，提高药品质量和保证用药安全，除《中国药典》规定了全国药品标准外，还有《中华人民共和国卫生部药品标准》（简称《部颁药品标准》），《国家食品药品监督管理局国家药品标准》（简称《局颁药品标准》），也收载了国内已生产、疗效较好，需要统一标准但尚未载入药典的品种。上述标准，其性质与《中国药典》相似，可作为药品生产、供应、使用、监督等部门检验药品质量的法定依据。

药品注册标准是指国家药品监督管理局批准给申请人特定药品的标准，生产该药品的药品生产企业必须执行该注册标准。地标升国标的老品种，应该执行药典标准或者最新版的质量标准，新药应该执行注册标准。部颁药品标准和新药标准等国家质量标准，实现了"国标"一统天下，结束了"地标"和"国标"混乱的局面。

四、药品生产企业标准

药品生产企业标准是保证本企业生产的药品每一批都能保证质量稳定均一并能达到国家药品标准的要求，在国家标准基础上建立更严格的质控指标，以保证本企业药品自出厂之日直到有效期内均符合国家法定的质量要求。

第五节 药品的市场流通和管理

学习准备

药品从生产到使用中间经过了多少环节？这个过程就是药品的流通，你知道各个环节是如何管理的吗？你了解药品的分类管理吗？

一、药品市场流通的概念

流通是商品经济条件下社会再生产过程的一个环节。药品流通从整体来看是药品从生产者转移到患者的活动、体系和过程，包括药品流、货币流、药品所有权流和药品信息流。药品流通的概念不同于药品买卖，药品市场营销属宏观经济范畴。药品生产后，通过运输、贮藏、销售到达消费者手中的这些中间环节，就属于药品流通领域。

二、药品流通监督管理

（一）《药品流通监督管理办法》

根据《药品管理法》《药品管理法实施条例》和有关法律法规的规定，于2006年12月8日经国家食品药品监督管理局局务会审议通过《药品流通监督管理办法》，并自2007年5月1日起施行。药品生产、经营企业、医疗机构应当对其生产、经营、使用的药品质量负责。

（二）药品生产企业的销售监督管理

（1）对药品生产、经营企业销售药品的总要求。药品生产、经营企业对其药品购销

行为负责，对其销售人员或设立的办事机构以本企业名义从事的药品购销行为承担法律责任。药品生产、经营企业不得在药品监督管理部门核准地址以外的场所贮藏或者现货销售药品。

（2）药品生产企业、药品批发企业销售药品时，应当提供下列资料：①加盖本企业原印章的药品生产许可证或药品经营许可证和营业执照的复印件。②加盖本企业原印章的销售药品批准证明文件的复印件。③按照国家有关规定销售进口药品应提供的相关证明文件。

（3）药品生产企业、药品批发企业派出销售人员销售药品的，还应当提供加盖本企业原印章的授权书复印件。授权书原件应当载明授权销售的品种、地域、期限，注明销售人员的身份证号码，并加盖本企业原印章和企业法定代表人印章（或者签名）。销售人员应当出示授权书原件及本人身份证原件，供药品采购方核实。药品生产企业、药品批发企业销售药品时，应当开具标明供货单位名称、药品名称、生产厂商、批号、数量、价格等内容的销售凭证。药品生产、经营企业不得购进和销售医疗机构配制的制剂。药品生产企业只能销售本企业生产的药品，不得销售委托生产或者他人生产的药品。

（三）药品经营企业的监督管理

未经药品监督管理部门审核同意，药品经营企业不得改变经营方式。药品经营企业应当按照药品经营许可证许可的经营范围经营药品。药品零售企业应当按照国家药品监督管理局药品分类管理规定的要求，凭处方销售处方药。经营处方药和甲类非处方药的药品零售企业，执业药师或者其他依法经资格认定的药学技术人员不在岗时，应当挂牌告知，并停止销售处方药和甲类非处方药。药品说明书要求低温、冷藏保存的药品，药品生产、经营企业应当按照有关规定，使用低温、冷藏设施设备运输和贮藏。药品生产、经营企业不得以搭售、买药品赠药品、买商品赠药品等方式向公众赠送处方药或者甲类非处方药。药品生产、经营企业不得采用邮售、互联网交易等方式直接向公众销售处方药。

（四）药品采购的管理

（1）药品经营企业、医疗机构必须从有药品生产、经营许可证的药品生产、经营企业采购药品。严禁从其他渠道采购药品，中药材除外。

（2）采购药品必须建有真实、完整的药品购进记录，采购进口药品必须索取进口药品注册证和口岸药检所的进口药品检验报告书复印件，并加盖企业公章以留存备查。

三、《药品经营质量管理规范》

《药品经营质量管理规范》是药品经营质量管理的基本准则，适用于中华人民共和国境内经营药品的专营或兼营企业。《药品经营质量管理规范》的基本精神是：药品经营企业应在药品的购进、储运和销售等环节实行质量管理，是药品生产质量管理的延续。药品经营质量管理主要抓五大环节：进货、验收、保管养护、销售、售后服务。管理的目的是：控制和保证出厂的药品安全性、有效性、稳定性不发生改变；同时防止假、劣药品流入经销渠道。

四、药品流通过程中的特殊性

药品作为特殊商品，在流通过程中至少会表现出以下四个特殊性。

（1）不完全替代性。药品不同于其他普通商品，同类药品在使用时无法完全替代。

（2）效用的两重性。使用不当或失之监管，就会危害人民群众的身体健康甚至威胁生命。

（3）消费的信息不对称性。患者虽然是购买主体，但药品购买的选择权却被拥有专业优势的医务人员掌握，患者不可能因为药价高或药量大而拒绝购买，因而相对被动。

（4）需求的价格弱弹性。药品价格的上涨对其市场需求量变动的影响甚微。

五、药品分类管理

（一）药品分类管理的概念

药品分类管理是国际通行的办法。它是根据药品的安全性、有效性原则，以其品种、规格、适应证、剂量及给药途径的不同，将药品按处方药和非处方药分类并进行不同的管理。实施药品分类管理，其核心是加强处方药的管理，规范非处方药的管理，减少不合理用药的发生，保证人民用药的安全、有效。

（二）处方药和非处方药

处方药系指必须凭医师处方可调配、零售、购买和使用，并须在医务人员指导和监控下使用的药品；而非处方药指不需要医师处方即可自行判断、购买和使用的药品。处方药的英语名称为 prescription drug 或 ethical drug；非处方药的英语名称为 nonprescription drug，在美国又称为"可在柜台上买到的药品（over the counter，OTC）"。OTC 已成为全球通用的俗称。根据药品的安全性，又将非处方药分为甲、乙两类。将非处方药中安全性更高的一些药品划为乙类，乙类非处方药除可在社会药房出售外，还可在超市、宾馆、百货商店等处销售。

处方药与非处方药是两类不同的药品，各有其适应指征。例如非甾体抗炎药物布洛芬，在治疗类风湿关节炎、滑膜炎、强直性脊柱炎、痛风等疾病属处方药的适应证；而用于控制头痛、牙痛、发热、痛经等症状则是非处方药的适用范围。两者的剂量、用药持续时间、剂型规格、品牌和药品标识物也不尽相同，但彼此可以相互转换。

（三）非处方药的遴选原则

非处方药的遴选原则为应用安全、疗效确切、质量稳定、使用方便。

第六节　药品的生产与新药研究

学习准备

什么是新药？生产药品需具备怎样的资格？

一、药品的生产

(一) 药品生产企业

药品生产企业指生产药品的专营企业或兼营企业。一般来说，药品生产企业同其他商品生产企业一样，都是应用现代科学技术，自主地从事商品生产、经营活动，实行独立核算，具有法人地位的经济实体。

(二) 药品生产质量管理规范

药品的特殊性决定了药品质量的重要性。为了确保药品的质量，各国经历了技术规范、条例法规、制定药典作为本国药品必须达到的质量标准等阶段。这种管理模式源于质量管理的检验阶段，属于"事后管理"的范畴。1963 年，美国要求本国制药企业按《药品生产质量管理规范》(*Good Manufacture Practice*，GMP) 的规定，对药品生产的全过程实施监控。1975 年世界卫生组织也正式颁布 GMP。目前，GMP 是药品进入国际医药市场的"准入证"。我国 1982 年推出《药品生产管理规范（试行本）》，自 2011 年 3 月 1 日起实施执行的为《药品生产质量管理规范（2010 年修订)》。

(三) 药品生产许可证

《药品管理法》规定：从事药品生产活动，应当经所在地省、自治区、直辖市人民政府药品监督管理部门批准，取得药品生产许可证。无药品生产许可证的，不得生产药品。药品生产许可证应当标明有效期和生产范围，到期重新审查发证。

《药品管理法实施条例》规定：开办药品生产企业，应当按照下列规定办理《药品生产许可证》：①申办人应当向拟办企业所在地省、自治区、直辖市人民政府药品监督管理部门提出申请。经审查做出是否同意筹建的决定。②申办人完成拟办企业筹建后，应当向原审批部门申请验收。验收合格的，发给《药品生产许可证》。申办人凭《药品生产许可证》到工商行政管理部门依法办理登记注册。

二、新药研究

(一) 新药的概念

为了对新药进行管理，许多国家都对其含义和范畴做出明确的法律规定。2020 年，国家市场监督管理总局颁发的《药品注册管理办法》进一步明确规定：新药申请，是指未曾在中国境内上市销售药品的注册申请。已上市药品改变剂型、改变给药途径、增加新适应证的药品注册按新药申请的程序申报。

(二) 新药的分类

目前我国将新药分成中药、化学药和生物制品三大部分，又按照各自不同的成熟程度再分类，药品注册详见《药品注册管理办法》。

(三) 批准文号

新药证书的批准文号即为国药证字。在我国，药品要由国家药品监督管理局审批。国家对属于创新并且符合知识产权要求的药品颁发新药证书，给予行政保护，以保护科研单位的权益，鼓励科研创新。

（四）新药研究开发的过程

新药研究过程大致可分三步，即临床前研究、临床研究和售后调研。临床前研究包括用动物进行的系统药理研究及急慢性毒性观察，在经过药物管理部门的初步审批后才能进行临床研究；新药的临床研究须先在 10～30 例正常成年志愿者中观察新药耐受性，找出安全剂量，再选择有特异指征的患者进行观察，然后进行治疗结果统计分析，客观地判断疗效，同时还需进行血药浓度监测计算药动学数据，之后经过药政部门的审批才能生产上市；售后调研是指新药问世后进行的社会性考察与评价，在广泛的推广应用中重点了解长期使用后出现的不良反应和远期疗效（包括无效病例）。药物只能依靠广大用药者（医师及患者）的实践才能做出正确的历史性评价。

思 考 题

1. 什么是药品？
2. 什么是药品的国际非专利名、通用名和商品名？
3. 简述药品分类管理的概念。
4. 药品分类管理的意义何在？
5. 药品有哪些质量特性？
6. 什么是国家基本药物？
7. 目前国家有哪些药品质量标准？

第三章

药　师

药师的价值在于其提供的用药指导和健康服务，并且这种以患者为中心的服务是以药品为基础的。有很多药师在医院药房调配、核发药品，或在社会药房为患者介绍、售卖药品，却没意识到自己是在提供一种重要的药学服务。药学专业人才在走上工作岗位后，大多从事药师的职业，具备药师的相关职业知识是成为一名合格药师的前提条件，有利于把握好自身定位、认识自己的职业价值、迅速适应工作岗位、更好地为患者服务。

学习目标

◇**重点掌握**：药师的职业素质，药师的任务与职责。
◇**一般掌握**：药师的资质与从业范围。
◇**基本了解**：药师业务与职能变革，药师的学术组织。

第一节　药师的资质与从业范围

学习准备

我国药师种类很多，学习本节之前，你接触或知道的药师有哪些？列举几个药师从事的职业，并说明其工作范围。

药师，一般是指受过高等药学专业学历教育，在医疗、预防、保健机构，药品生产、药品经营单位及其他药事机构中，长期从事药物调剂、制备、检定、生产和药学服务工作，并依法经资格认定的药学技术人员。

一、药师的分类

（1）按主管部门分。药品监督管理部门主管的药师分为：执业药师、从业药师、驻店药师、农村药品经营企业药学从业人员、药品销售员和医药代表等。医疗卫生事业单位主管的药师分为：药师和临床药师。国务院国有资产监督管理委员会商业技能鉴定中心主管的药师为药学咨询师。

（2）按所学专业分。药师可分为西药师和中药师。

（3）按卫生技术职务分级。西药人员可分为药士、药师、主管药师、副主任药师、主任药师。中药人员可分为中药士、中药师、主管中药师、副主任中药师、主任中药师。

二、药师的资质与从业范围

我国涉药职业及所从事的工作范围较广。从事药师职业的主要人员基本来自医药院校毕业的药学专业的学生，所进入的岗位大多数是在制药工业、科研院所、医院药房、经营企业、零售药房和管理机构等。

1. 执业药师

执业药师指经政府部门确认其专业技术水平和准入资格后，注册并在规定的范围内执业的药学技术人员。其英文译为 licensed pharmacist。为加强对药学技术人员的职业准入管理，发挥执业药师指导合理用药与加强药品质量管理的作用，保障和促进公众用药安全、有效。2019 年 3 月，国家药品监督管理局、人力资源社会保障部在原执业药师资格制度基础上，制定发布了《关于印发〈执业药师职业资格制度规定〉和〈执业药师职业资格考试实施办法〉的通知》（国药监人〔2019〕12 号）。通知规定：执业药师是指经全国统一考试合格，取得《中华人民共和国执业药师职业资格证书》（以下简称《执业药师职业资格证书》）并经注册，在药品生产、经营、使用和其他需要提供药学服务的单位中执业的药学技术人员。从事药品生产、经营、使用和其他需要提供药学服务的单位，应当按规定配备相应的执业药师。国家药监局负责对需由执业药师担任的岗位做出明确规定。

执业药师实行注册制度。取得《执业药师职业资格证书》者，应当通过全国执业药师注册管理信息系统向所在地注册管理机构申请注册。经注册后，方可从事相应的执业活动。未经注册者，不得以执业药师身份执业。专业技术人员取得执业药师职业资格，可认定其具备主管药师或主管中药师职称，并可作为申报高一级职称的条件。单位根据工作需要择优聘任。

执业药师的职责主要如下：

（1）执业药师应当遵守执业标准和业务规范，以保障和促进公众用药安全、有效为基本准则。

（2）执业药师必须严格遵守《药品管理法》及国家有关药品研制、生产、经营、使用的各项法规及政策。执业药师对违反《药品管理法》及有关法规、规章的行为或决定，有责任提出劝告、制止、拒绝执行，并向当地负责药品监督管理的部门报告。

（3）执业药师在执业范围内负责对药品质量的监督和管理，参与制定和实施药品全面质量管理制度，参与单位对内部违反规定行为的处理工作。

（4）执业药师负责处方的审核及调配，提供用药咨询与信息，指导合理用药，开展治疗药物监测及药品疗效评价等临床药学工作。

（5）药品零售企业应当在醒目位置公示《执业药师注册证》，并对在岗执业的执业药师挂牌明示。执业药师不在岗时，应当以醒目方式公示，并停止销售处方药和甲类非处方药。执业药师执业时应当按照有关规定佩戴工作牌。

（6）执业药师应当按照国家专业技术人员继续教育的有关规定接受继续教育，更新专业知识，提高业务水平。国家鼓励执业药师参加实训培养。

2. 从业药师

国家有关部门为弥补执业药师数量的不足，充分发挥现有药学服务能力，保障公众用药安全，实施从业药师过渡政策。2015 年，国家食品药品监管总局办公厅发布《关于现有从业药师使用管理问题的通知》（食药监办人〔2015〕165 号）规定，有条件地延长现有从业药师资格期限至 2020 年。从 2021 年 1 月 1 日起，药品经营企业必须按照要求配备执业药师。2020 年 12 月 31 日前，由经过确认的从业药师承担执业药师职责的药品经营企业，视为符合执业药师配备要求。从业药师过渡性政策仅限于已有的药品经营企业，新开办药品经营企业必须配备执业药师。已配备执业药师的经营企业，不得使用从业药师替换执业药师。

3. 驻店药师

驻店药师是具备执业药师、从业药师资格或具备药师（《医疗机构药事管理规定》中规定的）以上药学技术职称，在社会药房和药品零售企业从事用药指导和处方审核的人员。一般由各省级药品监督管理部门进行资格认定，只在各省区域内有效和认可。驻店药师和从业药师一样都是国家在执业药师数量严重不足情况下的过渡性政策。事实上，在药品经营企业中，执业药师、从业药师和驻店药师三者是可以替代的。

4. 药师

药师通常是指受过药学专业教育，在医疗卫生机构、药事机构和制药企业中从事药品调剂、制备、检验和生产等工作，并经卫生部门审查合格的药学人员。这里说的药师为职务任职资格的一种，即根据 1986 年卫生部颁布的《卫生技术人员职务试行条例》的规定，取得药学专业技术职务任职资格人员，其系列职称为主任药师、副主任药师、主管药师、药师、药士。而前面说的执业药师、从业药师、驻店药师为职业准入资格。

5. 临床药师

《医疗机构药事管理规定》指出，临床药师是指以系统药学专业知识为基础，并具有一定医学和相关专业基础知识与技能，直接参与临床用药，促进药物合理应用和保护患者用药安全的药学专业技术人员。医疗机构应当建立由医师、临床药师和护士组成的临床治疗团队，开展临床合理用药工作。临床药师应当全职参与临床药物治疗工作，对患者进行用药教育，指导患者安全用药。临床药师应当具有高等学校临床药学专业或者药学专业本科毕业以上学历，并应当经过规范化培训。

医疗机构应当根据本机构性质、任务、规模配备适当数量临床药师，三级医院临床药师不少于 5 名，二级医院临床药师不少于 3 名。未按照规定配备药学专业技术人员、建立临床药师制，不合理用药问题严重，并造成不良影响的，由县级以上地方卫生、中医药行政部门责令改正、通报批评、给予警告；对于直接负责的主管人员和其他直接责任人员，依法给予降级、撤职、开除等处分。

6. 农村药品经营企业药学从业人员

农村药品经营企业药学从业人员，业内亦称为赤脚药师，指那些在县以下农村药品零售企业工作，并符合下列条件的药学从业人员：①具有高中以上（含高中）文化程度，西部和经济欠发达地区可根据实际情况，适当安排初中以上（含初中）文化程度人员；②身体健康，品行良好，具有一定的药学实践经验；③未取得执业药师、从业药师资格。

7. 药品销售员

药品销售员，目前没有特别的要求，是指在药品监督管理部门有备案的药品销售人员。

8. 医药代表

2015 年底，《中华人民共和国职业分类大典（修订版）》增加了"医药代表"职业，并将其分在大类"专业技术人员"之下。

《国务院办公厅关于进一步改革完善药品生产流通使用政策的若干意见》（国办发〔2017〕13 号）指出医药代表只能从事学术推广、技术咨询等活动，不得承担药品销售任务，其失信行为记入个人信用记录。

2017 年，中共中央办公厅、国务院办公厅印发的《关于深化审评审批制度改革鼓励药品医疗器械创新的意见》指出药品上市许可持有人须将医药代表名单在食品药品监管部门指定的网站备案，向社会公开。医药代表负责药品学术推广，向医务人员介绍药品知识，听取临床使用的意见建议。医药代表的学术推广活动应公开进行，在医疗机构指定部门备案。禁止医药代表承担药品销售任务，禁止向医药代表或相关企业人员提供医师个人开具的药品处方数量。医药代表误导医师使用药品或隐匿药品不良反应的，应严肃查处；以医药代表名义进行药品经营活动的，按非法经营药品查处。

2017 年 12 月 22 日，国家药品监督管理局发布的《医药代表登记备案管理办法（试行）》指出，医药代表是指代表药品上市许可持有人在中华人民共和国境内从事药品信息传递、沟通、反馈的专业人员。医药代表主要工作任务：拟订医药产品推广计划和方案；向医务人员传递医药产品相关信息；协助医务人员合理使用本企业医药产品；收集、反馈药品临床使用情况及医院需求信息。医药代表不得有下列情形：未经备案开展学术推广等活动；未经医疗机构同意开展学术推广等活动；承担药品销售任务，实施收款和处理购销票据等销售行为；参与统计医师个人开具的药品处方数量；对医疗机构内设部门和个人直接提供捐赠、资助、赞助；误导医师使用药品，夸大或者误导疗效，隐匿药品已知的不良反应信息或者隐瞒医师反馈的不良反应信息；其他干预或者影响临床合理用药的行为。

9. 药学咨询师

药学咨询师由国务院国有资产监督管理委员会商业技能鉴定中心颁发证书，指从事药房或其他医疗保健机构的药学服务工作、为顾客提供药物使用的针对性专业建议和信息咨询服务，并完成和创新药学服务业务工作的人员。

药学咨询师分助理药学咨询师、药学咨询师和高级药学咨询师三个级别。各级别职业资格证书经过相应培训、考试（或评审）取得。

第二节　药师的职业素质

学习准备

医院里有医师、药师，思考一下医师和药师工作的侧重点分别是什么？做一个合格的药师，需要具备哪些工作技能？

一、医师与药师的职业分工

在医疗实践中医、护、药各有工作侧重面，医师的职责是诊断疾病和确定治疗方案，药师的职责是帮助医师和患者合理地使用药品。

随着社会分工的发展，由于医学和药学各自的专业技术特点不同，医药分业，即发药调配与开处方分开，医疗机构的医师掌握处方权，由药房的药师负责药品的调配管理，其目的是提高医疗质量，保证患者的用药安全。医药分业是医师和药师业务工作的分工，明确了各自的专业范围，即医师有处方权，药师有审核和调配处方权。医疗机构药师可以协助医师进行治疗活动，但不能代替医师对患者进行诊断和治疗；与此同时，医师可以根据患者的病情提出诊断，开具处方和医嘱，但不能代替药师调配处方。具体来说，医师和药师的职业分工如下。

1. 医师专职于诊断、处置和开具处方

医师的具体工作包括：①辨认疾病——检查患者，包括主观检查（问诊）和客观检查（体格检查）两部分；②做出诊断——通过科学思维、分析及综合检查患者所获得的材料（症状、体征和实验室检查），做出正确诊断；③治疗疾病——根据对疾病的诊断，设计、实施治疗方案（药物、手术、放射、物理治疗等），随后通过对患者的进一步观察评价治疗效果，最后评估疾病的结局。

2. 药师依据医师开具的处方调剂药品，并提供用药指导等药事服务

药师的具体工作包括：运用现代药学知识正确审核和调配处方；参与临床药物治疗，协助医师正确选药；向患者详细交代药品使用的方法及注意事项，进行用药教育，指导患者正确使用药品。

二、药师应具备的专业技能

药师应树立强烈的社会责任心和良好的职业道德，努力学习药学知识和实践技能，全面提高自己的职业素质。娴熟的专业技能是药师对专业知识和技术的掌握能力，是药师运用专业知识完成工作的能力，是药师做好工作让医护人员和患者满意的能力。

1. 熟悉药房所销售药品的情况及特殊药品的使用管理办法

患者在药房取药时，希望方便快捷，这是门诊患者最主要、最基本的心态。这就要求药师在最短的时间内实行优质的药学服务，所以药师必须熟悉药房销售药品的种类、存货、分类位置、价格及特殊药品的使用方式等，并能熟练地进行计算机操作。

2. 审核处方

药师应该利用所掌握的专业知识对医师处方进行全面的审核，除用法用量等常规审核外，还应注重药物相互作用及禁忌证等更深层次的审核，并及时与医师交换意见，达到合理用药的目的。

3. 指导患者合理用药

药师指导患者用药的内容包括：药品的适应证、禁忌证、药品的药理作用、注意事项、不良反应、配伍情况、服用方法等，并负责解释患者提出的任何与服药有关的问题，同时包

括一些用药常识的介绍，这是患者的需要，也是药师的责任和义务。如饭前、饭后服的药物，整片吞服和嚼碎服的药物，与抗酸剂分开服的药物，儿童限制使用的药物，正确的服药时间，禁用、慎用及未标有儿童使用的药物等。

4. 用药咨询与患者教育

现在的药师不应总是站在柜台后面简单地配发药品，而应该走向前台，面向患者和公众提供人性化、规范化的药学服务，包括用药咨询和健康宣教，执业药师有责任和义务对公众宣传疾病预防和药品使用的知识，积极倡导健康生活方式，促进合理用药。另外，职业药师应在执业范围内负责对药品质量的监督和管理，参与制定和实施药品全面质量管理制度，参与单位对内部违反规定行为的处理工作。这就要求药师掌握更多的知识和专业技能，更好地发挥专业特长。

5. 监测药品不良反应

据统计，我国每年有250万名患者因药品不良反应而入院，占住院患者5%。作为药学人员，收集监测药品不良反应信息是法定义务和责任，也是开展以患者为中心，全方位为患者服务，为患者负责的具体体现。提倡与患者沟通，目的是指导患者安全有效、经济合理地使用药品。另外，药师可以通过收集药品不良反应信息为药品的改进、研制、开发及临床使用提供信息，也可以通过总体评价丰富自己的用药实践经验。

6. 掌握药品调剂工作

药品调剂工作是药学工作的重要组成部分，是患者在药物治疗中不可缺少的部分。21世纪的调剂工作应该是技术信息型和医药结合型的模式，药师在药疗过程中应该发挥保证药品供应、保证药品质量、保证患者合理用药的作用。因此，熟练掌握药品调剂知识，是药师必须掌握的实践技能。药品调剂工作也需要牢固的药理学、药剂学和医学知识作基础。以前由护士完成的工作，如调配输液、注射液的混合、外用消毒液的稀释等应由药师来完成，以保证临床用药的安全性。这就要求药师必须对药物的药理作用、配伍禁忌有充分的认识。

7. 其他

临床药师还要参与危重、中毒患者的抢救工作及疑难病的会诊工作；参与医师查房，向医师解析患者的药动学参数及临床意义，改变医师以往凭经验选药、用药的方法，为医师用药当好参谋。

执业药师应当主动参与患者的药物治疗管理，为患者合理用药、优化药物疗效提供专业服务。药物治疗管理包含：采集患者个体的所有治疗相关信息；评估和确认患者是否存在药物治疗问题；与患者一起确定治疗目标，制订干预措施，并执行药学监护计划；对制订的治疗目标进行随访和进一步评估，以确保患者的药物治疗达到最佳效果。

第三节　药师的任务与职责

学习准备

你觉得药师在医院里的任务与职责应该是什么？社会药房从业人员的职责应该是什么？

一、医院药师的任务与职责

医院药师要承担医院新药的遴选、引进，药品的供应、制剂调剂工作，以及患者处方的审方工作，为患者提供安全、有效、价格合理的药品；开展药学服务和临床合理用药工作，直接参与临床患者的药物治疗工作，向患者宣传用药知识，提高患者用药的安全性、有效性和依从性；负责临床用药分析和研究工作，监测患者血药浓度，预防发生不良反应，提高药物治疗效果。

药师可以和医师、护士一起查房，共同结成药物治疗团队，提出患者合理用药建议或共同制订药物治疗方案，如采用哪些药物可以使药物治疗达到最佳结果。而医师在综合患者症状、检查结果和药师的建议后，决定治疗方案。目前，我国开展的临床药师培训和培养工作，正朝这个专业方向发展。

二、社会药房从业人员的职责

在社会药房，药师要审核医师开具的处方；帮助患者了解处方中药品推荐的使用方法和结果，给药途径、剂型、剂量和给药时间表，特殊药品的保存方法，用药期间的注意事项，药品一般的副作用及其预防方法，潜在的药物与药物、药物与食物之间的作用或其他潜在禁忌症，以及当服药剂量发生错误时所应采取的补救方法。药师要指导患者正确选择非处方药。

第四节　药师业务与职能的变革

学习准备

你认为我国药师应该从事哪些业务？应该具备哪些职能？当前药师的职能和业务存在哪些不合理之处，应该如何变革？

新中国成立初期，为适应整个医疗卫生事业发展的需要，医院药剂科主要承担药品供给和门诊调剂工作，这决定了当时医院药剂科以保障供给为主的工作模式。药师的工作主要局限在采购、供应、保管药品、调剂、制剂和药品检验等方面。20 世纪 80 年代末期，医院药剂科历史性地承担了"以药养医"的重任，制度的不合理设计把药剂师推向了医院经济利益的前沿。医院的收入大约有 50% 来自药品利润，这使医院药剂科主要人力集中在药品采购和制剂工作上，而忽视了药师的药学服务职能。

当前我国医院药剂科药师中 90% 以上的人员从事调剂、制剂与供应，只有 5% ～10% 的人员参与一些与临床药学有关的服务工作，这一保障供应和创收为主的工作模式已落后于社会发展和当前人们对卫生保健服务的需求。随着医疗卫生体制改革的深入和医疗保障制度的实行，医院调剂模式正在从传统的窗口供应型、经营型向知识信息型、医药结合型、技术服务型转变，它要求药师工作将逐渐转变为"以患者为中心"，工作重心转移到"以安全、有效、经济、合理用药"的核心上来。

一、从保证药品供应模式转变为以患者为中心的药学技术服务模式

《医疗机构药事管理规定》要求，医疗机构的药学部门要建立以患者为中心的药学保健工作模式，开展以合理用药为核心的临床药事工作，参与临床疾病诊断、治疗，提供药事技术服务，提高医疗质量。这种工作模式要求医院药事工作从传统的保证药品供应模式转变为以患者为中心的药学技术服务模式，由间接服务于患者向直接服务于患者转变。药师走出药房，与医师一起为患者的药物治疗结果负责。医院药师不再是单纯执行医嘱的"药品传递员"，而要审核处方，就处方中不恰当的药品、剂量、使用方法或配伍与医师沟通；要关注患者的用药史和用药依从性，要关心患者的生命质量和经济状况；要为患者建立药历，进行用药教育；要协助医师建立个体化给药方案，防范药害事件。

同时，一些新的药学工作（如患者用药的处方和医嘱的前置审核、单剂量调剂、静脉用药调配、药师查房、处方点评、患者教育、药学门诊等）的开展，也使药师的职能和专业技能转向以患者用药安全为目标，以提高患者生命质量为宗旨，药师提供多元的合理用药服务工作不断深入和发展。

二、从简单调剂模式转变为审方–发药调剂模式

目前，医院门诊药房多采用窗口式发药的简单调剂模式，患者用药具有被动性和盲目性，医院药房窗口限制了药师与患者之间的交流，仅照方发药，不能体现药师的处方调配责任。审方–发药调剂模式使药师更注重处方的用药合理性，药师对医师在诊疗活动中为患者开具的处方，进行合法性、规范性和适宜性审核，并做出是否同意调配发药决定的药学技术服务。

《医疗机构处方审核规范》要求二级以上医院、妇幼保健院和专科疾病防治机构的所有处方均应当经审核通过后方可进入划价收费和调配环节，未经审核通过的处方不得收费和调配。药师是处方审核工作的第一责任人。药师应对处方各项内容进行逐一审核。

三、用科技手段实现药师职能的转变

利用固定电话、移动电话、互联网、微信以及移动设备 App 等科技手段提高药师的服务水平，使更多的患者享受到便捷、优质的用药咨询服务。药师也可以提供药品手册、药物相互作用、药品不良反应等方面的知识，协助患者正确认识自身疾病，选择正确的药品及用量，对药物的治疗作用及其不良反应有辩证的看法和心理准备，解除不必要的顾虑，提高患者的用药依从性，实现恰当的医疗与合理用药。

第五节　药师的学术组织

学习准备

什么是"学术组织"？它与其他组织形式有什么区别？你接触过或听说过的学术组织有哪些？药师为什么要有自己的学术组织？

一、中国药学会

中国药学会（Chinese Pharmaceutical Association，CPA）成立于 1907 年，是我国近代成立最早的学术团体之一，是全国药学工作者自愿组成并依法登记成立、具有法人资格的全国性、学术性、非营利性社会组织，现为中国科协团体会员，国际药学联合会、亚洲药物化学联合会成员。中国药学会业务主管单位为中国科学技术协会，支撑单位为国家药品监督管理局。中国药学会现有普通会员 12 万余人，高级会员 4 000 余人，单位会员 80 余家，13 个工作委员会，35 个专业委员会，主办 25 种学术期刊，2 个经济实体。

中国药学会的宗旨是：团结和组织广大会员和药学工作者，推动实施科教兴国战略、人才强国战略和可持续发展战略，促进药学科学技术普及、繁荣与发展，促进药学人才成长与提高，促进药学科学技术与产业结合，为经济社会发展服务，维护广大会员和药学工作者的合法权益。

二、中国药师协会

中国药师协会（Chinese Pharmacisits Association）前身是成立于 2003 年的中国执业药师协会。2014 年 5 月，中国执业药师协会经中华人民共和国民政部批准，正式更名为中国药师协会。中国药师协会是由具有药学专业技术职务或执业资格的药学技术人员及相关单位会员自愿结成的全国性、行业性、非营利性社会组织。中国药师协会的登记管理机关是民政部，党建领导机关是中央和国家机关工作委员会。中国药师协会接受民政部、中央和国家机关工作委员会、有关行业管理部门的业务指导和监督管理。

中国药师协会的宗旨是：自律、维权、协调、服务，致力于加强药师队伍建设与管理，维护药师的合法权益；增强药师的法律、道德和专业素质，提高药师的执业能力；保证药品质量和药学服务质量，促进公众合理用药，保障人民身体健康。

三、中国药学会医院药学专业委员会

中国药学会医院药学专业委员会是中国药学会下属的二级专业委员会。在中国药学会下属专业委员会中，医院药学专业委员会所代表的医院药师队伍最为庞大。医院药学专业委员会下设多个专业组或专家委员会，包括儿科药学专业组、感染药学专业组、肿瘤药学专业组、药学信息利用与评价学组和用药安全专家委员会等。医院药学专业委员会十分注重行业建设、学科建设和人才梯队建设，每年组织大量学术会议和培训班，对推动全国医院药学的发展和药师队伍的建设、成长发挥着巨大的作用。

四、中国医院协会药事管理专业委员会

中国医院协会（Chinese Hospital Association，CHA）是依法经批准组建的医院行业协会，是由全国依法取得《医院机构执业许可证》的各级各类医疗机构（不含农村卫生院、卫生所、医务室）自愿组成的行业性、非营利性的群众性团体，是依法成立的社团法人。

中国医院协会药事管理专业委员会（Pharmacy Administration Commision of Chinese

Hospital Association）是中国医院协会所属的二级学会，是在中国医院协会领导下的全国性医院药学部门及其药师和医疗机构药事管理工作者的非营利性、群众性行业组织。

中国医院协会药事管理专业委员会（以下简称本专业委员会）是国家卫生行政部门联系医疗机构药学部门及其药师和医院药事管理工作者的纽带，是其加强医院药事管理工作的助手。医疗机构药师、药事管理以及其他有关的药学工作者都是本专业委员会的基本服务对象，全国各级各类医疗机构药学部门是本专业委员的基层活动单位。

本专业委员会的宗旨是团结和组织全国各级各类医疗机构药学技术人员和药事管理工作者开展医院药事管理工作的科学研究和实践，交流科学管理的经验，促进临床药学学科建设和医院药学人才的成长；为提高药学服务质量，促进药品安全、有效、经济的合理使用，保护患者用药权益，为保障民众健康和社会主义现代化建设服务，为促进医院药学部门工作的科学化、规范化、标准化、法规化管理，提高各级各类医疗机构药学部门主任和药师的技术水平、管理能力和工作效率提供指导和服务；积极提倡、推动医疗机构药学部门和药师的自尊、自律、自爱，维护医疗机构药学部门和药学工作者的合法权益，反映医疗机构药学部门以及药学技术人员的意见和要求。

思考题

1. 医师与药师的职业分工是什么？
2. 药师应具备的专业技能有哪些？
3. 医院药师的任务与职责是什么？
4. 社会药房从业人员的职责是什么？
5. 与药师相关的学术组织有哪些？

第四章

我国医疗卫生保障制度与相关法律法规

医疗卫生保障作为社会保障制度的重要组成部分，是保障社会成员健康，保障劳动力资源，从而促进经济发展的重要社会制度。关于医疗保障制度的定义有多种表述，一般是指：某种组织（如政府、社团或保险组织）筹集医疗资金、支付医疗费用、规定就医办法，为居民提供医疗服务的一整套章程、规则、办法的总和。其核心内容是医疗资金的筹集方式、医疗费用的支付方式、医疗服务的供给体制等内容。

建立覆盖城乡居民的基本医疗卫生制度，实现人人享有基本医疗卫生服务，是国家医疗卫生、医疗保障及医药生产流通等相关领域改革的总体目标。按照这一目标，近年来我国一直致力于建立一个能够有效满足现实需要的中国特色社会医疗保障体系，并越来越完善，其具备以下七项基本特征：全覆盖、保基本、多补充、重救助、管理型、社会化、一体化。国家基本药物制度和药品供应保障体系的建立和改革，将弱化和切断医院与药品的经济联系，改变调剂学的范围，调剂服务不再局限于提供药品，用药咨询和健康指导等成为服务的内涵。药房工作将由单纯保障供应型向技术服务型转变，药师主要从事药学服务，以确保患者用药的安全性、有效性、经济性及适当性。

法律是以现实的社会经济生活为基础的，法律只有与现实生活相结合，确立一些有针对性的行为规则，才具有法律作用。调剂行为是医疗行为的一部分，调剂人员的资质、调剂行为的规范对保障患者的用药安全有着重要的意义。药师只有在法律的框架下，在规范的许可内行使自己的职责，才能顺利开展调剂业务，保障患者的权益。

学习目标

◇**重点掌握**：与调剂工作相关的法律法规中涉及药品使用与管理的内容。
◇**一般掌握**：药品管理法。
◇**基本了解**：我国的医疗保障制度。

学习准备

学习本章之前，可以上网查阅一些涉及我国医疗卫生保障制度和药事管理的相关法规。想一想，你享受的是什么种类的医保？药师在调剂工作中要遵守哪些法律法规？

第一节　我国的医疗卫生保障制度

一、我国城市职工医疗卫生保障制度

我国逐步建立完善了具有中国特色的社会保障制度，形成了包括社会保险、社会救助、社会福利、优抚安置等制度的较为全面的保障体系。中国特色的医疗保障体系主要包括：城镇职工基本医疗保险、城镇居民基本医疗保险、新型农村合作医疗制度、企业补充医疗保险、国家公务员医疗补助、职工大额医疗费用补助、商业医疗保险及社会医疗救助等。基本医疗保险费由用人单位和职工共同缴纳，用人单位缴费率控制在职工工资总额的 6% 左右，职工缴费率一般为本人工资收入的 2% 。

（一）职工基本医疗保险制度

职工基本医疗保险制度是通过法律法规强制推行的，是对职工的基本医疗权利给予保障的社会医疗保险制度，是我国医疗保障体系的基础。这一制度经广泛试点，于 1998 年全面推开，基本实现了了从公费、劳保医疗福利保障制度，到社会基本保险制度的历史性转变，完成了医疗保障改革和制度建设的阶段性任务。职工基本医疗保险制度实行社会统筹医疗基金与个人医疗账户相结合的基本模式，与养老、工伤、失业和生育保险一样，属于社会保险的一个基本险项。

（二）城镇居民基本医疗保险

城镇居民基本医疗保险是一项惠民工程，也是我国医疗保障体系的主体形式和基础。我国在经济高速发展的基础上，累积了雄厚的财政实力，并多渠道筹集资金。2007 年 7 月 10 日国务院颁发了《关于开展城镇居民基本医疗保险试点的指导意见》，到"十一五"末期，覆盖我国城乡居民的基本本医疗保障制度体系基本形成。2016 年 1 月国务院发布的《关于整合城乡居民基本医疗保险制度的意见》指出整合城镇居民基本医疗保险和新型农村合作医疗两项制度，建立统一的城乡居民基本医疗保险制度。

（三）其他特殊人群医疗保障制度

其他特殊人群医疗保险制度包括：一些地区针对不同人群设立的保障制度，如灵活就业人员大病医疗保险、农民工大病医疗保险、失地农民医疗保险等，主要由用人单位或个人缴费参保；离休人员医疗保障制度，资金主要由其所在单位和政府共同负担；高等院校教职工和大学生的公费医疗制度，由各级政府财政进行适当补助。

二、我国农村的合作医疗制度

我国农村合作医疗制度产生于 20 世纪 50 年代中期，之后经历了发展、解体、恢复和创新的历程。合作医疗制度是 20 世纪 50 年代，在合作化运动的基础上，由我国农民自发形成，政府推广实施的一种初级医疗保障制度。农村合作医疗制度的建立，促进了我国农村人口医疗服务的可及性和可得性，在满足广大农民医疗服务需要、保障农民健康和农村生产方面做出了不可磨灭的贡献，世界银行对其给予了高度评价，"促进了中国卫生状况的显著改

善和居民期望寿命的显著增加"。20世纪80年代后，随着农村联产承包责任制改革的实施，集体经济对合作医疗的支撑作用逐渐丧失，合作医疗资金筹集面临困难。进入20世纪90年代，中央明确提出在农村要稳步推行合作医疗制度，合作医疗又进入了一个恢复和发展的时期。

2002年10月，在总结以往合作医疗经验的基础上，结合我国农村的实际情况，中共中央、国务院专门下发了《关于进一步加强农村卫生工作的决定》。2003年，卫生部、农业部和财政部联合下发了《关于建立新型农村合作医疗制度的意见》，新型农村合作医疗制度是由政府组织、引导、支持，农民自愿参加，个人、集体和政府多方筹资，以大病统筹为主的农民医疗互助共济制度。2008年，新型农村合作医疗制度实现了全覆盖，城镇职工基本医保、城镇居民基本医保、新型农村合作医疗等三项基本医保制度覆盖率为87%。新型农村合作医疗的基本特点：①政府引导，农民自愿参加；②因地制宜，多种形式；③以大病统筹为主要形式，重点解决农民大病、重病的医药补偿；④以县为单位进行筹资和管理；⑤强化政府在农民医疗保障中的责任；⑥健全合作医疗管理机构；⑦建立有效的管理体制和社会监督机制

2015年国家卫生计划生育委员会、财政部联合印发了《关于做好新型农村合作医疗跨省就医费用核查和结报工作的指导意见》；为尽快发挥国家新型农村合作医疗信息平台在新型农村合作医疗业务运行监控和跨省就医管理中的重要作用，2015年国家卫生计划生育委员会办公厅发布了《关于全面推进国家新型农村合作医疗信息平台建设工作的通知》；为全面推进新型农村合作医疗（包括卫生计生部门负责的城乡居民基本医疗保险）异地就医联网结报工作，2016年国家卫生计划生育委员会会同财政部制定了《全国新型农村合作医疗异地就医联网结报实施方案》；为推进新型农村合作医疗（包括已经整合的城乡居民基本医疗保险）异地就医联网结报工作，2017年国家卫生计划生育委员会办公厅发布了《关于开展新型农村合作医疗异地就医联网结报专项督查工作的通知》。截至2017年，我国建立了世界上最大的全民基本医疗保障网，三项基本医保制度参保人数超过13亿，参保率稳固在95%以上。

三、我国多层次医疗卫生保障体系的构建

城镇职工基本医疗保险和新型农村合作医疗制度，是我国多层次医疗保障体系的基本组成部分，它和企业补充医疗保险、国家公务员医疗补助、职工大额医疗费用补助、商业医疗保险及社会医疗救助等共同构成一个多层次的社会医疗保障体系。

（一）建立多层次医疗保障体系的必要性

目前，我国对城镇居民实施的基本医疗保障制度是基本医疗保险制度；对农村居民实施的基本医疗保障制度是合作医疗制度。基本医疗保险是"低起点"起步，只能满足参保人员的基本医疗需求，而合作医疗制度也只是一种最初级的保障形式，保障程度较低。在这种情况下，城乡居民超越基本医疗保险或合作医疗范围以外的医疗服务需求，有必要通过建立其他多层次的保障形式来予以补充。从世界各国的情况看也是这样。即使是社会医疗保险或国家医疗保险相当健全的国家，各种补充性的保障形式仍起着重要的作用。

（二）多层次医疗保障体系的形式

1. 职工大额医疗费用补助

职工大额医疗费用补助是各地在推行基本医疗保险制度的过程中，探索出的一种解决职工大额医疗费用的医疗补助办法。这种办法一般由当地政府随同基本医疗保险的建立，在参保职工中强制执行，并由当地社会保险经办机构负责经办。

2. 国家公务员医疗补助

国家公务员医疗补助是在参加基本医疗保险的基础上对国家公务员的补充医疗保障，它借鉴国际通行的做法，是保持国家公务员队伍稳定、廉洁，保证政府高效运行的一项重要措施。

3. 企业补充医疗保险

企业补充医疗保险是企业在参加基本医疗保险的基础上，为解决企业职工基本医疗保险待遇以外的医疗费用负担，由企业自主举办或参加的一种补充性医疗保险形式。

4. 商业医疗保险

随着我国基本医疗保险制度进程的加快，商业医保作为补充医保形式的潜在市场也在急剧扩大，其发展面临着极大机遇。

5. 社会医疗救助

社会医疗救助的形式主要有：①提供医疗救助金，给救助对象以经济补偿；②给医疗机构一定的经济补贴，医疗机构直接减免救助对象部分医疗费用；③社会医疗救助机构举办专门医疗机构，免费或低费为救助对象提供最基本的医疗服务；④资助贫困者参加城镇基本医疗保险或新型农村合作医疗，使其获得基本医疗保障；⑤进行慈善救助，如开展义诊、义捐或无偿义务医治活动。

目前，我国的医疗保障体系仍面临一些问题，例如，基本医疗保障的覆盖面有待进一步提高，对弱势群体保障程度不高；保障基金来源渠道狭窄，社会保障基金管理不规范，基金的保值、增值机制尚未完善等。因此，进一步发展和完善我国的医疗保障体系，仍是我国今后在社会医疗保障方面的非常重要的任务，还需要经过长期、艰苦的努力和探索。

第二节　药品管理法

我国自 1985 年 7 月 1 日实施《药品管理法》，2002 年 12 月 1 日对其进行了修订，2013 年和 2019 年再次进行了修订。新版《药品管理法》于 2019 年 12 月 1 日正式施行。《药品管理法》是经全国人民代表大会常务委员会修订通过，以中华人民共和国主席令的形式颁布实施的，是国家最高立法机关制定的法律。

一、《药品管理法》产生的背景及立法目的

《药品管理法》是 1985 年制定实施的，进入 21 世纪后，在国家经济发展、改革深化的新形势下，出现了许多新的问题，立法环境、立法内容、立法技术也发生了新的变化，对于药品管理的立法就提出了新的要求。药品是与人们生命健康关系密切的特殊物质，人们期望

通过《药品管理法》的实施，有效解决现实中存在的药品质量、药品市场秩序、药价虚高、药品广告、对药品实施监管等问题。这些现实问题形成了立法的需要，也直接影响了立法的内容。因此，在《药品管理法》中，确立了若干重要的药品监督管理规范，在法律上加大力度惩治药品生产、经营中的违法犯罪行为，保证用药安全。

《药品管理法》的立法目的有二：其一，加强对药品监督管理，保证药品质量，保障人体用药安全，维护人民身体健康；其二，药品是用于防病治病的特殊商品，人们有权要求它是安全的、有效的，应当维护用药者这种正当的权益。上述两方面是立法的基本立足点，这些目的是通过法律措施来保障实现的。

二、关于药品的界定

在《药品管理法》中对药品做了明确的界定（参见第二章第一节）。应注意的是，在《药品管理法》中，药品是作为一种特殊商品而存在的，不同于药物。

三、药品管理体制

《药品管理法》所确定的药品监督管理体制包括：行政主体、机构、职责、权利及义务等。

（1）国务院药品监督管理部门主管全国药品监督管理工作。对于哪些事项属于主管范围，怎样进行主管，都应依照法律规定而确定。

（2）国务院有关部门在各自的职责范围内负责与药品有关的监督管理工作。药品的监督管理涉及研制、生产、经营、使用等多个环节，因而需要明确各有关部门的职责，并要求其承担相关责任。上述内容就是中央政府这一层次全国的情况做的规定。

（3）对于省、自治区、直辖市这个层次则规定，省、自治区、直辖市人民政府药品监督管理部门负责本行政区域内的药品监督管理工作；对于社区的市、县这个层次则规定，设区的市级、县级人民政府承担药品监督管理职责的部门负责本行政区域内的药品监督管理工作。县级以上地方人民政府有关部门在各自职责范围内负责与药品有关的监督管理工作。

（4）国务院药品监督管理部门应当配合国务院经济综合主管部门，执行国家制定的药品行业发展规划和产品政策。药品行业是一个重要行业，在国民经济中占有重要地位，对人民生活有重要影响，国家需要制定发展规划，将其纳入产业政策的调控范围，从而在法律上明确这方面的职责分工，使有关部门之间的关系定型化。

（5）药品监督管理部门设置或者确定的药品检验机构，承担依法实施药品审批和药品质量监督检查所需的药品检验工作。在这项规定中，只对依法实施的药品监督管理中所需的药品检验工作由谁承担问题做出限定，而对其他商业性的、专业服务的药品检验未做限定。

四、对于医疗机构制剂的特定要求

《药品管理法》根据医疗机构配制制剂的特点确定了以下特定规则：医疗机构必须配备经过资格认定的药学技术人员，非药学技术人员不得直接从事药剂技术工作；医疗机构配制制剂，应当是为本单位临床需要而市场上没有供应的品种并须经批准；配制的制剂必须经质量检验，凭医师处方在医疗机构使用，特殊情况下，经批准可以在指定的医疗机构之间调剂使用；医疗机构配制的制剂，不得在市场销售。

五、药品批准文号

药品批准文号是指药品生产企业在生产药品前报请国家药品监督管理部门批准后获得的身份证明，是依法生产药品的合法标志。生产没有实施批准文号管理的中药材和中药饮片除外。批准文号统一格式为：国药准（试）字+1位汉语拼音字母+8位阿拉伯数字。汉语拼音字母化学药品使用字母"H"，中药使用字母"Z"，通过国家药品监督管理局整顿的保健药品使用字母"B"，生物制品使用字母"S"，体外化学诊断试剂使用字母"T"，药用辅料使用字母"F"，进口分包装药品使用字母"J"。数字第1和第2位为原批准文号的来源代码，其中"10"代表原卫生部批准的药品，"19"和"20"代表2002年1月1日以前国家药品监督管理局批准的药品，其他使用各省行政区划代码前两位的，为原各省级卫生行政部门批准的药品。第3位和第4位为换发批准文号之公元年号的后两位数字，但来源于原卫生部和原国家药品监督管理局的批准文号仍使用原文号年号的后两位数字。数字第5位至第8位为顺序号。

六、药品标准

药品必须符合国家药品标准。药品标准是国家强制标准，体现国家重视保障人体健康，人身安全的要求，不符合标准的药品，禁止生产、销售和进口，在这方面，标准化管理和药品管理是一致的。中药饮片在法律中另有规定则应从其规定。请参见第二章相关内容。

七、药品流通

药品流通是保证用药安全的一项控制措施，也是政府对其进行必要管制在法律上的体现。《药品管理法》规定：药品生产企业、药品经营企业、医疗机构必须从具有药品生产、经营资格的企业购进药品；但是购进没有实施批准文号管理的中药材除外。它的实质内容为：

（1）药品生产、经营企业和医疗机构购进药品必须从合法的渠道购进，这样才能把住入口的合法性。规定药品购进的合法性，可排除销售药品的非法行为，从而可直接阻止无合法资格企业销售药品的非法行为，将其排除出药品购进的合法渠道。

（2）明确药品生产、经营渠道的合法性，可以有效地遏制不合法的药品进入流通渠道，进而有利于保证供应药品的质量，保障用药安全。

（3）中药材因其特点而未实施批准文号管理，与其他药品的流通有所区别是合乎我国当前实际情况的。

八、中药的管理

中药是依照中医传统理论用于预防、诊断和治疗疾病的药类物质，在《药品管理法》中，除在总则中明确国家发展传统药，充分发挥其在预防、医疗和保健中的作用外，还规定：国家实行中药品种保护制度，具体办法由国务院规定。新发现和从国外引种的药材，经国务院药品监督管理部门审核批准后，方可销售。地区性民间习用药材的管理办法，由国务院药品监督管理部门会同国务院中医药管理部门制定。

九、药品包装的管理

药品包装直接关系药品质量，必须严格管理。《药品管理法》对此所做的规定是，直接接触药品的包装材料和容器，必须符合药用要求，符合保障人体健康、安全的标准，并由药品监督管理部门在审批药品时一并审批。对不合格的直接接触药品的包装材料和容器，由药品监督管理部门责令停止使用。

《药品管理法》规定了药品包装必须按照规定印有或者贴有标签，并附有说明书，并具体规定了标签或说明书必须注明的 14 项内容：药品的通用名称、成分、规格、生产企业、批准文号、产品批号、生产日期、有效期、适应证或者功能主治、用法、用量、禁忌、不良反应和注意事项。这些事项之所以由法律规定——列出，是因为它们与药品质量、安全用药、明确责任、监督管理等紧密联系，应当准确注明，缺一不可，否则就会影响该标签或者说明书在法律上的合法性、有效性和使用。

麻醉药品、精神药品、医疗毒性药品、放射性药品、外用药品和非处方药的标签，必须印有规定的标志，这项规定与上述有关药品包装的规定一样，都要求药品包装必须规范化，并且是以法律的形式来推进药品包装规范化的。

十、药品价格的管理

虽然我国已有价格法，但药品价格管理一直是社会公众关注的焦点。因此，在《药品管理法》中对于药品价格管理进行了针对性的规定。《药品管理法》还规定医疗机构应当向患者提供所用药品的价格清单；医疗保险定点医疗机构还应当按照规定的办法如实公布其常用药品的价格，接受社会监督。

十一、关于药品贮藏条件

《药品管理法》规定，医疗机构必须制定和执行药品保管制度，采取必要的冷藏、防冻、防潮、防虫、防鼠等措施，保证药品质量。药品的妥善保管和贮藏，是保证药品质量，保障患者用药安全有效的重要措施。医疗机构应根据所保管药品的具体情况，配置相应的设备条件，如麻醉药品库、精神药品库、低温库、阴凉库等。

十二、药品管理法与药品调剂工作

《药品管理法》规定，在中华人民共和国境内从事药品研制、生产、经营、使用和监督管理的单位或个人，必须遵守本法。而药品调剂工作是药品使用的重要环节。《药品管理法》规定，医疗机构必须配备依法经过资格认定的药学技术人员。非药学技术人员不得直接从事药剂技术工作。这里的"依法经过资格认定的药学技术人员"，是指具有药学专业知识、按照法定程序取得药学专业技术职称并从事药学技术工作的技术人员。药学技术人员进行处方调配、发药、为患者进行用药交代、用药指导以及为医护人员、患者提供及时、正确的合理用药信息等。非药学技术人员在经过药学专业知识培训后，可以从事药学辅助工作，如药品的统计、划价、消毒、蒸馏等，但不能直接从事药学专业技术工作。

《药品管理法》规定，医疗机构的药剂人员调配处方，必须经过核对，对处方所列药品不得擅自更改或者代用。对有配伍禁忌或超剂量的处方，应当拒绝调配，必要时，经处方医师更正或者重新签字，方可调配。医疗机构药学技术工作包括药品的贮藏与供应、处方与医嘱调配、制剂配制、药品质量检验、临床药学业务、药物经济学与药物评价以及药品情报等。这些工作具有很强的技术性，其核心是保证药品质量，保证患者用药安全、有效。没有受过药学专业知识培训的人是不可能胜任医院药学技术工作的，也谈不上保证药品质量和保障患者用药安全、有效。因此，药品调剂工作必须严格遵守《药品管理法》的相关规定，保证在法律许可范围内开展调剂业务。

第三节　与调剂工作相关的法律法规

一、麻醉药品和精神药品管理

"麻醉药品"是指连续使用后易产生身体依赖性、能成瘾癖的药品。它包括：阿片类、可卡因类、大麻类、合成麻醉药类及国务院有关主管部门规定的其他易成瘾癖的药品、药用原植物及其制剂。"精神药品"是指直接作用于中枢神经系统，使之兴奋或抑制，连续使用能产生依赖性的药品。医疗机构主要负责人应当履行本机构麻醉药品和精神药品管理的第一责任人的职责。其相关人员应认真学习并贯彻落实相关法律法规。主要的法律法规有：2004年卫生部发布的《医疗机构麻醉药品、第一类精神药品管理规定》，2005 年 11 月，国务院发布的《麻醉药品和精神药品管理条例》，2007 年卫生部发布的《麻醉药品临床应用指导原则》《精神药品临床应用指导原则》等。2020 年 9 月，国家卫生健康委员会办公厅为加强医疗机构麻醉药品和第一类精神药品管理，保证临床合理需求，严防流入非法渠道，印发了《关于加强医疗机构麻醉药品和第一类精神药品管理的通知》。

必须指出的是，尽管国家对麻醉药品和精神药品的使用制定了严格的管理措施，但很多地区和医疗机构仍然存在疏于管理的状况，麻醉药品和精神药品的流弊现象仍时有发生。同时，与国际水平相比，我国麻醉药品的使用量极低，相当多的慢性疼痛患者不能得到及时有效的镇痛治疗，麻醉药品的使用不能充分满足患者的需求。因此，药学工作者必须同时在两条战线工作，一方面要进一步加强管理、杜绝流弊；另一方面要宣传、教育广大医务人员和患者消除对麻醉药品的恐惧和错误认识，正确、合理、充分地使用麻醉药品，造福于广大疼痛患者。

二、药品分类管理

《药品管理法》规定，国家对药品实行处方药与非处方药分类管理制度。具体办法由国家药品监督管理部门会同国务院卫生健康主管部门制定。目前，处方药与非处方药分类管理制度已成为国际上通行的药品监督管理模式。本条则以法律的形式，确立了国家实行处方药与非处方药分类管理的制度。

对处方药和非处方药实行分类管理，涉及对药品的审批，已生产药品的再评价，药品不良反应监测，药品的包装、标签、使用说明书和药品的销售管理，广告管理，价格管理，处方管理等药品监督管理的各方面。非处方药的说明书与处方药的说明书是不同的，非处方药说明书是给患者的，应通俗易懂，而处方药的说明书是提供给医务人员的，强调科学、规范。

三、药品不良反应报告和监测管理

药品不良反应是指合格药品在正常用法用量下出现的与用药目的无关的或意外的有害反应（这里排除了假药、劣药和滥用造成的损害）。《药品管理法》规定，国家实行药品不良反应报告制度。这是一项保证药品质量、保障用药安全的法定制度。由于药品不良反应不属于医疗差错或事故，患者不得以药品不良反应提起医疗诉讼，这样就可以保护医务人员客观、及时地报告药物不良反应。药品不良反应监测和报告制度的建立，可为评价、改进或者淘汰药品提供重要的科学依据，也是维护人民用药安全的一项切实可行的重要措施。药品不良反应报告制度也是国际上一项通行的科学、规范的制度，大多数国家均采用自愿报告制度。

为加强药品的上市后监管，规范药品不良反应报告和监测，及时、有效控制药品风险，保障公众用药安全，依据《药品管理法》等有关法律法规，2010年，卫生部发布了《药品不良反应报告和监测管理办法》，其指出药品生产企业（包括进口药品的境外制药厂商）、药品经营企业、医疗机构应当按照规定报告所发现的药品不良反应；国家食品药品监督管理局主管全国药品不良反应报告和监测工作，地方各级药品监督管理部门主管本行政区域内的药品不良反应报告和监测工作；各级卫生行政部门负责本行政区域内医疗机构与实施药品不良反应报告制度有关的管理工作；地方各级药品监督管理部门应当建立健全药品不良反应监测机构，负责本行政区域内药品不良反应报告和监测的技术工作。

四、处方管理

在一段时间内，由于复杂的社会和经济因素，我国医疗机构普遍存在着不合理用药现象，同时严重的处方错误导致治疗失败、发生不良反应和药源性疾病，这些导致严重的社会后果，使医疗机构和医师药师形象受到损害，患者投诉和医患纠纷增加，卫生资源浪费严重。因此，医师开具处方是否合法、规范，药师对处方用药合理性是否进行审核和评估，会直接影响用药的后果。为此需要制定处方管理办法，指导和规范医师的处方行为和药师的调剂行为，建立医师和药师的协同与制约关系。

《处方管理办法》的制定目的和意义在于加强处方开具、调配、使用、保存的规范化管理，提高处方的开具质量和药品调配质量，减少不合理用药和差错事故的发生，充分发挥医师、药师在促进合理用药方面的作用，促进安全、有效、经济用药，保障患者用药安全，维护人民身体健康。《处方管理办法》规定医疗机构各种处方分为四种颜色，其中普通门诊处方为白色，急诊处方为黄色，儿科处方为绿色，麻醉药品和第一类精神药品处方为红色。医师开具处方必须用规范的中文名称书写，药品名称、剂量、规格、用法用量须准确规范，不得编制药品名称缩写或代号，中、西药品可以合开在一张处方中。处方不得使用"遵医嘱""自用""照说明"等模糊不清的字句，每张处方不得超过5种药品。《处方管理办法》特别规定，药师经处方审核后，认为存在用药不适宜时，应当告知处方医师，请其确认或者重新开具处方，药师发现严重不合理用药或者用药错误，应当拒绝调剂，及时告知处方医师，并应当记录，按照有关规定报告。《处方管理办法》对药师的资质、权利和责任提出了明确的要求，要求药师对处方进行检查，对处方具有审核与监督权，药师在发出药品时要进行用药交代。《处方管理办法》规定，医疗机构应当建立处方点评制度，填写处方评价表，对处方实施动态监测及超常预警，登记并通报不合理处方，对不合理用药及时予以干预。《处方管理办法》第一次规定了"法律责任"，旨在从法律的层面上进一步约束从业人员的处方行为。

2018年6月，在处方点评工作取得良好成效的基础上，国家卫生健康委员会、国家中医药管理局、中央军委后勤保障部联合制定并发布了《医疗机构处方审核规范》，对处方审核的基本要求、审核依据和流程、审核内容、审核质量管理、培训等作出了规定。其旨在提高处方审核的质量和效率，进一步促进临床合理用药；体现药师专业技术价值，转变药学服务模式，为患者提供更加优质、人性化的药学技术服务。

五、医疗机构药事管理

《医疗机构药事管理暂行规定》于2002年1月开始执行，经8年的贯彻实施，对规范医疗机构药事管理行为，促进医院药学事业发展，保证医疗机构安全、合理用药发挥了重要作用。我国医疗机构药事管理和合理用药水平在各级卫生、中医药行政部门和医疗机构的共同努力下有了很大提高。但随着医疗卫生事业的发展，国家和社会都对医疗机构的药事管理工作寄托了更多的希望，提出了更高的要求；同时医院药学学科的进步也赋予了医疗机构药事管理工作更深刻的内涵和更丰富的内容。2011年，在总结各地《医疗机构药事管理暂行规定》实施情况的基础上，结合当时国家药物政策以及医疗机构药事管理工作的新形势和新任务，卫生部、国家中医药管理局和中国人民解放军总后勤部卫生部共同对《医疗机构药事管理暂行规定》进行了修订，发布了《医疗机构药事管理规定》。

《医疗机构药事管理规定》为加强医院药学的学科建设，强化药学部门的药事管理职能，明确提出三级医院要设置药学部，根据实际情况设置二级科室，二级医疗机构设置药剂科；同时明确医疗机构药学部门的学科定位，药学部门是医疗技术科室，在本机构负责人领导下具体负责药学技术和药事管理工作，开展以患者为中心、以合理用药为核心的临床药学工作，参与临床用药，提供药学专业技术服务。《医疗机构药事管理规定》吸纳了近年来药事管理与合理用药方面的一些成功经验和学科进展，补充了医疗机构应当依据国家基本药物制度，以及《抗菌药物临床应用指导原则（2015年版）》和《中成药临床应用指导原则》，制定本机构基本药物临床应用管理办法，建立并落实抗菌药物临床应用分级管理制度；医疗机构应当遵循有关药物临床应用指导原则、临床路径、诊疗指南和药品说明书等合理使用药物，对医师处方、用药医嘱的适宜性进行审核和医疗机构应当建立临床用药监测、评价和超常预警制度，对药物临床使用安全性、有效性和经济性进行监测、分析、评估，实施处方和用药医嘱点评与干预等内容。

这些措施以国家法规的形式出台，无疑大大增强了医疗机构药事管理工作的力度，提高了医疗机构合理用药的水平。

思考题

1. 我国医疗卫生保障制度对经济和社会的发展有哪些促进作用？
2. 《药品管理法》对调剂工作有哪些要求？
3. 《处方管理办法》对调剂工作有哪些新的要求？
4. 《药品不良反应报告和监测管理办法》对保障用药安全有什么重要意义？
5. 《医疗机构药事管理规定》对指导调剂工作有哪些重要意义？

第五章

调剂业务的合理用药基础

药学服务的核心理念是"以患者为中心,保障合理用药"。在调剂业务中,药师不仅要完成最基本的调剂任务,而且需要在促进患者合理用药方面做得更完善。药师的专业技术价值就在于促进合理用药,即保证患者用药安全、有效、经济。调剂药师在审核处方用药的合理性、向患者提供用药指导及咨询、参与处方点评和合理用药干预和评估等方面,直接参与合理用药的药学服务工作。调剂业务是确保合理用药的重要环节,药师只有掌握合理用药的相关知识,并善于用理论指导实践,才能成为一名合格的药师,胜任新时期的药品调剂业务工作。

学习目标

◇**重点掌握**：药物在体内发挥作用的生物学过程,不同途径给药的特点和临床意义,药物相互作用的临床意义,调剂工作中的药品不良反应监测和报告,常见药品规格的剂量换算。

◇**一般掌握**：合理用药的相关知识,治疗药物监测,小儿剂量调整计算。

◇**基本了解**：常见疾病分类,临床药物治疗指南,稀释与混合的计算,常用药物的等效换算。

第一节 调剂与合理用药

学习准备

药品调剂业务与合理用药有何关联?调剂人员应该掌握哪些方面的知识和技能才能胜任工作?

药师调剂药品工作,看似简单,仅是将药品调配发出或销售给患者,但实际上这一环节恰是药物治疗最重要的开始环节。一旦药品选择对患者存在潜在的不适宜性,如禁忌证用药等,或者药师没有告知患者如何正确使用药品,患者药物治疗就会存在不合理使用的风险。调剂工作质量直接影响患者用药的安全性和药物治疗的有效性。为了确保调剂工作质量,促进合理用药,调剂药师必须认真学习和掌握相关的合理用药知识。

一、调剂业务是确保合理用药的重要环节

在各项调剂业务中，药师参与药物治疗的形式主要表现在：处方或医嘱审核、帮助患者购药选药、用药交代与指导、处方点评及合理用药评估和干预等方面，其工作重点就是确保患者合理用药。

1. 处方或医嘱审核

药师通过审核处方或医嘱，检查医师在用药适应证，选用药品的剂型、规格、数量、用法、疗程等方面是否有误，是否存在配伍禁忌、有害的药物相互作用、超剂量用药、重复用药等，是否有患者禁忌证，特别是对于儿童，老年人、孕妇，哺乳期妇女，肝、肾功能不全者的用药禁忌，麻醉药品和精神药品等的使用是否符合法规。药师发现处方问题时，应及时请医师修改后才能调配，避免不合理用药。

2. 帮助患者购药选药

在社会药房或药店工作的药师不能简单地售药卖药，更要为患者合理用药当好专业指导。例如，当患者需要购感冒药时，药师应先询问患者既往病史，有无前列腺、高血压病史等，有无过敏史、曾服用过何种感冒药物、效果如何等，再为患者提供适宜的药品供患者选择。药师应做好必要的用药指导，保证患者合理选择和安全实施自我药疗。

3. 用药交代和指导

药师向患者发药时，应向患者交代每一种药品的服用方法和特殊注意事项，加贴个性化用药方法的标签以及特殊提示的标签，帮助患者正确用药，同时应通过用药咨询服务，提高患者用药依从性，减少不良反应的发生。

4. 处方点评及合理用药评估和干预

为了加强药品临床应用管理，促进合理用药，改进医疗质量。2010 年 2 月，卫生部组织相关专家制定了《医院处方点评管理规范（试行）》。处方点评分为合格处方、不合格处方和不合理处方。处方内容有缺项，记录不完整或字迹难以辨认、书写不规范等为不合格处方。不合理处方包括用药不适宜处方及超常处方。出现适应证不适宜、遴选药品不适宜、用法用量不适宜等情况的处方为用药不适宜性处方；出现无正当理由开具高价药、无适应证用药、无正当理由超说明书用药等情况的处方为超常处方。调剂业务既是处方点评及合理用药评估和干预的具体实施环节，又为合理用药管理提供直接的数据支持。

二、调剂人员必须掌握合理用药的相关知识

药物治疗过程实际上是一个复杂过程，受多种因素影响。药品自进入体内最终达到一定的效果，需经历药剂学过程、药物动力学过程、药效学过程，受药物特性、给药方法、给药时间剂量，以及患者年龄、体重、遗传特性、疾病生理状况等一系列因素影响。若想了解和掌握药物治疗这一复杂过程，确保药物治疗的安全、有效、合理，调剂药师必须掌握相关的药学知识和一定的医学知识。

（一）药剂学

药剂学是研究药物制剂的基本理论、处方设计、制备工艺、质量控制和合理用药等内

容的综合性应用技术科学。药物剂型是药物在临床应用的形式，它直接影响临床给药途径。不同剂型可改变药物的作用性质、影响药物作用速度、影响药物疗效和改变药物的毒副作用。特殊剂型还可产生靶向作用。只有掌握了这些知识，才能在临床上合理选择和应用适宜的药物剂型。

药师学习药剂学理论，主要是要掌握各种剂型药物的特点。2020 年版《中国药典》收载的剂型种类包括：片剂（包括普通片、含片、舌下片、口腔贴片、咀嚼片、分散片、可溶片、泡腾片、阴道片、阴道泡腾片、缓释片、控释片、肠溶片与口崩片等）、注射剂（包括注射液、注射用无菌粉末与注射用浓溶液等）、胶囊剂、颗粒剂、眼用制剂、鼻用制剂、栓剂、丸剂、软膏剂/乳膏剂、糊剂、吸入制剂、喷雾剂、气雾剂、凝胶剂、散剂、糖浆剂、搽剂、涂剂、涂膜剂、酊剂、贴剂、贴膏剂、口服溶液剂/口服混悬剂/口服乳剂、植入剂、膜剂、耳用制剂、洗剂、冲洗剂、灌肠剂、合剂、锭剂、煎膏剂（膏滋）、胶剂、酒剂、膏药、露剂、茶剂、流浸膏剂/浸膏剂。

临床不同疾病特点需要选择不同的药物剂型，不同药物剂型要求不同的给药方法，不同的保存方法，不同的有效期等，这些药剂学所涉及的知识常常是医师和护士向药师咨询和请求帮助的地方，也是药师的专业特长所在。

（二）药物动力学

药物动力学研究药物在体内吸收、分布、代谢、排泄的动态变化过程和规律。药师要利用药物动力学知识，分析药物在体内存在部位、分布浓度与时间的关系、代谢途径，了解这些动态过程如何影响给药方式，如何影响药效，如何影响不良反应的发生。

药物理化性质的不同决定了药物动力学性质不同，例如，药物的分子量、酸碱性、水溶性、脂溶性以及解离度等特性直接影响药物的吸收和体内分布。不同患者个体的病生理条件也会影响药物在不同个体中的吸收和代谢及排泄过程。因此，根据药物性质，结合患者个体情况通常可以确定给药途径，采取口服、肌内注射、皮下注射、静脉注射或静脉滴注、皮肤外用、吸入等给药方式。

药师应掌握常用药物动力学参数的意义及其应用方法，包括口服吸收率、药峰时间（t_{max}）、药峰浓度（C_{max}）、药物半衰期（$t_{1/2}$）、血药浓度量时曲线、房室模型、表观分布容积（V_d）、稳态血药浓度（C_{ss}）、清除率（CL_s）、药–时曲线下面积（area under the curve，AUC）、生物利用度等。熟悉这些概念和参数后，可以帮助制定理想的给药方案，首先根据患者个体疾病特点和药物适应证选定最佳药物，其次确定药物的剂型、用药途径、剂量、给药时间和给药间隔、疗程等。例如，临床往往需要药物在体内维持稳态血药浓度，并控制在最低有效浓度之上、最低中毒浓度之下，当达到稳态血药浓度时，单位时间内从人体消除的药量与进入人体的药量相等，这就要求确定合适的给药速率，给药速率=稳态血药浓度×清除率。由此可见，药物动力学是药师参与制定合理用药方案的基础。

（三）药效学

药物效应动力学简称药效学，是研究药物对人体及病原体产生药物效应动态变化规律的科学，包括药物的作用及作用机理、药物的不良反应、量效关系、影响药物作用的因素等。它是药理学的核心内容之一，也是正确评价药物在防治疾病中的有效性和安全性的基本依据。

　　药物的基本作用是使机体组织器官兴奋或抑制，在治疗剂量时，常常只选择性地对某一个或几个器官组织产生明显作用，而对其他器官组织不发生作用，这种药物作用的选择性可确定该药的适应证。药物作用的临床效应可以表现为治疗作用和不良反应，患者个体之间对于同一药物的反应还会有明显的差异，称为个体差异。不仅药物的剂型、给药途径、给药时间、联合用药等会对药物作用产生影响，患者遗传特性、生理状态、病理状态、心理因素以及饮食结构等，均能引起药物作用的改变，通过药效学研究，人们可逐步认识各种影响因素及其作用规律。

　　药师应用药效学理论知识，可以理解和解释药物适应证、不良反应、个体差异、用药禁忌、耐受性、依赖性、时效关系等临床用药相关问题。

　　药师除了需要掌握上述最基本的药学知识外，还需要学习和掌握治疗药物监测、药物流行病学、时辰药理学、药物毒理学、新药临床研究与上市后评价及社会药学等一系列合理用药相关知识。

第二节　调剂的临床药学基础

学习准备

　　药物在体内发挥作用的生物学过程，你清楚吗？不同剂型临床应用有何不同？药物相互作用的临床意义有哪些？治疗药物监测的目的和适用范围包括哪些？

　　调剂业务直接面对医师处方和患者用药，是确保患者合理用药的关键环节。因此，有必要将临床药学的基础理论引入调剂工作中去，以便能为患者用药提供更好的药学服务，适应21世纪药学服务发展的需要。临床药学是在现代药剂学、临床药理学和药物治疗学等新理论、新技术基础上发展而形成的，以患者为中心，结合临床实际情况，研究用药规律与安全用药并使药物发挥最佳疗效的综合性学科。其最终目的是保证患者用药安全、有效、合理、经济。临床药学的研究内容十分丰富，包括临床药物代谢动力学、临床药效学、药物相互作用、药学情报资料、治疗药物监测、药品不良反应监测、药物利用度评估、药物经济学等。实践证明，临床药学在避免不合理用药、防止滥用药物所造成的伤害、减少药源性疾病的发生、提高药物治疗水平和医疗质量等方面已产生良好的效应。

　　本节主要从探讨药物在体内发挥作用的生物学过程，不同途径给药的特点和临床意义，药物相互作用的临床意义，以及治疗药物监测等方面介绍调剂工作的临床药学基础。

一、药物在体内发挥作用的生物学过程

　　药物在体内要产生特有的效应，必须经历药物溶出等药剂学过程，经历药物吸收、分布、代谢等药动学过程而到达作用靶部位，再经历与受体结合等药效学过程发生效应，这是一个复杂的生物学过程，如图5-1所示。

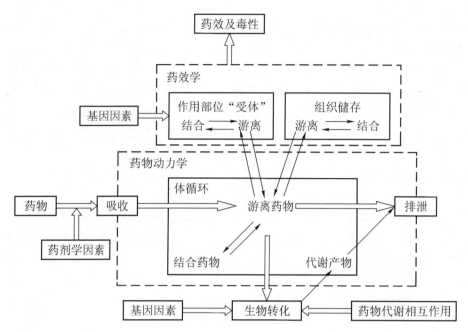

图5-1 药物在体内发挥作用的生物学过程

（一）药物动力学过程

1. 药物的吸收

药物的吸收是指药物从用药部位向血液循环中转运的过程。多数药物吸收过程属被动转运，吸收的速度和程度主要由药物性质和机体状况两方面因素决定，同时受给药途径、药物剂型等影响。某些药物在口服给药时通过肠黏膜及肝脏时因经过代谢或降解而进入体循环的药量减少，称为首过效应。首过效应强的药物可改变给药途径，如舌下或肛门给药。

2. 药物的分布

药物的分布是药物从血液向组织、细胞间液和细胞内液转运的过程。药物体内分布与药物的理化性质、血浆蛋白结合率、组织血流量、组织对药物亲和力、体内特殊屏障等因素有关。药物在血浆中可与血浆蛋白可逆性结合，但一般仅游离型药物可穿过生物膜在体内组织中自由分布，并发挥相应的作用。与血浆蛋白结合的结合型药物是药物的一种暂贮形式，可延长药物作用的持续时间并影响其作用强度。需要注意的是，血浆蛋白结合率高的药物之间联合应用，可发生竞争性排挤现象，并影响药物的作用。机体的各种屏障也可影响药物的分布，较重要的是血脑屏障，该屏障是血液与脑细胞、血液与脑脊液、脑脊液与脑细胞之间三种隔膜的总称，许多分子量大、极性高的药物不能透过血脑屏障而进入脑组织。

3. 药物的代谢

药物代谢又称药物的生物转化，是指药物在体内经酶系统或其他作用而产生结构转化的过程。参与生物转化的酶有两类：专一性酶和非专一性酶。其中较为重要的是非专一性酶——肝脏微粒体混合功能酶系统，又称为肝药酶。该系统的主要酶系为细胞色素P450 （cytochrome P450，CYP450），其对底物选择性不高，可参与90%以上的药物代谢。许多药物代谢CYP450酶具有遗传变异性，并受种族和地域差异等基因因素的影响。因此，在联合用药时一定要注意这些因素。同时，个体病生理状态同样也会影响药物的生物转化。

4. 药物的排泄

药物的排泄是指药物以原型或代谢物的形式排出体外的过程。肾脏是药物主要的排泄器官。当肾功能损害时，肾脏排泄药物的能力减弱，此时须酌减药物用量与给药次数。此外，药物还可通过胆汁、肠道、肺及汗腺等排出体外。有些药物可经肝脏排入胆汁，再随胆汁进入肠道，而进入肠道的药物部分又可被重吸收利用，此过程称为"肝肠循环"。肝肠循环会使药物作用时间延长。

（二）药物动力学参数

1. 药-时曲线图

当药物进入体内后，其浓度随时间发生变化，以药物浓度为纵坐标，以时间为横坐标绘出曲线图，称为药物浓度-时间曲线图（concentration-time curve，C-T curve），简称药-时曲线。血管外单次给药后的药-时曲线可反映药物在体内吸收、分布、代谢和排泄的动态关系，如图5-2所示。

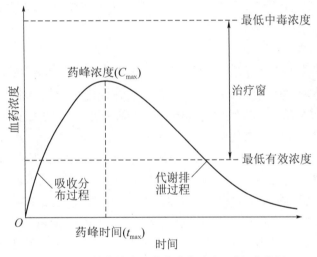

图5-2 血管外单次给药的药物浓度-时间曲线图

药-时曲线的上升段主要是吸收相和分布相，当大部分药量吸收后，分布即占主要部分，与此同时也有很少量的药物开始代谢和排泄。药-时曲线的下降段主要是代谢相和排泄相，当药物在各组织间的分布达到相对平衡后，代谢和排泄逐渐占据主要部分。

2. 吸收动力学参数

（1）药峰浓度（C_{max}）和药峰时间（t_{max}）指血管外给药后药物在血浆中的最高浓度和出现时间（图5-2），代表药物吸收的程度和速度。给药途径、药物剂型均可影响药物吸收的程度和速度。临床上可通过选择适宜的给药途径及药物剂型，来获得预期的C_{max}和t_{max}。

（2）药–时曲线下面积（*AUC*）指药–时曲线和横坐标围成的区域，表示一段时间内药物在血浆中的相对累积量，是计算生物利用度的重要参数。

（3）生物利用度（*F*）指血管外给药后药物能被吸收进入血液循环的程度和速度。绝对生物利用度用以评价同一药物不同给药途径的吸收情况。相对生物利用度则用以评价药品制剂之间、厂家之间、批号之间的吸收情况是否相近或等同，也是新制剂生物等效性评价的重要参数。

3. 分布动力学参数

（1）表观分布容积（V_d）指理论上药物均匀分布应占有的体液容积，单位是 L 或 L/kg。表观分布容积是一个数学概念，并不代表具体生理空间，但通过此数值可以了解药物在体内的分布情况。一般来说，分布容积越小药物排泄越快，在体内存留时间越短；分布容积越大药物排泄越慢，在体内存留时间越长。

（2）血浆蛋白结合率（*PPB*）指血液中药物与蛋白结合部分占血浆中总药量的百分比。结合型药物会暂时失去药理活性，为药物在血液中的一种暂时储存形式。影响蛋白含量的因素可影响结合率，从而影响药物的作用时间和作用强度。血浆蛋白结合率高而治疗范围窄的药物，如苯妥英（蛋白结合率89%±2%）、华法林（蛋白结合率99%±1%）及环孢素 A（蛋白结合率93%±2%）等，在临床应用时须注意与血浆蛋白竞争性结合而产生相互作用。

4. 消除动力学参数

（1）消除速率常数（K_e）指单位时间内消除药物的分数。如 K_e 为 0.18 h^{-1}，表示每小时消除前一小时末体内剩余药量的18%。K_e 是体内各种途径消除药物的总和。对正常人来说，K_e 基本恒定，其数值大小反映药物在体内的消除情况。K_e 的大小只依赖于药物本身的理化性质和消除器官的功能，与剂型无关。

（2）半衰期（$t_{1/2}$）指血浆中药物浓度下降一半所需的时间。当药物在体内属于一级速率变化过程时，$t_{1/2}$ 为一恒定值，与血浆药物浓度水平无关。$t_{1/2}$ 反映药物消除快慢的程度，$t_{1/2}$ 长则消除慢，反之消除快。单次用药后经过 4~6 个 $t_{1/2}$ 后，体内药量消除 93.5%~98.4%。定时定量多次给药，则经过 4~6 个 $t_{1/2}$ 后，体内药量可达稳态水平的 93.5%~98.4%。$t_{1/2}$ 对调整用药剂量和用药间隔时间有重要指导意义，当患者肝、肾功能不全时，一般药物 $t_{1/2}$ 会延长，此时则需对用药剂量和间隔时间进行调整。

（3）清除率（CL_s）指单位时间从机体消除的含药血浆体积或单位时间机体消除的药物表观分布容积。它是肝清除率（CL_h）、肾清除率（CL_r）和其他消除途径清除率的总和，又称为体内总清除率（total body clearance，*TBCL*）。即 $CL_s = CL_h + CL_r + \cdots$。$CL_s$ 的变化通常与 $t_{1/2}$ 的变化相一致。

二、不同途径给药的特点和临床意义

从药物进入体内的生物学过程可知，不同剂型由于给药途径不同，在临床应用中具有不同的特点，如表5-1所示。在临床应用中须根据需要选择适宜的给药途径。

表 5-1 常用给药途径的特点

给药途径	吸收方式	特殊用途	局限性与注意点
静脉注射	不需经过吸收，可产生即刻效应	适用于急救，可以调整剂量，高分子的蛋白和肽类药物必须用此方法，适用于给予大量液体和刺激性药物（经稀释）给药	产生不良反应的可能性大，一般需缓慢注射，不适用于油溶液或不溶性物质
皮下注射	水溶液吸收迅速，储存型制剂吸收缓慢持久	适用于某些不溶性物质的混悬剂与植入固体小片	不适于大容量输液，有刺激性物质，可引起疼痛或坏死
肌内注射	水溶液吸收迅速，储存型制剂吸收缓慢持久	适用于中等量药液，油剂和某些刺激性药物	抗凝治疗过程中不宜采用。可能干扰某些诊断试验的结果判断（如肌酸磷酸激酶）
口服	吸收不恒定，取决于多种因素	最方便、经济，一般比较安全	需要患者合作，对难溶性药物的利用度不恒定和不完全，吸收慢、不稳定，大量由肝和（或）肠代谢

资料来源：吉尔曼．治疗学的药理学基础．金有豫，译．10 版．北京：人民卫生出版社，2004.

（一）口服给药

口服是最常用的给药方法，其显著的优点就是最安全、最方便和最经济。口服给药法的缺点有：

（1）某些药物的物理特性如水溶性等造成其吸收有限。

（2）药物口服对胃肠道黏膜具有刺激性，可能会引起呕吐。

（3）有些药物被消化酶或胃酸破坏。

（4）有食物或其他药物存在时，吸收量和吸收速度不规则。

（5）需要一些患者予以合作等。

（6）胃肠道的药物在进入体循环之前，可被黏膜中的酶、肠内菌丛或肝脏所代谢。

（二）注射给药

1. 注射给药的优点

肠道外注射给药和口服相比，具有某些突出的优点：

（1）有时为了保证药物以活性形式吸收，必须经肠道外途径给药，如胰岛素等。

（2）注射给药吸收通常比口服给药迅速可靠且可预测，因此能准确选择有效剂量。

（3）急救时注射法给药尤其能解决问题。

（4）若患者意识消失不能合作或口服给药难以接受，必须采用注射法给药。

2. 注射给药的缺点

（1）必须保持无菌以防感染。

（2）有误注入血管的可能。

（3）可伴有疼痛。

（4）若需要患者自己用药时，注射给药会有一定困难。

（5）注射剂费用相对较高。

三、药物相互作用的定义和临床意义

（一）药物相互作用的定义

药物相互作用可定义为同时或相继使用两种或两种以上药物时，其中一个药物作用的大小、持续时间甚至性质受到另一药物的影响而发生明显改变的现象。虽然临床上多药联用的情况非常普遍，但药物相互作用常常只有在对患者造成有害影响时才引起充分注意。所以狭义的药物相互作用通常是指两种或两种以上药物在患者体内共同存在时产生的不良影响，包括药效降低或失效、毒性增加等。

（二）药物相互作用的临床意义

1. 对药物疗效和药品不良反应的影响

药物相互作用是影响药物疗效，以及引发药品不良反应和毒性反应的重要原因。

在实施药物治疗计划过程中，患者出现了非预期的治疗效果增强或减弱，甚至出现某种意想不到的效果和不良反应时，临床人员应充分考虑和评估是否存在药物相互作用的影响因素。对可能存在的药物相互作用应进行科学观察，评估其临床意义。对严重药物不良相互作用应予以防范和采取紧急救治措施。

2. 药品不良反应发生率随合并用药数量的增加而升高

经常有多名医师为同一患者服务，每名医师只负责治疗自己专长的那个系统的疾病，医师和患者之间、为同一患者服务的多名医师之间经常缺乏有效的沟通。而患者由于患有多种疾病可能合并应用多种药物，加之有非处方药物、中草药、吸烟、饮酒和各种事物的影响等，这些因素都增加了药物相互作用发生的可能性，同时也提高了不良反应的发生率。美国有研究报道"统计数据表明如果合用六种药物，将会有80%的概率发生至少一种药物相互作用"。梅（May）等人曾统计，当合并用药种数从2~5种上升到11~15种时，不良反应发生率会从4%上升到28%。这说明药品不良反应发生率会随合并用药数量的增加而升高。因此临床治疗中应掌握"少而精"的用药原则，尽可能减少合并用药的种数。

3. 药物相互作用具有个体差异

药物相互作用具有个体差异性，通常当药物相互作用影响到药物的疗效和用药安全性时才有临床意义。

有临床意义的药物相互作用的产生经常是多种因素共同作用的结果。这些因素包括遗传特性、年龄、已经存在的疾病和使用非处方药等。通常药物相互作用影响药物的疗效和用药的安全性时才有临床意义。例如，尽管地尔硫总是能增加环孢素的血药浓度，但一定剂量的地尔硫，在不同的个体身上使环孢素的血药浓度产生的变化有很大差异；单胺氧化酶抑制剂引起的药物相互作用在危险人群中也只有很少发生的比例。与代谢有关的药物相互作用表现在不同的患者身上差别更大，因为不同个体的药物代谢速率和对微粒体药酶诱导剂的敏感性都不同。因此，对于一个具体患者而言，药物相互作用是否会发生以及严重程度如何，还取决于许多其他因素。可通过对患者个体进行药物相互作用预测，优化治疗方案。

（三）药物不良相互作用的预防和管理

1. 充分了解患者

只有充分了解患者用药史，预测药物相互作用，才能更好地制定和调整治疗方案。

对每位门诊和入院患者均应详细记录用药史，包括中药、非处方药、诊断用药等。由于患者常从多位医师处寻求治疗，详细的用药史记录可帮助医师在处方时掌握患者目前正在接受的药物治疗情况，预测和避免药物不良相互作用的发生，科学选择治疗方案。

2. 关注高风险人群

关注高风险人群，可避免药物不良相互作用和不良反应的发生。

药物相互作用的流行病学研究显示，药物相互作用在高风险人群中发生的可能性更高，某些疾病状态与药物相互作用的发生密切相关。发生药物相互作用的高风险人群如下：

（1）患各种慢性疾病的老年人。

（2）需长期应用药物维持治疗的患者。

（3）多脏器功能障碍者。

（4）接受多个医疗单位或多名医师治疗的患者。

3. 关注治疗指数低的药物

关注治疗指数低的药物的使用，谨慎合并用药，可避免不良反应的发生。

治疗指数低的药物，易受药物相互作用的影响，且发生不良反应风险也更大，临床治疗中应给予足够重视。它们包括：口服抗凝药（如华法林）、免疫抑制药（如环孢素）、心血管病药物（如地高辛）、抗癫痫药物（如卡马西平和丙戊酸钠）、口服降糖药（如格列本脲）和三环类抗抑郁药等。对于治疗指数低的药物及其合并应用的其他药物，在调整给药方案时均应密切观察患者病情变化，必要时可进行血药浓度的监测，从而合理调整给药方案。

4. 尽量减少合用药物数量

在保证疗效情况下，应尽量减少合用药物数量，选择药物相互作用可能性小的药物，采用替代药物，避免药物不良相互作用的发生。

5. 借助警示系统

可借助计算机化的药物相互作用警示系统（computerized drug interaction warning system）对患者的药物治疗方案进行检查，预防药物不良相互作用和药品不良反应的发生。

四、治疗药物监测

（一）治疗药物监测的基本概念

1. 治疗药物监测的概念

治疗药物监测（therapeutic drug monitoring，TDM）是近 20 年来形成的一门新的临床医学分支，是临床药理学研究的重要内容之一。它通过运用各种灵敏的现代分析测试手段，定量分析生物样品中药物及其代谢产物的浓度，以探讨患者体内血药浓度与疗效及毒性反应的关系，从而确定有效及毒性血药浓度范围；同时以药动学原理和计算方法拟订最佳的给药方案，包括治疗用药的剂量、给药间期及给药途径，以实现给药方案个体化，提高药物疗效和减少不良反应的发生。

2. 治疗药物监测的临床意义

（1）增强药物治疗作用，降低药物毒性。治疗药物监测通过测定血药浓度，可科学判断药物治疗效果。

（2）根据血药浓度调整给药方法。治疗药物监测可通过测定血药浓度后，运用药物代谢动力学知识，制定患者个体化给药方案。

（3）解决患者个体差异所造成的用药个体化的困难。患者个体情况差异非常大，患者的生理病理特点、所患疾病、同时使用的药物均会影响监测药物的代谢动力学，使血药浓度和治疗效果出现变化，治疗药物监测工作可以使药物治疗更为合理。

（二）治疗药物监测的应用

1. 治疗药物监测的适用范围

对服用以下药物的患者有必要进行血药浓度监测：

（1）治疗范围窄的药物，即治疗指数低、毒性大的药物，如地高辛等。若条件允许，还应当进行线性或药代动力学计算，并且应有持续的血药浓度数据和临床参数跟踪。

（2）药动学呈非线性特征的药物，这类药物随剂量增大，血药浓度可不成比例地猛增，并伴以消除半衰期明显延长，如苯妥英钠、普萘洛尔等。

（3）临床应用有严重药品不良反应的药物，如氨基糖苷类抗生素等。

（4）药物相互作用具有显著临床意义的相关药物，如环孢素等。

（5）有必要明确所期望治疗效果的药物，如茶碱等。

（6）某一药物的目标浓度将决定临床治疗和预后情况，如头部外伤后用苯妥英预防用药或用地高辛来控制心房颤动。

对于上述有效治疗范围窄的药物或长期用于治疗的药物，以及血药浓度个体差异较大的药物，血药浓度监测将有助于确定合理的治疗剂量。

2. 需要进行药物监测的特定情况

在某些情况下，由于潜在的处方改变或某种药物治疗需要，需进行血药浓度监测：

（1）临床怀疑药物或其代谢产物中毒。

（2）临床出现药物治疗继发反应或不良反应。

（3）评估潜在的药物相互作用。

（4）评估患者临床表现不稳定的治疗。

（5）评价药物治疗方案和改变药物治疗方案的依据。

（6）患者曾有不良反应或中毒。

（7）评估患者的用药依从性。

第三节 调剂相关药品不良反应知识

学习准备

什么是药品不良反应？什么是药品不良事件？药品不良如何分类？调剂工作中应如何开展药品不良反应监测和报告？

一、药品不良反应基本知识

（一）药品不良反应的相关概念

1. 药品不良反应

按照 WHO 国际药物监测合作中心的规定，药品不良反应（adverse drug reactions，ADR）系指正常剂量的药物用于预防、诊断、治疗疾病或调节生理机能时出现的有害的和与用药目的无关的反应。该定义排除有意的或意外的过量用药及用药不当引起的反应。

2. 药品不良事件

药品不良事件（adverse drug event，ADE）和药品不良反应含义不同。一般来说，药品不良反应是指因果关系已确定的反应，而药品不良事件是指因果关系尚未确定的反应，即此反应不能确定是由该药引起的，尚需要进一步评估。国际上给药品不良事件下的定义为：药物治疗过程中出现的不良临床事件，它不一定与该药有因果关系。

3. 药源性疾病

当药物引起的不良反应持续时间比较长，或者发生的程度比较严重，造成某种疾病状态或组织器官发生持续的功能性、器质性损害而出现一系列临床症状和体征，称为药源性疾病（drug induced diseases）。与药品不良反应不同的是，引起药源性疾病并不限于正常的用法和用量，它还包括过量和误用药物所造成的损害。

4. 药物警戒

WHO 有关药物警戒（pharmacovigilance，PV）的定义是：发现、评价、认识和预防药品不良作用或其他任何与药物相关问题的科学活动。也就是说，所有与药物安全性相关的环节与因素，都应被纳入药物警戒的范围。药物警戒旨在尽早发现药物或相关产品所发生的各种风险信号，及时采用防范措施，最大限度地减少药品给患者带来的危害。

（二）药品不良反应的分类

药品不良反应有多种分类方法，通常按其与药理作用有无关联而分为三类：A 型、B 型和 C 型。

1. A 型反应

A 型反应，又称为剂量相关不良反应（dose-related adverse reactions），由药理作用增强或延伸所致，常和剂量有关，一般容易预测，其发生率高而病死率低，如阿托品引起的口干、抗凝血药所致出血、苯二氮引起的瞌睡。药物的副作用、毒性作用、过度作用均属 A 型反应；继发反应、首剂反应、撤药综合征等由于和常规药理作用有关，也属 A 型反应范畴。

2. B 型反应

B 型反应，又称为剂量不相关不良反应（non-dose-related adverse reactions），是一种和正常药理作用无关的异常反应，难预测，发生率低而病死率高。药物变态反应和特异质反应均属 B 型反应。在具体患者身上谁会发生、谁不会发生难以预测，有时皮肤试验阴性也会发生不良反应，如青霉素的过敏反应等。

3. C 型反应

不能列入 A 型、B 型的药品不良反应称为 C 型反应，如致畸、致癌和苯二氮类的后遗效应等。近年来，国外一些专家把一些潜伏期长、用药与反应出现时间关系尚不清楚的药品不良反应，如致癌反应，或者药品能提高常见病发病率的反应列为 C 型反应。

二、调剂业务中的药品不良反应监测和报告

（一）调剂业务关注药品不良反应监测的目的和意义

ADR 监测能促进临床合理用药。开展药品不良反应报告和监测工作，有助于提高医护人员、药师和患者自身对药品不良反应的认识和警惕，注意用药的安全性问题，从而提高合理用药的水平。

ADR 监测为遴选、整顿和淘汰药品提供依据，为药品上市后风险管理提供技术支持。药品上市后再评价的主要内容包括药品有效性、药品不良反应和药物经济学研究。药品不良反应作为药品上市后再评价工作的组成部分，ADR 报告和监测工作在药品安全性评价方面发挥着重要的、不可替代的作用。

ADR 报告监测有利于及时发现重大药害事件，防止药害事件的蔓延和扩大，保障公众健康和社会稳定。这是药品不良反应监测工作在功能上的重要外延，通过 ADR 监测工作可以发现任何与药品安全性相关的问题（如质量问题、假药问题、不合理用药问题等），这是国家政府部门进行上市后药品安全信号发现和风险管理的重要手段。国家药品不良反应监测中心对收集的药品不良反应信息进行分析、评价、研究，及时发布信息及采取措施，避免同类药害事件的重复发生，以保护更多患者的用药安全和健康利益。

（二）药房调剂工作中的药品不良反应监测

1. 调剂工作要认识和防范药品不良反应

调剂工作是药品在临床应用过程中的重要环节。药师应在发药交代、药物咨询等工作中告知患者辨识和防范已知药品不良反应的方法。例如，在调剂阿司匹林肠溶片时应嘱咐患者饭后服药防范其胃肠道损害的副作用，交代患者若发现任何出血现象应及时就医，鼓励患者自我监测和预防药品引起出血的不良反应。调剂人员必须掌握药品不良反应相关知识，有责任、有能力辨识和防范已知的药品不良反应，提高患者用药安全性。

2. 调剂工作要监测和报告药品不良反应

（1）药房调剂工作直接面对患者，在工作中可能会发现与用药有关的 ADR 或 ADE，须详细记录，应及时汇报给本科室的 ADR 监测员。各科室的 ADR 监测员调查、分析和初步评价 ADR 或 ADE 后，协助发现 ADR 或 ADE 的有关人员立即填写《药品不良事件基本信息表》，如发生群体不良反应/事件，则需填写《药品群体不良事件基本信息表》，及时

逐级上报到 ADR 监测中心。

（2）为了最大限度地降低人群的用药风险，本着"可疑即报"的原则，各监测点须报告所有药品的不良反应及可疑不良反应。ADR 中心按以下原则对院内收集的报表进行筛选、归类后，按要求上报：凡属监测期内的新药，报告发生的所有不良反应/事件；非监测期内的药品，报告该药品引起的新的和严重的不良反应/事件；自首次获准进口 5 年内的进口药品，报告该药品发生的所有不良反应；满 5 年的药品，报告新的和严重的不良反应；报告预防接种及其他药品发生的群体 ADR。

第四节　调剂的临床医学基础

学习准备

什么是疾病分类？什么是《标准治疗指南》？这与药品调剂工作有何关联？

《药品管理法》对药品定义为："药品，指用于预防、治疗、诊断人的疾病，有目的地调节人的生理功能并规定有适应证或者功能主治、用法和用量的物质。"这很清楚地说明不同的药品具有不同的治疗目的，它不同于保健品、食品等其他商品。药师提供药品调剂服务的同时还需提供伴随的药学服务，如在药店帮助患者选择非处方药品时，要从患者叙述中了解症状、病情从而选择适宜药品；在医院药房审核处方时确认药品的适应证与临床需要的治疗目标的一致性，与患者的病生理特点相适应，且不存在禁忌证。实际上，药物治疗是药物对于疾病产生作用的过程，选择药物、审核处方用药、观察药物疗效等调剂相关业务都离不开认识和描述疾病，离不开对患者生理和病理状态的认知，这些都是临床医学知识的范畴。因此，调剂药师在熟练掌握药物知识的基础上，还应当学习和掌握一定的临床医学基础知识，熟悉常见疾病的分类名称、主要病因和症状及治疗原则等；调剂药师更需要学习和掌握常见慢性疾病的最新防治指南，将药品调剂服务工作延伸发展到参与疾病管理，充分发挥药师的专业技术服务作用。

一、常见疾病分类

（一）国际疾病分类

国际疾病分类（International Classification of Diseases，ICD）全称为"疾病，损伤和死亡原因国际统计分类手册"。国际疾病分类自产生到现在已有 100 多年的历史，它在世界卫生组织和各成员国的关注和支持下得以不断补充、完善，并成为国际公认的卫生信息标准分类。我国自 1981 年成立世界卫生组织疾病分类合作中心以来即开始推广应用国际疾病分类，现行版本是第 10 版（ICD-10）。ICD 的疾病分类轴心可变，但强调以病因为主、解剖部位及其他轴心为辅的原则。它既包括了全部的疾病和情况，又尽量突出了严重危害人民健康的疾病和情况。目前，在各类医疗文书中都提倡按照 ICD-10 分类，使用规范的疾病诊断、症状、损伤、中毒的性质和外因等名称和编码。

（二）常见疾病分类

（1）某些传染病和寄生虫病。常见疾病包括结核性胸膜炎、慢性乙型病毒性肝炎等。

（2）肿瘤。常见疾病包括肺恶性肿瘤、女性乳房恶性肿瘤、子宫良性肿瘤等。

（3）血液及造血器官疾病和某些涉及免疫机制的疾患。常见疾病如贫血等。

（4）内分泌、营养和代谢疾病。常见疾病包括 1 型糖尿病、2 型糖尿病等，其又可细分为伴有酮症酸中毒、伴有肾的并发症、伴有眼的并发症、伴有神经的并发症、伴有周围循环并发症或伴有多个并发症等。

（5）精神和行为疾患。常见疾病包括精神分裂症、老年前期器质性精神病等。

（6）神经系统疾病。常见疾病包括帕金森病、阿尔茨海默病、老年性脑病变、癫痫、短暂性大脑缺血等疾患。

（7）眼和附器疾病。常见疾病包括老年性白内障、青光眼等。

（8）耳和乳突疾病。常见疾病包括中耳炎等。

（9）循环系统疾病。常见疾病包括慢性风湿性心脏病、高血压病、冠状动脉（粥样）硬化性心脏病、缺血性心脏病、脑血管病卒中（脑血管意外）等。

（10）呼吸系统疾病。常见疾病包括普通感冒、急性咽喉炎、急性上呼吸道感染、肺炎、流感、阻塞性慢性支气管炎、哮喘等。

（11）消化系统疾病。常见疾病包括胃溃疡、十二指肠溃疡、慢性胃炎、胆囊炎等。

（12）皮肤和皮下组织疾病。常见疾病包括皮肤脓肿、皮炎、牛皮癣等。

（13）肌肉骨骼系统和结缔组织疾病。常见疾病包括类风湿关节炎、颈椎病、痛风、神经痛和神经炎、老年性骨质疏松等。

（14）泌尿生殖系统疾病。常见疾病包括慢性肾炎、泌尿道感染、前列腺增生等。

（15）妊娠、分娩和产褥期。常见疾病包括妊娠高血压、先兆子痫、产后出血等。

（16）起源于围生期的某些情况。常见疾病包括特发于围生期的呼吸和心血管疾患、新生儿肺炎、特发于围生期的感染、新生儿血液疾患等。

（17）先天性畸形、变形和染色体异常。常见疾病如先天性心脏病等。

二、临床药物治疗指南

（一）《标准治疗指南》概述

1. 《标准治疗指南》的含义

《标准治疗指南》也称为《最佳临床实践指南》，通常是由不同国家或地区的相关学术机构在广泛收集临床证据的基础上，根据循证医学的研究结果制定的用以帮助临床医师针对某一疾病选择或确定适当医疗服务、临床操作的学术性指导意见。《标准治疗指南》既不是教科书也不是相关法规指令，它具有科学性、规范性和实践性，并且随着科学研究和实践认识的逐步发展需要不断修订和更新。

2. 制定《标准治疗指南》的意义

WHO 和许多国家已经把制定和推广《标准治疗指南》作为提高医疗质量、促进合理用药最重要的措施和手段。制定《标准治疗指南》的意义包括以下几点：

（1）为临床提供代表当前治疗水平的标准化治疗方案，有利于各种疾病诊断和治疗方法的选择与统一。

（2）有利于不同治疗方式的疗效比较。

（3）有利于各地区诊疗水平的比较和提高。

（4）有利于提高整体临床诊疗水平，进一步维护患者的利益。

（5）有利于提高药物治疗质量，促进合理用药。

（6）有利于在统一认识的基础上进行学术交流。

（二）常见疾病防治指南列举

药师的工作不是诊断疾病，但要对疾病有一个总体的认识和了解，了解临床各种化验指标的意义及正常范围、常见疾病的临床表现和诊断要点，熟悉临床常见疾病的药物治疗原则，掌握各类药物的选用特点、用法用量、不良反应与禁忌证。例如，对于高血压病，药师应了解诊断标准及其分类、病因及发病机制、临床表现及并发症、危险因素分层、与高脂血症及糖尿病的关系、非药物治疗措施、药物治疗原则，以及各类抗高血压药的适应证、禁忌证、不良反应、联合用药方案等。

建议调剂药师应认真学习和掌握的药物临床应用指导原则和常见疾病防治指南列举如下：

（1）《抗菌药物临床应用指导原则（2015年版）》《麻醉药品和精神药品临床应用指导原则》；

（2）《中国糖尿病防治指南》《中国高血压防治指南》《中国脑血管病防治指南》《支气管哮喘防治指南》《慢性乙型肝炎防治指南》；

（3）《慢性心力衰竭诊断治疗指南》《社区获得性肺炎诊断和治疗指南》《前列腺炎诊断治疗指南》《肺结核诊断和治疗指南》《咳嗽的诊断与治疗指南》。

通过学习这些指导原则和指南，调剂药师可掌握相关疾病的特点和流行趋势、高危因素，以及药物治疗的时机和用药原则，为做好药品调剂工作奠定理论基础。

第五节　调剂涉及的计算

学习准备

你知道药品规格都有哪些表示方法吗？如果医师处方剂量单位与药品规格不对应时，如何换算？皮试液等如何稀释调配？儿童剂量如何简单推算？

药师调剂工作的重要任务之一是要确保患者接受正确的剂量，而给药剂量的准确与否直接关系到患者药物治疗的有效性和安全性。因此，药师的基本工作技能之一就是要具备熟练的计算能力且能进行复杂的药物剂量计算。

一、常见药品规格的剂量换算

（一）常见药品规格的标示方法

药师从事调剂药品工作的前提是必须熟知药品和药品规格。不同药品因剂型不同、所含成分不同，规格含量表述也有差异，常见剂型有口服固体制剂、注射剂和气雾剂等。

1. 口服固体制剂

口服固体制剂的规格通常标示为 "g" 或 "mg"。

（1）口服片剂或胶囊剂的规格 "g" 或 "mg" 通常表示每剂量单位（即每片或每粒胶囊）所含药品成分的质量。这是目前大多数国产药品口服固体制剂的标示方法。

例如：阿奇霉素片　0.25 g（25 万 U），表示每片含阿奇霉素有效成分 0.25 g，也相当于每片含阿奇霉素活性效价单位 25 万 U。

（2）口服散剂的规格 "g" 或 "mg" 通常表示每剂量单位（即每包或每袋）所含内容物质的总质量，即装量。对于含复方成分的药品，还应注意其说明书中应当注明各药品成分的质量。

例如：口服补液盐 Ⅱ 13.95 g，表示每包散剂装量为 13.95 g。其说明书中则注明所含主要成分为氯化钠 1.75 g、氯化钾 0.75 g、枸橼酸钠 1.45 g、无水葡萄糖 10 g。

2. 注射剂

（1）大容量注射剂。其规格通常标示为溶液体积：溶质质量（mL∶g）。

例如：5% 葡萄糖注射液　250 mL∶葡萄糖 12.5 g；

　　　葡萄糖氯化钠注射液　500 mL∶葡萄糖 25 g 与氯化钠 4.5 g。

（2）小容量注射剂。其规格通常标示为溶液体积：活性成分质量或效价（mL∶g 或 IU）。

例如：维生素 C 注射液　2 mL∶0.5 g；

　　　低分子肝素钠注射液　0.2 mL∶2 500 IU。

（3）粉针剂。其规格通常标示为活性成分质量（g）。

例如：注射用赖氨酸阿司匹林　0.5 g（按赖氨酸阿司匹林计）。

3. 气雾剂

例如：沙美特罗替卡松粉吸入剂　　（50 μg/100 μg）×60 吸（泡）；

　　　丙酸倍氯米松气雾剂　每揿含丙酸倍氯米松 50 μg，每瓶 200 揿。

其余局部用药如滴眼剂、栓剂、软膏剂等规格不再列举。通常在实际工作中，当省略固体规格单位时其单位一般为 "g"，液体百分比单位省略时其单位一般为 "g/mL"，如 5% 葡萄糖注射液表示 100 mL∶5 g。应特别注意在给药剂量换算时，规格与医嘱剂量单位的对应关系。

（二）常见药品规格的剂量换算

在正确认识药品规格不同含义的基础上，才能按照医嘱剂量，正确计算给药剂量。

1. 复核给药剂量

有时医师需要在处方中的医嘱剂量与药品实际规格单位间进行换算，方可确定正确给药剂量。

计算举例 1：患者之前用的是精蛋白锌人胰岛素注射液 30R 规格为 10 mL∶400 IU，每次用量 0.5 mL。但本次来院看病取药时，医师为其开具的是精蛋白锌人胰岛素注射液 30R 规格为 3 mL∶300 IU（笔芯），每次用量为 20 IU。患者询问前后剂量是否一样。药师通过计算：规格为 10 mL∶400 IU，每次用量 0.5 mL，则换算知每次用量为 0.5×400/10＝20 IU。说明前后剂量未变。

计算举例2：医师为患者开具丙酸倍氯米松气雾剂1支，每次0.1 mg，一日3~4次。药师需按照药品规格（每揿含丙酸倍氯米松50 μg）换算出患者每次用药为2揿，并对患者说明用法用量。

2. 确定调配数量

处方经常不能明确说明药品调配数量，可从其他信息中推断药品使用数量。

计算举例3：请看下面的处方，按医师处方给药剂量和疗程，药师推荐药品规格。

医嘱为：头孢羟氨苄　250 mg/5 mL；

用法：一天2次，一次1茶匙，服10天。

这种药品有容量分别为50 mL和100 mL两种规格的瓶装粉剂。1茶匙＝5 mL，一天给药两次。

计算：$\dfrac{5\ \text{mL}}{\text{剂}}\times\dfrac{2\ \text{剂}}{\text{天}}\times10\ \text{天}=100\ \text{mL}$

药师推荐使用100 mL规格药品为宜。

3. 计算用药疗程

药品调配中遇到的另一个计算问题是，单张处方的药量或调配好的药物的储存期限无法满足整个疗程的用量，需要按实际用量计算调配量。

计算举例4：根据处方，药师推荐购药数量。

医嘱为：沙丁胺醇吸入剂，调配1罐。

服法：一天4次，一次1~2喷（必要时再配方）。

1罐沙丁胺醇吸入剂有200喷。最大应用剂量已经确定。用量纲分析1罐吸入剂可以使用的天数，结果用"天/罐"表示。

$$\dfrac{200\ \text{喷}}{\text{罐}}\times\dfrac{1\ \text{剂}}{2\ \text{喷}}\times\dfrac{1\ \text{天}}{4\ \text{剂}}=\dfrac{25\ \text{天}}{\text{罐}}$$

经计算，这张处方的患者在月底之前就会用完1瓶，如果一个疗程为1个月，建议患者最好一次购买2瓶。

二、稀释与混合的计算

（一）稀释

稀释计算在药学实践中常用，但又容易出错。一般，常会遇到两种有关稀释的问题：用溶剂稀释浓溶液和用高、低浓度的两种溶液配制中间浓度的溶液。

当用溶剂稀释浓溶液时，浓度下降，体积随之增加。一般用反比关系来解决。

$$\dfrac{\text{原浓度}}{\text{稀释浓度}}=\dfrac{\text{稀释体积}}{\text{原体积}}$$

计算举例5：皮试液的临时调配。

以待使用的注射用头孢米诺钠原药（1.0 g/支）配制皮试液，皮试液浓度以500 μg/mL为标准。1.0 g＝1 000 000 μg，除以浓度500 μg/mL，可知需要稀释2 000倍。可采用梯度稀释（20×100）。

取 1.0 g 原药用生理盐水溶解至 20 mL（稀释 20 倍）。

取上述溶液 0.1 mL 加入 10 mL 生理盐水即为皮试液（稀释 100 倍）。

计算举例 6：配制 10 mL 浓度为 0.1 mg/mL 的两性霉素 B 溶液需要用多少毫升两性霉素 B 注射液（成人浓度：5 mg/mL）和多少毫升无菌注射用水？

设需要用 x mL 两性霉素 B 溶液，用反比例方法：

$$\frac{5 \text{ mg/mL}}{0.1 \text{ mg/mL}} = \frac{10 \text{ mL}}{x \text{ mL}}$$

解得 $x = 0.2$，则需 0.2 mL 两性霉素 B；

无菌注射用水为（10−0.2）mL=9.8 mL。

（二）混合

1. 混合配制输注液

计算举例 7：用药医嘱为利多卡因 2 g，呋塞米 800 mg 溶解在 1 000 mL 5% 的葡萄糖注射液中，输注速度为：25 μg/（kg·min）。请问用 20% 的利多卡因注射液和 10 mg/mL 呋塞米如何配制这一混合液？即调配此医嘱需要多少毫升的利多卡因和多少毫升的呋塞米？

假设需要 x mL 的利多卡因和 y mL 的呋塞米，用正比方法：

利多卡因 $\quad \dfrac{20 \text{ g}}{100 \text{ mL}} = \dfrac{2 \text{ g}}{x \text{ mL}} \qquad$ 得 $x = 10$

呋塞米 $\quad \dfrac{10 \text{ mg}}{1 \text{ mL}} = \dfrac{800 \text{ mg}}{y \text{ mL}} \qquad$ 得 $y = 80$

即药师用 20% 利多卡因注射液 10 mL 和 10 mg/mL 的呋塞米 80 mL 可调配所需的混合液。

2. 混合输注液的输注速度

大容量的注射液可以用两种类型的输液装置给药：滴注装置和输液泵。滴注装置的输注速度用"滴/分钟"来表示，输液泵的输注速度用"毫升/小时"来表示。

计算举例 8：氯化钾医嘱采用一种输液器给药（规格为 20 滴/mL）。请问：若希望在 24 h 内输注 1 000 mL 液体，使用这种输液器时，应该按每分钟多少滴滴注？

用量纲分析，可以很方便地解决问题。

$$\frac{1\ 000 \text{ mL}}{24 \text{ h}} \times \frac{20 \text{ 滴}}{1 \text{ mL}} \times \frac{1 \text{ h}}{60 \text{ min}} = \frac{13.9 \text{ 滴}}{1 \text{ min}} \approx 14 \text{ 滴/min}$$

三、小儿剂量调整计算

儿科用药剂量较成人更要准确。可按以下方法计算。

（一）按体重计算

按体重计算是最常用、最基本的计算方法，可算出每日或每次需用量，即

每日（次）剂量=患儿体重（kg）×每日（次）每千克体重所需药量

必须连续应用数日的药，如抗生素、维生素等，都按每日剂量计算，再分 2~3 次服用；而临时对症用药如退热、催眠药等，常按每次剂量计算。患儿体重应以实际测得值为准。年

长儿按体重计算如已超过成人量则以成人量为上限。

计算举例9：一个年龄为2岁半，体重为13.6 kg的患儿，患有右手的软组织葡萄球菌感染。氯唑西林钠的说明书列出了20 kg以下儿童剂量为每日50～100 mg/kg，氯唑西林钠口服液的规格为5 mL:125 mg，请问患儿每次服用多少剂量？

计算日剂量：$13.6 \text{ kg} \times \dfrac{75 \text{ mg}}{1 \text{ kg}} = 1\ 020 \text{ mg}$

将日剂量分成4份：$\dfrac{1\ 020 \text{ mg}}{4 \text{ 次}} = 255 \text{ mg/次}$

经计算该患者每次应服用的毫升数为：$\dfrac{255 \text{ mg}}{\text{次}} \times \dfrac{5 \text{ mL}}{125 \text{ mg}} = 10.2 \text{ mL/次}$，或约2茶匙。

（二）按体表面积计算

按体表面积计算较按年龄、体重计算更为准确，因其与基础代谢、肾小球滤过率等生理活动的关系更为密切。小儿体表面积计算公式为：

<30 kg 小儿的体表面积（m^2）= 体重（kg）×0.035+0.1

>30 kg 小儿的体表面积（m^2）=［体重（kg）-30］×0.02+1.05

（三）按年龄计算

剂量幅度大、不需十分精确的药物，如营养类药物等可按年龄计算，比较简单可行。计算公式为

小儿剂量=成人剂量×小儿体重（kg）/50

此法仅用于未提供小儿剂量的药物，从成人剂量折算所得剂量一般都偏小，故不常用。

采用上述任何方法计算的剂量，都必须与患儿具体情况相结合，才能得出比较确切的药物用量，如新生儿或小婴儿肾功能较差，一般药物剂量宜偏小；但对新生儿耐受较强的药物如苯巴比妥，则可适当增大用量；重症患儿用药剂量宜比轻症患儿大；需通过血脑屏障发挥作用的药物，如治疗化脓性脑膜炎的磺胺类或青霉素类药物剂量也应相应增大。用药目的不同，剂量也不同，如阿托品用于抢救中毒性休克时的剂量要比常规剂量大几倍到几十倍。

四、常用药物的等效换算

（一）糖皮质激素类药物的等效换算

糖皮质激素类药物按其生物效应期分为短效、中效和长效激素。短效激素如可的松、氢化可的松，属天然激素，其抗炎效力弱，作用时间短，不适宜抗风湿病治疗，主要作为肾上腺皮质功能不全的替代治疗。中、长效激素为人工合成激素。中效激素包括泼尼松、泼尼松龙、甲泼尼龙、曲安西龙。抗风湿病治疗主要选用中效激素。长效激素包括地塞米松、倍他米松等药，抗炎效力强，作用时间长，但对下丘脑-垂体-肾上腺轴抑制明显，不适宜长疗程用药，只可作为临时性用药，如抗过敏等。倍他米松主要用于局部封闭，现常用的是复方倍他米松。

临床使用短效、中效和长效激素时剂量可以相互换算，如：

可的松25 mg＝氢化可的松20 mg＝泼尼松5 mg＝泼尼松龙5 mg＝甲泼尼龙4 mg＝曲安西

龙 4 mg＝倍他米松 0.8 mg＝地塞米松 0.75 mg＝氯地米松 0.5 mg。

（二）阿片类药物的剂量换算

临床上随着疾病的进展等，会出现原来使用的阿片类镇痛药控制疼痛效果不理想的情况，这时就需要在阿片类镇痛药之间进行等效剂量换算，如表 5-2 所示。药师掌握这类知识，可以协助医师选择最适合的剂量。

表 5-2　阿片类药物剂量换算表

药物	非胃肠给药	口服	等效剂量	
吗啡	10 mg	30 mg	非胃肠道：口服＝1∶3	吗啡（口服）：可待因（口服）＝1∶6.5
可待因	130 mg	200 mg	非胃肠道：口服＝1∶1.2	
羟考酮		10 mg	吗啡（口服）：羟考酮（口服）＝1∶0.5	
芬太尼透皮贴剂	25 μg/h（透皮吸收）		芬太尼透皮贴剂 μg/h，q72h 剂量＝1/2×口服吗啡剂量（mg/d）	

思考题

1. 简要说明为什么调剂业务是确保合理用药的重要环节。

2. 简要论述药物不同途径给药的特点和临床意义。

3. 简述药物相互作用的预防措施。

4. 简述药房调剂业务中的药品不良反应监测工作要点。

5. 简述治疗药物监测的适用范围。

6. 当接收到医师开具的处方（丙酸倍氯米松气雾剂 1 支，每次 0.1 mg，一日 3～4 次）时，根据你所在药房现有丙酸倍氯米松气雾剂的规格，计算药师应如何交代患者用药？

7. 举例说明，按小儿体重计算调整剂量的方法。

第六章

调剂服务与调剂伦理

调剂服务是指药师接受患者提交的医师处方（非处方药可接受患者询问或要求）为患者调配药品，交代患者正确使用药品并回答患者咨询的过程。调剂服务是在药师与患者沟通、互动的过程中实现的，因此，药师的服务技能尤其是服务礼仪和沟通技巧显得格外重要。

伦理或道德是关于人类行为是非善恶的信念和价值，而医学伦理是从医学实践中"升华"出来的精神科学，亦即人类医疗行为的规则或准则中的精神文明。而所谓调剂伦理就是从事调剂工作的药师的道德，是"医德"的组成部分。

学习目标

◇ **重点掌握**：调剂服务礼仪。
◇ **一般掌握**：调剂伦理、药师的职业道德规范。
◇ **基本了解**：药师誓言。

第一节　调剂服务

学习准备

你了解什么是服务吗？你有过接受药房调剂服务的经历吗？回忆一下你接受服务的过程。学习服务的定义和服务的基本属性，思考一下调剂服务和一般服务有哪些相同点，又有哪些不同？如果你是患者，你希望得到怎样的调剂服务？

一、调剂服务礼仪

调剂服务礼仪是普通社交礼仪在调剂工作中的具体运用，是药学人员应严格遵守的礼仪规范。调剂服务礼仪的内涵是指药学人员在自己工作岗位上向患者提供服务的标准的、正确的做法，主要包括药学人员的仪容仪态规范、服饰规范、语言规范和行为规范。

（一）调剂服务礼仪的意义

仪表是内在素质的体现，药师的基本素质是真诚、自信、仁爱和专业。人类活动在受自然规律的影响和制约的同时，还受社会规律以及由社会规律决定的社会规范的影响和制约。在这些社会规范中，除了道德规范和法律规范以外，还有一个很重要的内容，这就是礼仪规范。药师所从事的是具有特殊重要性的"窗口"行业，因此，加强个人礼仪修养显得尤为必要。良好的礼仪使人感到友好、亲切，使人产生健康愉悦的情绪，并进而产生积极态度和行为，这不但易于与交往对象产生认同感，获得交往的成功，同时也能大大改善医患关系，提高药师的服务质量。

（二）调剂服务礼仪的内容

1. 仪表

药师的仪表应端庄、整洁。端庄的仪表体现了药师的内在修养，也是对患者的最大尊重。

（1）头发。药师应保持头发清洁，发型修饰得体，男士不得留长发或光头，保持自然色或黑色；女士头发不应过短或过长至披肩发，长发必须盘起。

（2）面容。男士不得留胡须；女士不得浓妆艳抹，应着淡妆，且不使用香味浓烈的化妆品；不得暴露文身及皮肤粘贴彩绘，不得佩戴与职业不相符的夸张性饰品。

（3）手部。药师要保持手部的清洁，养成勤洗手、勤剪指甲的良好习惯，不允许留长指甲及涂抹有色指甲油。

（4）表情。药师应自然从容，略带微笑，让人感到真诚可信、和蔼可亲。在与患者交谈时，药师应该与对方有目光交流，目光应温和。视线接触对方脸部时间不宜过长或过短，紧盯患者的某一部位，上下打量患者都是不恰当、不礼貌的。

（5）着装。药师要统一着装，并保持着装整洁，应佩戴胸卡。工作服不得有残损，洗后须烫平整。男士在工作服内须着衬衫、系领带。衬衫的领子要挺括，不可有污垢、油渍；系领带时要与衬衫领口吻合。女士内衣不可外露，男士不宜穿短裤，不宜穿拖鞋，不宜赤脚穿凉鞋。男士上班期间要穿长裤、袜子、皮鞋。

（6）语言。药师的语言直接反映自身的职业素质与修养，和善的语言可以营造良好的沟通氛围，增强患者用药的依从性。语言包括体态语言和口头语言。

● 体态语言。药师的站姿、坐姿要符合工作场合的要求。站立时应挺直、舒展、眼睛平视前方，手臂自然下垂，不要将双手插在腰间、背在身后或抱在胸前，要给患者大方、严谨、安全之感；坐时，要保持上身端正，肩部放松，不要伏在桌面或斜靠在椅背上；回答患者问话时要注视对方，以示对患者的尊重。

● 口头语言。药师的语气要温和耐心，集中精神倾听。其基本要求为：①声音要清晰，音量适度，切忌大声说话，语调要轻柔，语速要适中，避免连珠炮式说话。②称呼要适当，应使用尊称，如"先生""女士"等。③语言要精练，要使用敬语，其中尊敬语在门诊调剂服务中体现得尤为重要。服务过程中药师要杜绝粗俗冷淡的语言，如蔑视、烦躁、否定、斗气、争吵等。④态度要和善、委婉，要充分尊重患者的人格和习惯，绝不能讲有损患者自尊心的话。这就要注意语言的措辞，主要表现在经常使用的谦恭语和委婉语等方面。如对患者说"我说明白了吗？"要比说"你听明白了吗？"效果好得多。如果患者提出意见，一时又难以准确地答复，便可说"我一定把您的意见转告主任"或"您的意见我们会认真考虑，多谢您的关心"。又如患者提出的要求一时难以满足时，我们应说："您提出的要求是可以理解的，让我来想想办法。"这样的话更易于让患者接受。

2. 电话

药师要正确接打电话，应该做到亲切文明、简洁准确。打电话时，虽然相互看不见，但是闻其声可知其人。因此，通话时一定要客气礼貌，宜使用"您好"开头，"请"字应常用，以"谢谢""不客气"结尾。话语要清晰，音量要适中，语速要恰当，通过声音在对方心里树立良好的形象。

3. 问候

药师见到师长或上级应主动问候，问候时须使用尊称。同事间上班第一次见面时应互致问候，如"早上好！""你好！"等。患者来到窗口或柜台前 1.5～2 m 时应向患者致意，用体态语言表达出"愿意为你服务"的意愿。

二、调剂服务沟通

（一）调剂服务沟通概述

人际沟通是指两个人之间或多个人之间面对面的语言或非语言的信息交流和感情交流，是个体间无媒介的直接双向沟通和交流。人际沟通是一门学问，同时也是一门艺术，沟通能力在现代生活中的作用越来越重要，因此也越来越受人们的重视。

（二）调剂服务沟通技巧

1. 尊重理解，平等信任

尊重是实现与他人和谐沟通的最基本条件，是人类最需要满足的一种心理需求，良好的药–患沟通必须建立在平等、信任、相互尊重的基础上。对患者的"理解"，是使患者迅速恢复健康的一剂"良药"，更是每一位药师应具备的一种心理位置互换的技巧。俗话说："将心比心"，只有设身处地为患者着想，才能接受患者的态度和情感，谅解和领会他们的言行和处境，避开矛盾、化解矛盾，在给予患者理解和尊重的同时，赢得患者的尊重与信任，形成一种医患交流的良性互动。

2. 热情自信，态度真诚

自信是一种精神面貌，是一种进取的姿态。在与患者的交流中，药师应成为沟通的主体，充满自信，展现出一种人格的魅力，同时要真挚热忱，语言坦诚，给予患者可以信任的力量。比如当药师接到患者递进来的未交费处方时，要向患者耐心诚恳地解释："您好，请您先去门诊大厅交费后再来取药。"患者满脸不信与疑惑地问："不是先划价吗？收费处知道收多少钱吗？"药师进一步向患者阐明："现在是计算机计价，药价已输入计算机，所以直接缴费，不用划价了。"打消患者的疑虑，同时用手势为患者指示收费处的方向。

有时尽管错误不是药师造成的，但当药师真诚地向患者道声"对不起"，并说明原因时，患者会很乐于接受，回去更改。所以，真诚的语言能敲开感情的大门，能瓦解不信任的防线，能架起沟通的桥梁。

3. 语言通俗，保护隐私

药师在与患者交流中，须使用文明规范且通俗易懂的大众用语，要避免过多地使用专业术语，要使用患者能够听得懂的语言，否则交流效果会事倍功半，甚至还会闹出笑话。

药师在与特殊患者沟通中，如做人工流产、性病患者或其他涉及人体隐私部位疾病的患者，要注意保护患者的隐私，避免大声交谈，最好不要让周围其他人听到，让患者没有顾虑地和自己交流。曾经有一位做人工流产的患者在窗口取完药后，问药师她该去哪里，药师不假思索地大声回答，"回妇科做人流的地方去"。这位患者什么话都没说低着头就走了。事后，这位患者给药剂科写了一封批评信。信中有这样一句话："当时药师在众人面前大声提到做人流，我顿时感到脸上火辣辣的，好像周围的人都在看着我，我恨不得找个地缝钻进去。"这件事情提醒我们，要注意保护患者的隐私，说话要有分寸。

4. 认真倾听，微笑服务

倾听是接收口头及非语言信息、确定其含义和对此做出反应的过程。在有效沟通中起着重要的作用。每个人在烦恼和喜悦后都有一份渴望，那就是对人倾诉，希望倾听者能给予理解与赞同。倾听是一个复杂的活动，需要开放性和敏感性。认真的倾听能使说话者感到亲切和被重视，让患者有一种被尊重的感受，心理上得到满足，有利于缩短药师与患者的心理距离。药师倾听时身体和脸要面向患者，应该用大致与对方一样的力度说话或用柔和的语气随声附和，或轻轻地点头示意表示认真倾听，激发患者进一步沟通的意愿。

微笑在药学服务中也是极其重要的沟通技巧，微笑是一个人良好心境的表现，说明他内心平和、心情愉快，药师只有在工作中真正感受到药学服务带给自己的成就感和自豪感时，那种微笑才是发自内心的，才是最真诚、最亲切的。药师自然真诚的微笑，可表达对患者的安慰和鼓励，有助于增强医患之间的情感共鸣。

5. 非语言沟通

非语言沟通是指人类通过除语言以外的其他符号与他人交流信息。肢体语言包括面部表情、眼神、手势、空间距离、身体姿势等。非语言沟通是语言沟通的重要补充，具有较强的表现力和吸引力，可跨越语言不通的障碍，有时会比语言更富有感染力。

（1）声音的魅力。说话的声音是非语言交流的一种方式。它包括：音调，声音的高低；音量，声音的大小；频率，说话的速度；质量，说话的音色。在这四者中，第四个因素质量是与生俱来的，前三个因素都是可以控制和改善的。

（2）面部表情。面部表情是最丰富的沟通资源，药师在与患者信息交流中，要正面引导患者的情绪和具备良好的心理状态，减少负面信息的传递，要流露出热情或平和的表情，使患者感到亲切，并从自己的脸上，读到真诚、友好和关心。

（3）眼神。眼神又称为目光语言，是运用眼睛的神态和神采来表达感情、传递信息的一种无声语言。当药师迎视患者的眼睛，目光接触之时，心灵也会相通。所谓"只能意会，不能言传"，指的就是这种十分重要的非语言交流技巧。

（4）身体语言。身体语言指身体各部位的姿态与动作，身体姿态是人表达情绪与情感的一种方式，人在不同的情绪状态下，身体姿态会有不同的变化。比如微微欠身表示谦恭有礼，身体后仰表示若无其事。因此药师在接处方时身体向前微倾，这样会让患者有一种被主动接纳和被尊重的感觉，让患者切实感受到药师服务的主动和热情。

第二节　调剂伦理

学习准备

医药学是一门涉及人的生命健康和尊严的科学，因此，尊重人、尊重生命成为医学伦理学的基础。调剂学作为医药学的组成部分，也有其共同的伦理基础和伦理导向。学习本节内容应密切联系实际，在调剂活动中遵守伦理原则。

一、调剂伦理概述

医学伦理学是运用一般伦理学原则解决医疗卫生实践和医学发展过程中的医学道德问题和医学道德现象的学科，它是医学的一个重要组成部分，又是伦理学的一个分支。在医学伦理学中有三个最基本的原则：患者利益第一、尊重患者、公正。

近年来，人类医学模式发生了深刻的变化，从传统一维的简单生理学模式逐渐转变为生理、社会、心理三维现代医学模式。从单纯的关注患者疾病本身到更加关注人的生命质量（quality of life），人的生命质量包括人的精神心理状态与社会适应和生存能力。与此同时，医学伦理学也在发生着深刻变化，传统医学伦理对医务人员的伦理道德要求主要是"关护""不伤害"，并不十分注重诊断、治疗或医学研究过程中患者的知情权，以及自身同意或拒绝的权利。而当代医学伦理则要求医务人员更多地考虑患者在决策中的参与，并通过向患者告知未来治疗活动的意义、机会、后果和危险而为患者的自我决断创造条件。

二、调剂伦理的内容

调剂工作是药学工作的重要内容，是整个医疗工作的重要组成部分，因此调剂伦理和医药学伦理一样有着相同的范畴和属性。它的主要内容不外乎包括正反两个问题：什么是药师应该做的，什么是药师不该做的。药师是帮助人们正确使用药物，以获得最佳健康利益的专业人员，而一个行业"专业化"的程度往往视其行业内自我控制与调节的伦理规范而定。一般，调剂伦理应包含以下8个范畴：

（1）以服务患者和社会为己任，忠实于患者的健康。

（2）遵守国家法令、社会规范和执业法规。

（3）以正直、诚实、审慎的态度执业。

（4）怜悯的胸怀、关切的态度，不分长幼贵贱，尊重每一位患者的自主、自尊和隐私。

（5）尊重同事，尊重其他医疗同人的能力与价值。

（6）促进团队协作以及行业内的和睦一致，以求为患者提供最好的服务。

（7）廉洁奉公，不借工作之便谋取私利。

（8）终身学习，不断更新知识，追求卓越，持续提高能力。

第三节 药师的职业道德

学习准备

医务人员（其中包括药师）应共同遵守的职业道德称为医德，在此基础上，根据不同的职业特点对药师提出一些特殊的行为规范便可称为药德。药德是社会主义道德在药学领域中的特殊体现，是调整和维护药师与服务对象，药师与社会以及药师之间相互关系的行为规范的总和，是药师应当遵守的道德准则。

一、药师的职业道德规范

药师的职业道德的基本范畴，既是反映药师与服务对象关系的行为调节方面的一些基本概念，也是反映药德关系和本质的最基本原则。从药师职业道德的发展和实际应用出发，可以把义务、良心、荣誉、责任、情感、审慎与保密等作为社会主义药德的基本规范。

（一）义务

所谓义务，广义上是指作为社会一员对他人、对社会应担负的法律以及道德的责任。社会主义药德义务既是人民对药师的药德要求，也是药师的药德责任感。我国药学前辈从来就有着为民尽义的崇高药德，"施行仁术以尽慈善之义务，依照药典以重病民之生命"。他们一贯用"善、恶、义、利"的训诫来约束自己的行为举止，"非义之利勿存，养成规矩的态度，非礼之心勿取，养成正当的行为"。我们应该继承和发扬药学前辈的这些崇高药德，全心全意为人民健康服务。

（二）良心

良心的基本内容有以下两方面的含义：第一，药德良心是药德信念和情感的深化，是药师在履行药德义务过程中形成的一种内心深处的自觉意识；第二，药德良心是药师根据药德要求，对自己的行为做出是与非、善与恶、应该怎样做和不应该怎样做的自我道德评价。"弗配害人之处方本良心而尽天职，弗售毒杀之药品恃药律以保民生"。这是药师十分宝贵的良心，也是一个药师评价自己药德行为的重要标准。

（三）荣誉

所谓荣誉就是药师从药德良心出发，自觉地履行了药德义务，而从工作中或学术上得到的社会赞扬与肯定，并从中产生心理上和情感上的满足与欣慰。"制剂调配确实以增药业之声誉，清洁整齐弗怠以释外人之疑虑"。具有强烈荣誉感的人工作总是认认真真，兢兢业业，奋力进取，从不懈怠马虎，这是他们崇高职业道德在工作上的反映。

（四）责任

热爱人民这一社会公德表现在药德中就是对患者的极端负责任，这种责任体现了药师认真执行各项法规对患者严肃负责的道义感。药师和医师、护士一样肩负着维护人类健康的崇高使命，所以工作要严肃认真、细微周到、严格按操作规程办事，对自己工作中的失误、差错和事故，要如实报告，坚决纠正，不能隐瞒，一定做到办老实事，当老实人。

（五）情感

情感是由职业特点出发对药师提出的特殊和重要的药德要求。待患者如亲人，急患者之所急，痛患者之所痛，对患者充满同情、爱护之心，百问不厌，细致入微，满腔热忱为患者服务。古代名医孙思邈说，凡高尚优秀的医家论病，必"先发大慈恻隐之心"，对患者"皆如至亲之想""老吾老以及人之老，幼吾幼以及人之幼"。

（六）审慎与保密

药师是否具有审慎的道德修养，对患者的身心健康至关重要，《千金方》中说："人命至重，贵于千金；一方济之，德逾于此。"这表明了"审慎"在药德行为中的重要意义。因此，药师在调剂工作中应审慎地对待每一张处方，"如临深渊，如履薄冰"。同样，慎言守密也是药师在药学服务中所应必备的一种道德品质，它属于医德的特有范畴之一。保密首先是指对病情保密，其次是指对患者隐私保守秘密，否则可能影响患者诊治甚至造成不良后果。

二、药师誓言

相传我国古代有志从医者，都要举行拜师礼。在拜师礼上，师傅要把自己对徒弟的具体要求和希望（特别是医德方面的）当着家长的面，逐条说一遍。学生复述首肯后，师徒关系才算正式建立。这应该是我国从医誓言的初始形式和内容。

被誉为西方医学之父的希波克拉底（公元前 460 年—前 377 年），写过一篇"从医誓言"，是西方每名医生必须恪守的格言，亦是后世许多医德准则的基础。1948 年世界医学会在希波克拉底誓言的基础上，制定了《日内瓦宣言》，作为医生的道德规范。1988 年美国医学伦理学家彼莱格里诺和托马斯马在《为了病人利益》一书中根据医学的发展和人类社会的进步，提出了"一个医生所承诺的促进患者利益的义务"，这被西方国家许多医学院校用来作为医学生毕业时需背诵的誓词，有人称为"后希波克拉底誓言"。WHO 也发出了"从医誓言"的倡议，总之，"从医誓言"是值得提倡的，在一定程度上，可以起到"形于外，而诚于中"的作用。

我国药师誓言全文如下：

我宣誓，我将尽毕生努力，以增进人类健康、减少人类痛苦为目标，倾尽全力，用所学知识及技能，服务患者和社会大众。

我将遵守各项药事法规和职业道德，廉洁诚信，忠于职责，协同团队；同时不断学习，追求卓越，持续保持高水准的专业能力。

我已了解药师的社会责任与职业愿景，我志愿践行上述誓言。

思考题

1. 调剂服务礼仪的内容有哪些？
2. 调剂服务沟通技巧有哪些？
3. 什么是调剂伦理？
4. 药师的职业道德规范有哪些？
5. 请背诵我国药师誓言。

下篇
调剂技术与应用

第七章

调 剂 总 论

调剂学在医疗卫生事业中的任务是研究和指导药品的正确合理使用，其目的是使患者通过安全、有效的药物治疗恢复健康，获得满意的生活质量。因此，调剂工作每个环节的工作质量对患者药物治疗都将产生一定的影响。作为药品调剂的工作人员，提高专业素质、规范操作流程、改善服务态度有重要的意义。

学习目标

◇**重点掌握**：调剂的基本要素，门诊药房的调剂模式，社会药房的调剂模式，调剂流程。
◇**一般掌握**：调剂室的布局与设计，调剂室的环境，调剂设备，住院药房的调剂模式。
◇**基本了解**：调剂服务质量，处方评价。

第一节　调剂的基本要素

学习准备

你接触过调剂工作吗？如果没有，去一家医院药房或药店，观察一下药师们在做些什么？他们工作的重点在哪里？他们主要的工作环节有哪些？你认为他们在重点的工作环节中做得怎样？

一、处方审核

处方是指由注册的执业医师和执业助理医师在诊疗活动中为患者开具的、由取得药学专业技术职务任职资格的药学专业技术人员审核、调配、核对，并作为患者用药凭证的医疗文书，包括医疗机构住院患者用药医嘱单。《处方管理办法》规定，药学专业技术人员应当对处方用药适宜性进行审核。

处方审核是指药学专业技术人员运用专业知识与实践技能，根据相关法律法规、规章制度与技术规范等，对医师在诊疗活动中为患者开具的处方，进行合法性、规范性和适宜性审核，并做出是否同意调配发药决定的药学技术服务。2018年6月，为规范医疗机构处方审核工作，促进临床合理用药，保障患者用药安全，国家卫生健康委员会等联合制定了《医疗机构处方审核规范》（以下简称《规范》）。《规范》是在医疗机构实施《处方管理办法》和《医院处方点评管理规范》，积累了丰富经验的基础上提出的，是对发挥药师合理用药职能的进一步要求。

《规范》明确规定，所有处方均应当经审核通过后方可进入划价收费和调配环节，未经审核通过的处方不得收费和调配。这一规定被理解为药师必须对医师处方进行前置审核，经审核合格后的处方才能进入收费和调配流程。《规范》同时指出，药师是处方审核工作的第一责任人。药师应当对处方各项内容进行逐一审核。医疗机构可以通过相关信息系统辅助药师开展处方审核。对信息系统筛选出的不合理处方及信息系统不能审核的部分，应当由药师进行人工审核。

《规范》规定，药师应对处方进行合法性、规范性、适宜性审核。若经审核判定为不合理处方，由药师负责联系处方医师，请其确认或重新开具处方，并再次进入处方审核流程。药师经处方审核后，认为存在用药不适宜时，应当告知处方医师，请其确认或者重新开具处方；药师发现不合理用药，处方医师不同意修改时，药师应当做好记录并纳入处方点评；药师发现严重不合理用药或者用药错误时，应当拒绝调，及时告知处方医师并记录，按照有关规定报告；药师对于不规范处方或者不能判定其合法性的处方，不得调剂。

二、药品调配

标准的调剂过程应包括：读懂处方，了解医师开具处方的用意；及时完成调配工作，减少患者等候时间；使用适当的包装或分装容器；加贴标签提示患者正确保存和使用药品；完成调配后，药师在处方上签名或盖章。

中药调剂除中成药外，还包括汤剂、饮片的调配和汤剂的制备。

调配时注意确认药品名称、品牌、剂型、剂量单位、药品数量。同一通用名药品有不同厂家，或同一种药品有不同剂量、不同剂型时，要格外注意区别。

三、核对发药

由于药房内药品种类繁多，许多药在外观、名称、剂量上非常相似易于混淆，加之药师工作通常十分繁忙，发出的药品一旦有差错就可能对患者造成伤害，因此要求发药前必须双人核对，对药品种类、剂型、数量进行审核，确认与处方内容一致，才能发出。发药时对照处方逐一向患者交代药品名称、数量，也能起到再次核对的作用。

如果仅一人在药房值班，药师调配处方后，也必须自行进行核对，确认药品的名称、剂型、规格、数量和用法与处方一致，并分别在配方和核对签名处签名后，再将药品发给患者。核对发药是防止用药错误的最有效措施。

四、用药指导

患者了解正确用药的方法是合理用药的基本前提，过去一般是依靠医师开处方时简单介绍，或患者自行阅读药品说明书来了解用药方法，但是，药品说明书有许多医学专业术语令患者难以理解，也不适合患者的个体化给药，因此，药师给予专业指导，帮助患者掌握用药方法尤其重要。

药师对患者的用药指导通常有书面和口头两种方式。书面指导包括加贴用法标签，或者打印一张药品使用方法的清单交给患者。用药清单上可以显示更多的信息，如药品名称，用药目的，用药剂量、间隔及疗程，口服、外用等用药方法，特殊的用药技术，忘记用药的补救，常见不良反应及其应对办法，主要注意事项，贮藏条件及有效期，复诊提示，药师咨询电话等。药师还必须对患者进行面对面的口头交代，告知要点，口头交代的同时要确认患者已经明白，并简短解答患者的问题。对于吸入气雾剂、胰岛素注射笔、栓剂等复杂的用药方法，药师应提示患者到咨询台找咨询药师帮助。对于住院患者，可由临床药师到床旁进行指导，对出院带药的患者，可通过书面用药清单指导其用药方法。

五、药品管理

调剂过程的药品管理是指定期请领、库存周转数量维护、贮藏条件核查、质量检查与控制、药品效期提示、特殊药品账目登记、药品数量与价格信息维护、医疗保险信息维护、问题药品召回与退库、定期盘点等全过程的管理控制。

六、沟通与服务

今天，越来越多的药师是面对面地向患者提供直接的用药指导和咨询服务，这也是双方建立良好的沟通渠道和有效的交流方法。药师与患者有效沟通有利于帮助患者获得有关用药的指导，从沟通中获益，有利于疾病的治疗，提高用药的有效性、依从性和安全性。药师通过科学、专业、严谨、耐心的解答，解除患者的疑虑。伴随沟通的深入，交往频率的增加，药师和患者的情感和联系会加强，贴近患者的距离会缩短，人际关系会发生实质性的改变，心理的相容性和情感的融合性相统一，会使两者的看法、评价、利益趋于一致。

沟通还包括：回答患者问题，如有关用药目的、如何服药、儿童或老年人剂量与服法、注意事项、药品不良反应、所服用的药品是否影响工作和生活、药品效期、合并用药等；普及用药常识、疾病知识、合理用药知识；接待投诉，纠正发药错误，安抚患者情绪，解决纠纷问题；获得信息，如药品不良反应、药品质量、服务质量和效果的反馈等。

药师在接待患者咨询或投诉时，要学会聆听和倾听患者的问题甚至抱怨，让患者首先感觉到药师对他的人格尊重，对他罹患疾病的同情和理解，以及发自内心的真诚帮助；应礼貌地对待患者，耐心倾听患者诉说，体恤、同情患者，特别注意表达诚心和善意。

对于医药学专业知识，药师应使用患者能够听得懂的或能够理解的交流方式，就患者所涉及的每种药物交代清楚、教育或告知患者或家属如何使用所取的药物，确保患者了解所使用药物的作用，明了何时和如何使用药物。药师还可以采用宣传单页、小册子、展板、壁报、告示等对患者进行用药知识的宣传教育。

药师在沟通中要使用标准的服务用语，如"您好""请""请问""谢谢""对不起""您的药齐了""请慢走"等。

第二节 调剂室与调剂设备

学习准备

调剂室是开展调剂业务的场所，是为患者提供药学服务的窗口。学习之前去参观一家药房的调剂室，了解一下调剂室的布局和环境，看看那里有哪些设施和设备。你认为那里的环境和设施怎样？符合开展调剂业务的要求吗？

一、调剂室的布局与设计原则

药品调剂是药学服务最基本的内容，是药师直接面对患者、联系临床的重要窗口，是向患者提供优质医疗服务的重要环节。随着药学人员服务意识的不断提升和服务形式、内容的更加人性化，作为窗口部门的调剂室（也称药房）在医院中越来越重要。调剂室所处的位置、布局的合理性、设计中需要考虑的因素、面积的大小以及环境与卫生等问题也逐步列入了医院整体规划的范畴，成为医院药师关注的重要方面。

在调剂室的设计中应考虑以下几个方面的原则。

（一）人性化原则

以人为本，患者第一是医院设计的一项基本要求，调剂室作为医院的重要组成部分也应当遵从人性化的设计原则。调剂室的主人是药师，药师服务可体现医院的基本服务理念。据测算，在一些大型综合医院，每个门诊窗口平均每天调剂的处方在400张以上，体力和脑力的劳动强度都非常大。因此调剂室的设计应该考虑尽量减轻劳动强度，增加对环境的认同感，强调创建一个愉快的工作空间，在平面布局、设备设置、药品摆放、药架与设备尺寸等一系列细节设计上满足药师的基本需求，应用科学的工效学原理，减轻药师的生理和心理负担，以达到提高药师工作热情和效率、减少差错的目的。

（二）个性化原则

每个医院都有自己的特点，表现在医院的医技专长、管理与服务理念、运行模式等的不同，属于医院独有的文化氛围。调剂室的设计也不应当千篇一律，而应与医院的整体氛围相融合。设计中应注意在空间布局、内部装修、设备配置、药品分类摆放方式、颜色选择与搭配以及各种标牌的造型与应用方面表现出一定的个性特征和品位。个性化设计要求设计师深入挖掘医院特征，理解药师的需求，把握现代医院发展脉搏，汲取不同医院调剂室设计的长处，以独特的眼光创作出个性鲜明的调剂空间。

（三）整体性原则

调剂室的设计要从内在、外在两方面来把握整体性原则。内在的就是把门诊调剂、病房调剂，专业调剂室（传染、儿科等）直至卫星药房作为一个整体，统一调配、统一管理、统一药品摆放模式、统一设备、统一家具规格和样式等，这样有利于药师内部调整和轮换时能尽快适应新的工作环境；外在的就是要统一标识、统一外部特征，这样方便取药人员识别，减少人流交叉干扰。

（四）灵活性原则

调剂室设计应当充分考虑医院的整体发展。医院的发展是一个动态的过程。医疗制度的变革、医技水平的提高、相关规定的变化、医院运行模式的改变等都会不同程度地影响医院的发展方向。调剂室必然要适应医院的总体改变，因此设计中应增加灵活性，提高调剂室适应变化的能力。一般情况下，大空间、大柱网设计灵活性较高，能够较好地适应各种需求和变化。对专业调剂室和卫星调剂室，考虑其各种变化频率会更大，因此设计中，除采用大柱网形式外，分隔空间的墙体最好采用轻便的装配式材料。

（五）效率优先原则

调剂室的作业效率对医院整体运行效率有很大影响。因为提高效率有利于充分发挥现有的医疗资源潜力，降低患者交叉感染机会，缓解患者的烦躁和焦虑情绪，等等。调剂室工作效率表现在很多方面，但重要的有两项：① 调配及时，节省患者或取药护士的等候时间；② 降低差错率，减少与患者或护士之间的矛盾，客观上也能起到提高效率的作用。调剂室紧凑便捷的空间布局形式也能起到避免人流交叉、降低药师劳动强度，提高工作效率的作用。

（六）舒适便捷原则

调剂室有一个温馨舒适的环境，对保持药师饱满的工作热情，提高药师的工作质量也非常有意义。适宜的温湿度环境、良好的采光（照度适宜）和通风、相对安静整洁的工作场所等不仅有利于药师的身心健康，保证药师的工作效率，而且对某些药品，尤其是中药的保管和贮藏非常必要。

（七）安全卫生原则

药师的自我防护、设备安全保证和药品质量稳定，防止药品特别是贵重药品和麻醉药品的丢失，避免药品二次污染等是调剂室安全卫生设计上的重要课题。调剂室特别是中药调剂室应避免阳光直射，调剂室内部装修材料、家具设备等必须符合国家有关药品存放环境要求的规定。家具的选择和布置应尽量减少死角，易于清理。应保证消防设施完备，装修和家具均应选择不燃或难燃材料。二级库以及运送麻醉药品和危险药品的通道上要设置必备的监控设备，必要时还可增设安全与报警设备。

二、调剂室的布局与设计要求

（一）门诊调剂室的布局与设计要求

一般来说，门诊和急诊调剂室的位置应考虑患者的就诊流程，大多设置在一层方便患者取药后离开医院的位置。根据医院的规模不同，药房的组合形式也有所不同。小型医院多采用一体型，即调剂、制剂等部门连成一体。例如，在一个综合调剂室内，前面部分按照门诊药房设计，完成门诊调剂的功能，后面部分按照住院药房设计，完成住院患者的药品摆发功能，这样可以共享药品，也可以相对减少人员的互相交叉。这对于门诊诊室和住院病房相对集中的医院或一些小型的医院比较适用。其不足之处是药品和人员的管理难度加大，需要更加细致和完善的工作流程和管理制度。在大中型医院，由于调剂室的工作量比较大，多采用分离型，即调剂室与药学部其他部门或各调剂室分别设于不同的位置。

门诊调剂室应根据门诊量的大小安排合适的面积，根据我国卫生行政部门的要求，日均门诊量≤2 000 人次的医院，门诊药房的工作面积应≥200 m²，门诊量每增加 1 000 人次，门诊药房的工作面积就应增加 50 m²。门诊药房一般设有调剂区、药品分装区、二级库以及办公室、更衣室、休息室等。调剂区直接面对患者或者与调剂窗口隔离开，要有足够的面积按规定摆放药品，也要考虑药师的操作空间是否合适，同时方便药品和人员的流动；药品分装室应按照医疗保险要求或特殊药品的处方限量完成口服药品的二次分装工作；门诊药房二级库的设置与否以及面积的大小取决于药品用量的大小、周转的快慢以及库房距离的远近，规模较大、药品供应不及时的门诊药房，一般都设立二级库（包括阴凉库），储备足够量的常备药品。门诊调剂室应设有工作人员学习和休息的区域，应设有患者咨询室或咨询窗口。为满足患者个性化治疗的需求，有条件的调剂室应建立临时制剂调配间。调剂室外应设有患者等候取药的区域。调剂室及患者候药区应保持安静，调剂室内外应有适当的照度。调剂室应有适当的设施方便患者候药、取药，如候诊椅、显示屏、书报架等。门诊药房应设置方便老年人、残疾人取药的特殊、专用窗口。所有划价、收方、取药、咨询窗口都应有醒目的标识，标识或提示应尽量采用图示的形式。根据《医疗机构药事管理规定》的要求，门诊、急诊药房应采取玻璃大窗口或开放式柜台服务，以利于与患者沟通交流。窗口高度为 1.1 ～ 1.2 m，服务窗口中距为 1.20 ～ 1.50 m，整个设计要适合患者和药师的使用和服务的人性化，窗口上面或侧面安装电子显示屏，告知患者取药窗口和顺序，某医院门诊、急诊药房平面图如图 7-1 所示。

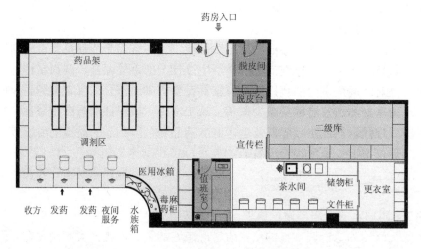

图 7-1　某医院门诊、急诊药房平面图

（二）住院调剂室的布局与设计要求

住院调剂室又称为住院药房或病区（房）药房，主要承担住院患者的药品供应和管理。一般设置在病房区域，可以集中于一个综合药房，以服务全院的住院患者，也可以分散几个独立的或隶属于综合药房的卫星药房，以服务不同的病区。调剂区域一般以开放式柜台面对护士或送药人员，方便药品周转箱或周转车的放置和出入，同时要严格区分人流和物流的通道。二级库的设置与否与门诊药房相同，视具体情况而定。住院药房贵重药品和特殊药品的用量比较大，需要充分的安全保障设施和监控设施。

住院调剂室可集中设置一个调剂区调剂所有药品或单独设置注射剂调剂区、口服药调剂区、其他药品调剂区、单剂量口服摆药区等。

集中调剂模式，即所有药品在同一区域内，按照药理作用或给药途径分类摆放，药师按照病房医嘱打印单调剂药品。优点是方便护士取药和沟通，管理统一，节约人力成本。

分散调剂模式，即按照药物的给药途径分为口服、外用药品调剂区和注射药品调剂区，医嘱调剂单分别打印，药品单独管理，独立核算。其优点是责任明确、管理更加细化。

单剂量口服摆药区，按照相关规定的要求，住院患者要实行单剂量摆药。有的医院配备了全自动单剂量摆药机，其可与医院信息系统连接，完成全部住院患者的口服药物的单剂量调剂，它速度快、准确度高、裸药暴露很少。没有配备自动摆药机的医院仍然由药师或护士手工完成摆药任务，需要设置相对独立、安静、洁净的口服摆药区域或房间，确保裸露药品不被污染。某医院住院药房平面图如图7-2所示。

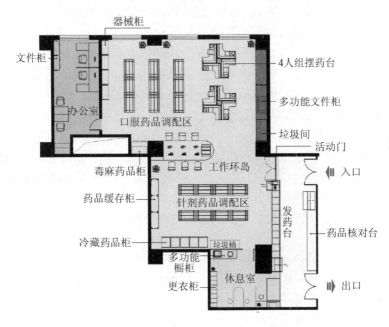

图7-2 某医院住院药房平面图

规模较大的医院，除设置集中的住院药房外，还可以根据医院的专业特色和各专业的床位数量，在患者较多的病房内设置规模较小的、具有专业特点的专科住院药房，由1~2名药师负责药品的调剂和用药指导等工作。专科药房隶属于住院药房，应定期从中心住院药房请领药品，每日盘点。其优点是使住院患者的药学服务更加便捷、灵活和专业化。

（三）调剂室的环境与卫生

调剂室的环境与卫生既要与整个医院以及公共大环境相协调，也要符合卫生管理部门的相关要求和自身专业服务特点，并能满足医院药学服务的需求。

调剂室的环境与卫生包括温度、湿度、粉尘、照明、室内颜色的设计等各方面，其设计的合理程度，不仅关系到药品的贮藏质量和卫生学要求，而且会影响药师的工作状态、身体健康和患者的用药安全。应该根据不同的调剂室或同一调剂室不同的区域规定相应的房屋温度和湿度标准、照度和空气洁净度级别。符合洁净要求，通风良好，温湿度及色彩、照明度适宜的调剂环境，能够为药品、药师和患者提供安全和放心的环境。

1. 调剂室的环境要求

（1）温度、湿度要求。药品调剂工作直接关系到患者的用药安全，需要药师时刻保持充沛的精力和清醒的头脑，调剂室的温度是影响药师工作状态的重要因素之一。一般室温应该保持在 20～25 ℃。

温度和湿度也是影响药品和药材稳定性和质量的两个重要因素。药品应该严格按照说明书要求的贮藏温度存放，常温指温度在 0～30 ℃，阴凉处指温度不高于 20 ℃，冷藏指温度在 2～8 ℃，相对湿度在 45%～75%。

（2）粉尘控制。中药饮片调剂室容易产生灰尘、粉尘，影响药剂人员健康，同时易造成对其他药物的污染，应设除尘装置，粉尘控制范围一般要求为 5～15 mg/m^3。普通调剂室为了确保药品的卫生，也应该保持整洁和通风良好。

（3）照明要求。在进行光照设计时，需要考虑的因素很多，如人与人之间的视力差别，室内布局，操作人员的舒适感、心理因素及主观感觉等。作业区域最低照度必须适合完成最困难的最重要的工作。按照国际照明委员会对不同工作岗位提出的照度建议值范围，药房室内照明保持在 200 lx，调剂操作区照明度应设计为 500～1 000 lx。

（4）室内颜色的设计。工效学从心理卫生学观点看工作场合，认为颜色是影响人心理的重要因素，颜色能使人产生积极或消极的思想感情、观念等。通过合理的颜色设计，可提高视觉能力和警觉性，减少差错事故的发生，提高工效。根据《安全色使用导则》规定，黄色与橘黄色可令人聚精会神，将其作为工作场合调剂的主色调，将受益匪浅。另外，颜色设计还应该考虑药品的正确识别和防范用药错误方面等问题。

2. 调剂室的卫生要求

调剂室的内部装修应采用易于清洁、不霉变、无异味的装修材料。调剂室应设专人每日进行擦拭、清扫；保持药架、地面、桌面以及整体环境的整洁；有防虫灭鼠设施；有单独的员工休息、更衣区域，食物等个人物品与药品分离，并设置洗手池。拆封外包装要在室外或走廊内进行，包材要及时处理，确保调剂室环境整洁、优雅、无浮尘。

药品是按照 GMP 要求，在先进的生产条件下生产出来的，而调剂工作是药品质量体系的终端环节，其在调剂过程中的卫生状况，会直接影响药品的最终质量和患者的生命安全。有人曾经对门诊药房不同区域的空气、调剂人员的手、药品分装所用的药匙等进行过卫生学检查，发现都有不同程度的细菌污染，特别是检测中还检出金黄色葡萄球菌、大肠埃希菌等致病菌。医院的患者特别是易感人群、新生儿和婴幼儿免疫力低下，这些细菌特别是条件致病菌在调剂人员分发药品的过程中，会间接传播给易感人群引发交叉感染，而且这些致病菌多为多重耐药菌，一旦感染治疗较困难，会直接威胁患者的生命安全。

为了确保所调剂药品的卫生学质量，需要加强以下几个方面的工作：

（1）加强对调剂人员的培训，强化无菌观念和消毒隔离意识。

（2）建立防止药品和调剂室污染的卫生措施和相关管理制度。

（3）有药品分装工作的调剂室须建立一个相对独立密闭的有净化装置的药品分装操作室。

（4）门诊药房一般与收费处、分诊处、咨询处等部门同处于医院的就诊大厅内，人流密集、空气流动不畅；住院药房不仅是各病房护士集中的地方，而且每天要完成住院患者药品的调剂和病房退药的接收、核查等工作，都存在着很严重的交叉感染隐患。因此，除在建筑设计、布局时要考虑到这一因素外，也需要通过对环境和卫生的规范化管理，减少引发院内感染的因素。

（5）调剂人员定期进行健康体检，设立健康档案，有传染病、皮肤病、体表有伤口者避免从事调剂和配制工作。

三、调剂设备

（一）常规调剂设备

为了确保调剂各项工作顺利进行，并使其与医院的发展相适应，调剂室需要配置与实际工作和环境相适应的设备，并建立设备管理的相关规章制度和标准操作规程。设备要由专人负责保管和维护，并要有使用和维修记录。温湿度计、量具、衡器、冰箱等要定期请专业部门校验，并有合格标志。

（二）通用设备

（1）药架、配药台、特殊药品柜（保险柜）。

（2）冰箱和冷藏柜。

（3）药品分装室需要的净化台、封口机以及必要的衡器及量具。

（4）调剂需要的药品周转箱、摆药筐、处置车等。

（5）温湿度控制、调节设施和设备。

（6）工作人员的转椅以及必要的办公设施。

（7）中药调剂室需要配备斗橱、乳钵、天平等。

（8）防火、防盗安全设施，灭火器、报警器、监视器等。

（三）信息系统

（1）通信设备，如内线、外线固定电话。

（2）网络信息系统，如计算机、打印机以及网络设备等。

（四）特殊设备

（1）传送带系统，分区完成药品的调配、审核、调剂的设施。

（2）气动管道物流传输系统（医用气压管道物流系统），通常 6 in① 的管道比较理想，可供运输一些较大型物品如静脉输液袋。

---

① in（英寸）不是我国法定计量单位，1 in＝2.54 cm。

（五）自动化调剂设备

自动化调剂设备的详细内容参见第十七章。

第三节　调剂的模式与流程

学习准备

调剂的模式和流程受医疗机构或社会药房的规模、调剂室面积的大小以及服务时间等因素的影响。想一想在你的部门如何在保证调剂安全的前提下采用最优的模式与流程，以提高工作效率、减少患者等待时间、降低人力资源成本？

一、门诊药房调剂模式

（一）单人调配-核发调剂模式

在一些小型医疗机构、社区卫生服务中心的药房，或大型医疗机构药房夜间值班时往往采用单人调配-核发调剂模式。其特点是调配与核发药品都由同一人完成，正是由于这一特点，单人调配-核发调剂模式发生差错的概率较高，需要调剂人员特别细心、谨慎地工作。为了减少发药差错，单人调剂时调配好药品后必须再次核对后才能发出。为了做到再次核对，可在药房窗口前设置高低两个台面，将调配好的药品先放置在离窗口稍远较低的台面上，核发时把药品一一从较低的台面上集中到较高的台面上，这个操作即是再次核对的过程，然后再逐一发出药品。

（二）前后台调配-核发调剂模式

传统处方调配模式是前后台调配-核发调剂模式，是由调配人员按照处方或调配单在药品架上选配药品，配齐后交给前台药师核发药品的方式。其优势在于调配与核发有明确分工，可降低调配和发药差错的概率。门诊量大的药房则采用二对一的模式，即两位调配人员调配，一位药师核发。

（三）计算机辅助前后台调剂模式

在传统处方调剂模式下，当每日门诊工作高峰时，患者处方调配数量急剧增多，药师忙于寻觅每张处方所列出的各药物进行调配，在药房内穿梭往来，工作秩序忙乱，效率降低。而且，随着药品数量不断增多，仅靠调配人员个人能力和工作习惯，记忆超过上千种药物存放的位置，并且快速而正确辨识易混淆药品，按照规范要求准确调配各种药品，很难保证处方药品调配的准确性，也严重制约了门诊药房调剂工作效能和工作质量的提高。为解决这种传统处方调剂模式下找药难的问题，很多医院利用计算机自动货位查找技术，即计算机辅助前后台调剂模式，这种模式具有很好的效果，是在传统调剂模式基础上，科学固定药品货位并编码，在医师利用计算机开出处方后，系统立即在药品货位库中查找，并按照调配路径由远及近的方案重新编排医师处方中药品的先后顺序，并在处方药品名的后面打印货位号。这样，药师便可方便地按照处方及货位号指引通过最短路径快速调配好药品。

（四）分区调配-集中核对-核发调剂模式

1999 年，规模较大的香港公立医院参照美国医院药房操作流程进行处方调配模式的改进，建立了一种基于条形码技术的分区处方调配工作模式。其特点是药品分区贮藏，每个配药员只负责自己辖区药品的调配。患者在收方窗口把处方交给收方药师，药师扫描处方上的条形码，快速配药系统（express dispensing system，EDS）自动发出指令，将处方中的药品信息传递至各个药品贮藏区并由各配药员按指令调配，调配好的药品通过传输带传送到药品集合处，经核对药师核对后放入发药筐交给窗口发药药师，发药药师再次核对后发给患者。整个药房可分为四个主要区域：接收处方及计算机输入区、配药区、集合及核对区、发药区，各区域由计算机及附有红外线扫描系统的自动传送带联系起来。分区处方调配模式在整个运行过程中，从患者资料输入、处方影像输入，到药品选配、处方药品组合、处方复核，直至发药的每个步骤均由计算机条码系统管理及监控。不同岗位人员分工合作完成处方调配，整个工序自动化、标准化，既可节省员工东奔西跑找寻药物的时间，提高配药效率和缩短了患者等候时间；又可通过即时核查、多环节核对和规范化管理而减少调配差错发生率。同时在管理上，系统能准确有效地显示工序"瓶颈"，通过即时显示和等候时间分析及工作量分析等，根据需要科学合理调配各岗位人员，保证各工序合理化和整个调剂系统的高效率运转，提高药房应对繁忙局面和突发性事件的调控能力。

由于分区处方调配模式所采用的快速配药系统所需工作人员较多，并需配有与计算机联网的自动化片剂分装机、扫描机、小型数片机等设备，自动化程度要求较高，因而它只适合于规模较大的医院门诊药房选用。

（五）自动化+人工调配-核发调剂模式

20 世纪 90 年代以来，随着信息技术、计算机技术和自动控制技术的迅猛发展，药品信息化管理和自动化调剂技术开始向医院延伸。各种新型的自动化药品贮藏、调配、发放和管理系统不断涌现，国内也有结合我国医院药房实际情况而研制的自动化门诊药房调剂系统等成熟产品推向市场，在国内一些大型医院药房相继得到了应用（参见第十七章）。门诊药房自动化调剂设备主要包括整盒快速发药系统和智能存取系统。整盒快速发药系统结合自动传送带可把药品直接送达发药窗口，不能进入整盒快速发药系统的药品（主要是大输液、袋装和异形包装药品、冰箱储存药品和麻醉药品）通过药师人工调配，送至发药窗口集中交核发药师核对后发出。

药房自动化调剂系统可以提高药品调配发药的效率和改进服务质量，并可加快药师从传统的"以药品为中心"的调剂工作向"以患者为中心"的药学服务工作的转型，因此该系统的应用具有巨大的发展潜力。但必须强调的是，随着调配发药过程变得越来越自动化，药师必须在药物使用过程中发挥越来越关键的作用，药师在调配或发药前须对所有处方或医嘱进行审核和评估，以控制每个患者的所有用药剂量；强调药师需要经过培训，充分认识和防范自动化药房系统可能使人为错误扩大化的风险，监督和控制自动化药房系统的合理和有效使用。药房在应用自动化调配发药系统的同时，应先建立质量保证体系和制订持续改进计划，以确保患者用药安全。

二、住院药房调剂模式

（一）单剂量调剂模式

在单剂量调剂模式下，药师根据医嘱按患者每次服用剂量调配好药品，注射剂则按患者使用的每组药品（输液）调配好药品，检查核对后交护士使用。但单剂量调剂的概念和模式各国有所不同：美国、加拿大等一般是使用自动化设备将每片药片、每粒胶囊分装在一个小塑料袋中；而中国、日本和韩国等东亚国家多是将每次服用的多种药品分装在一起。美国模式的好处在于药品易于识别，退回的药品可回收利用；缺点是工作量增加，包装材料浪费大大增加，不符合绿色理念。单剂量调剂相关内容详见第十一章。

（二）总量调剂模式

少数医疗机构的住院药房按病区统计所用药品，按总量调配发给各病区，再由护士分剂量后给患者使用。这种模式减少了药房的工作量，药房仅承担了简单的药品供应工作，不符合医院药学的发展方向，应该尽快转变。

（三）患者出院带药

患者出院带药也有不同模式。有的医疗机构住院药房是患者持出院带药单直接到药房取药。有的是药房根据医嘱将患者的出院带药调配好以后交给护士，由护士交给患者并进行用药指导。药学服务开展较好的医院则是药师调配好药品并到病区亲自把药品交给患者，同时进行患者教育和用药指导，当前应当提倡这种直接面对患者的药学服务。

三、社会药房调剂模式

《药品经营质量管理规范》规定：处方药不得采用开架自选销售方式，也不得采用有奖销售、附赠药品或礼品销售等销售方式，暂不允许采用网上销售方式。

社会药房的调剂工作主要涉及处方药调剂和非处方药调剂两方面。

（一）处方药调剂

《处方管理办法》规定：药师应当凭医师处方调剂处方药品，非经医师处方不得调剂。处方药必须凭执业医师或执业助理医师处方销售、购买和使用。

社会药房对处方药一般采取柜台调剂模式，药师接收患者处方后，必须按《处方管理办法》的规定对医师处方进行审核，确认处方的合法性与合理性，然后按调剂规程对处方进行划价、调配与发售。药师还要向患者进行用药交代和回答患者咨询。药师对处方不得擅自更改或代用，对有配伍禁忌或超剂量的处方，应当拒绝调配和销售，必要时，经处方医师更正或重新签字，方可调配、销售。零售药店对处方必须留存2年以上备查。

社会药房药师调剂处方药的模式和操作规程与医院药房没有明显区别。其他详细内容参见第十二章。

（二）非处方药调剂

甲类非处方药、乙类非处方药可不凭医师处方销售、购买和使用，因此社会药房的非处方药一般可采用开架和柜台两种调剂模式。但无论何种模式，患者都应该在执业药师或药师的指导下购买和使用。执业药师或药师应对患者选购非处方药提供资讯和用药指导，如患者病情不适合自我药疗，执业药师或药师应告知患者去医院就诊，寻求医师建议，避免延误治疗。

四、调剂流程

处方药的调剂流程通常为：收方→审方→调配→复核→贴签→发药→用药指导。

普通调剂业务主要包括常规药品的调剂和毒性、麻醉及精神药品的调剂，是医院药师每天都需要完成的工作，调剂业务的质量直接决定患者用药的安全、有效。药师应按《处方管理办法》《毒性药品管理办法》《医疗机构药事管理规定》等法律法规完成调剂业务。虽然各类医院药房的软硬件配置不一，但调剂的基本环节是相同的，均需满足药事管理和医疗保险制度中的相关规定。

（一）收方与审方

《处方管理办法》规定，药师对于不规范处方或者不能判定其合法性的处方，不得调剂。为了确认处方的完整性、合法性、规范性与适宜性，要严格对处方认真逐项检查，包括处方前记、正文和后记书写等各项信息是否清晰、完整，并确认处方的合法性及正确性。

当遇有存疑处方时应进行干预，并对存疑处方的处理结果进行记录。如遇药品剂量不正确，用法用量不妥，或存在配伍禁忌及缺货等情况，应及时与处方医师沟通，由医师进行修改并在修改处签字盖章或重新开具处方。如发现严重不合理用药或用药错误，应拒绝调剂并及时告知处方医师，并应当记录，按照有关规定报告。

（二）调配、复核与贴签

调配药师应按照处方所开具的药品顺序逐个调配，调配时应细心谨慎，需要出账的药品应及时填写出账卡片。调配毒麻药、精神类药品应严格遵守国家有关规定及医院相关制度，按规定登记账卡，并随时锁好保险柜。需临时调配药品应使用适当的仪器设备或量具，不能直接用手接触药品，包装材料应符合相关规定。

处方调配完成后，应再次确认无误，并在处方指定位置签字或盖章，麻醉药品处方要手签全名后方可交与发药人员。发药药师接到已调配好的处方及药品后，应对处方及药品逐条进行再次审核，并贴好标签或在空白签上写明用法用量。

（三）发药与用药指导

发药药师确认药品无误后，再与患者沟通，确认患者身份与处方一致时方可发药。发药人员若发现处方调配有误，应将药品退回调配人员，重新调配；发放药品时应按照处方书写顺序进行，检查药品包装完整性，以及粘贴的用法用量标签，有条件的医疗机构，可以根据处方信息通过计算机系统打印较为详细的"患者用药须知"。发药的同时应口头交代服用方法及注意事项、贮藏条件等，遇特殊服用方法应着重强调（如外用药品的使用方法，栓剂、气雾剂的使用方法等），需要特殊贮藏的药品在发放时应主动告诉患者，并向患者提供相关的帮助。发药时遇到贵重药品、量大药品应让患者当面点清，查看无误。处方发放完成后，应主动告诉患者"您的药齐了"，要在处方指定位置签字或盖章，将处方存放在指定处，再进行下一张处方的核对发放。

遇单独值班情况也应遵循上述流程，双重核对，双重签字或盖章，确保患者用药正确、安全。遇有不良反应要及时登记并上报。对在窗口调配中解决的不合格处方问题或审方发现的不合理配伍问题，要及时登记。

第四节　调剂服务质量与处方点评

学习准备

你有去医院药房或社会药房取药的经历吗？你对他们的服务感到满意吗？如果不满意，想想是哪些方面影响了你的满意度评价？

处方点评是回顾性地对已调配的处方按照规范性的技术标准进行分析、评价和监控的过程，是提高医师处方质量和药师调剂质量的重要措施。找一些处方，根据你已掌握的知识试着分析评价一下处方质量的优劣。

一、概述

药品调剂是指自接受处方到交付药品的全过程，是具有专业性、技术性、管理性、法律性的活动过程，也是药师、医师、护士、患者（或其家属）等相互沟通的过程。医院药品调剂是医院药学工作的重要组成部分，调剂工作质量的好坏直接关系到患者的健康和安全。调剂质量主要包含两个方面的内容：第一是调剂的专业技术服务质量，即药师是否严格执行了调剂规程和操作规范，处方调配正确、及时与否，发药交代是否让患者理解了正确的用药方法和注意事项；第二是调剂的人文服务质量，其评价标准主要是患者的满意度。

为了持续提高处方质量、规范医疗行为、促进合理用药、确保医疗安全等，应定期进行处方评价。《医院处方点评管理规范（试行）》指出："处方点评是根据相关法规、技术规范，对处方书写的规范性及药物临床使用的适宜性（用药适应证、药物选择、给药途径、用法用量、药物相互作用、配伍禁忌等）进行评价，发现存在或潜在的问题，制定并实施干预和改进措施，促进临床药物合理应用的过程。"处方点评是医院持续医疗质量改进和药品临床应用管理的重要组成部分，是提高临床药物治疗水平的重要手段。各级医院应当按照规范，建立健全系统化、标准化和持续改进的处方点评制度，开展处方点评工作，并在实践工作中不断完善。

评价方法需依据《处方管理办法》和《抗菌药物临床应用指导原则（2015年版）》等相关法规制定评价标准，结合实际采取全样本或不同比例抽样方法进行。评价内容包括：处方格式、书写规范的评价和对处方用药合理性的评价。《医院处方点评管理规范（试行）》附件中的处方评价表是对医疗机构合理用药、处方管理、费用控制等情况实施的综合评价，可以由医疗机构对本机构药事管理整体情况实施评价，也可以对一名或者多名医师处方情况实施评价。根据各项评价指标对医疗机构药事管理或者医师处方情况提出意见、建议，当某项指标严重超常时，应当提出预警信息。针对评价结果，还要通过职能部门定期或不定期地进行公示，并通过及时干预或将评价结果与绩效考核挂钩，促进处方质量的持续改进。

二、调剂服务质量

（一）专业技术服务质量

调剂过程中所提供的专业技术服务质量主要包括：药品质量、处方质量和调剂业务质量。药品质量直接关系到药物的疗效和患者的安危，是保障调剂服务质量的前提和核心。由于我国药品生产企业众多，企业间、批次间药品质量差异大，因此，药房在为患者提供专业的药学服务以外，还必须承担药品质量保障的责任。例如，药师或助理药师每天需监控冰箱和药品贮藏间的温度、湿度，以便保障药品的贮藏质量。药师为患者交代药品的用法用量时，也要注意交代药品贮藏注意事项，需冰箱冷藏的药品要在药品外包装上粘贴冰箱保存的特殊标示，以确保药品质量。

处方质量直接关系到患者的用药安全，而医师处方中可能存在的问题，对患者的安全用药有着不可忽视的影响。这其中用法用量错误、给药途径错误、未注明药物过敏史、超剂量用药、不适宜人群用药和溶媒错误都可能造成严重的用药安全问题，甚至给患者带来不可挽回的损害。

专业技术服务质量是调剂业务质量的一个重要组成部分。调剂工作要从传统的单纯药品供应模式向药品供应与知识技术服务型结合模式转变，就要突出药学技术和知识服务。药师不仅要保证提供给患者准确、质量合格的药品，而且要保证患者安全、有效、经济地使用药品。药师在调剂过程中的三个主要环节——审方、调配、核发中都要严格执行《处方管理办法》的规定，详细检查处方的各项内容是否完整，检查药物的剂型、规格、剂量和用量是否正确，有无超量及配伍禁忌。特别需要强调的是，调剂工作是保证患者安全用药的最后一道关口，因此药师发现不符合规定的处方应及时与医师联系更正，如有严重处方错误应拒绝调配并及时登记和报告；在调配时认真、仔细、反复核对处方，正确后方可发给患者；发药时药师应向患者及家属提供咨询服务和指导合理用药，细心交代用法用量，同时要根据药物的特性和患者的病情对患者进行特别交代，提高患者用药的依从性，减少药物不良反应，从而使药物发挥最大疗效。

（二）人文服务质量

人文服务即人性化服务，是依照人类普遍的共同本质，提供劳动的形式能够满足他人人性关怀的需要。调剂服务的整个过程都要以患者为中心，满足患者的需要，因此，在调剂过程中，调剂工作人员的专业水平、职业道德等这些行为素质的高低，直接影响调剂工作的质量，影响患者的生命和健康。药师在调剂服务过程中要体现对患者的尊重，要注意自己的形象和行为举止，包括仪表仪态、语言表达、服务态度等，要考虑患者的需求，满足不同患者的需要，对文化层次不同的患者和特殊人群提供不同的服务。

1. 服务态度

药师的工作是一种复杂且有关服务对象生命安危的风险劳动，药师每天要面对大量的调配处方工作，来自工作和患者方面的压力从某种程度上会影响药师的情绪，药师在药学服务中会表现出的急躁、嗓门大或不耐烦等，容易引起患者不满甚至投诉。有的药师把不良情绪带到工作中来，接待患者时面无表情、态度冷淡，对患者的提问爱答不理、怠慢患者等，让患者在医疗过程中得不到舒心的服务，患者的不满就会随时表现出来。因此，药师在工作中，要学会调整好自己的心态，要有一份充盈饱满的自信，耐心和热心地去面对窗口的患者。

2. 服务意识

服务水平与医院的对外形象紧密相关，因此作为调剂服务的药师要注重自己的服务态度、礼貌行为、沟通技巧。患者到医院来就诊是对医院的信任，每位工作人员都应该做到对他们热情有礼。有的药师在工作时不注意自己的言行举止，如发药时接打移动电话、吃零食和同事大声说笑等，这些言行都会在患者心中留下不好的印象。如果药品在这样的情况下发出去，患者很容易对药师产生不信任感，"药有没有拿错"的疑问会在患者脑海中回旋，因此，药师在自己的工作岗位上，一定要注意自己的行为举止。

3. 责任意识

强烈的责任心是服务的前提，责任心的"心"字，早被中国古代哲学家喻指思想、精神和灵魂。作为以救死扶伤为宗旨的药师，所从事的是具有特殊重要性的窗口行业，对患者的极端负责是一种职业道德，是必须自我内省、点滴养成的意识。没有责任意识就好比一个人没有灵魂一样，是没有生命力的。

4. 特殊服务

药师在完成好调剂服务的过程中，还要针对一些患者的特殊需求提供一些"人性化"的特殊服务，如对配药较多者提供纸盒、纸箱及绳子；送年龄较大、配药较多的患者到医院大门口；老年患者需要阅读说明书时，为其提供老花镜；对马上需要服药治疗的患者提供饮水；对贮藏条件有困难的患者，为患者寄存需冰箱冷藏的药品，等等。

5. 人文环境

良好的人文环境是服务质量的重要体现，一个嘈杂拥挤的环境，混乱不清的标示和窗口不可能为患者提供优质舒适的服务。因此，在患者候药区营造温馨、明快、舒适的人文环境是药房调剂服务的重要工作内容。

（三）调剂服务质量标准

服务质量的优劣只能被服务者的身心体验感知到，一般较难以客观准确的指标进行评价。调剂服务质量同样如此，尽管国家卫生行政部门推出一些评价指标，行业的学术组织也有一些规范可供参考，但到目前为止并没有一部规范的、可供操作的调剂服务质量标准。

调剂服务质量可由核心服务质量、延伸服务质量和超值服务质量三部分组成。超值服务质量能极大地影响患者的感知服务质量（图7-3），患者感知服务质量可通过科学设计的患者满意度调查问卷得出，而核心服务质量与延伸服务质量可建立客观评价标准。另外，由于门诊药房、社会药房与住院药房的服务对象不同，故服务质量标准也略有不同。门诊药房和社会药房的性质有许多相似之处，都是药师面对患者，直接为患者提供药学服务，故服务质量标准应该是相似的。

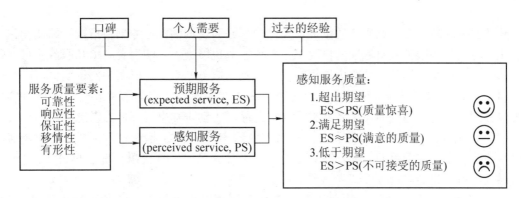

图7-3　感知服务质量

1. 核心服务质量标准的构成

（1）人员。药师与辅助人员的构成应符合国家法律法规的要求。

（2）设备与设施。医疗机构应具备方便患者候药、取药、咨询的环境和其他设备设施；应采用敞开式或大窗口的服务形式，开放窗口数应与患者人数相适应，以减少候药时间，保证充足的发药交代时间。

（3）服务流程。服务流程应合理、顺畅，流程标识应清晰、易于识别，保证患者对取药流程的认知并沿流程运行。

（4）能力与素质。药师与药学辅助人员须具备适合岗位要求的能力与素质，能够正确识别、理解和审核医师处方，准确、迅速地调配药品，需要时能够将医师的用药意图正确地告诉患者并回答患者咨询，消除患者疑虑，保证或提高患者的用药依从，能够对出院患者进行全面的用药指导。

（5）管理。完善的管理制度，包括药品管理、人员和事件的管理以及现场管理。药品管理应保证供应链畅通，保证药品质量；人员和事件管理应保证在发生各种事件或不测时，能够依据制度和条例从容应对、迅速处置；现场管理应保证药房（药店）药品摆放有科学的规律、井然有序、易于查找，不易发生药品调配错误。

2. 延伸服务质量标准的构成

（1）用药宣教。医疗机构应有宣传合理用药知识的设施、材料，并方便患者得到，使患者易于理解和接受。

（2）特殊服务设施。例如，专门为老年人或残疾人服务的窗口，为老年人准备老花镜等。

（3）社区延伸药学服务。药师应定期或不定期深入社区，为社区居民提供药学咨询服务，宣传合理用药知识，为居民整理家庭小药箱等。

（4）病房延伸药学服务。药师应能够定期深入病房进行调剂查房，向医护人员宣介新药和药事法规，提出并讨论近期临床用药中的问题，征求对药学服务的意见和建议，检查病房储备药品和麻醉药品管理情况等。

3. 超值服务质量标准的构成

超值服务一般不在调剂服务质量评价指标内，是药房调剂服务的创新指标。即使在仅仅一般化地达到其他服务质量标准的情况下，超值服务也能极大影响患者的感知服务质量，使患者感到满意或十分满意，会极大地提高药房和药学服务的声誉。以下举例说明：

（1）考虑特殊人群的特殊需求。如地处回民居住区域的医院药房整理收集了所有含猪内脏成分的中成药，遇到回民患者开具了此类药品时主动告知患者，使患者感到贴心。

（2）提供人性化服务。如在实行了实名制就诊卡后，遇有当天生日的患者来到药房取药时，药师送上一句温馨的问候："今天是您的生日，祝您生日快乐！祝您早日康复！"患者会感到惊讶，也会对这次取药经历留下难忘的印象。

（3）开展用药跟踪或远程用药服务。有特殊用药需求的患者，药师可递上药师名片，方便患者咨询；必要时留下患者联系方式，对患者用药情况进行跟踪，保证患者的用药依从，帮助患者克服药物不良反应，提高药物治疗效果；利用移动电话等现代通信方式为患者提供用药提醒服务和其他资讯服务也是重要的药学服务手段。这些服务举措无疑会极大地提高药学服务质量，提高患者的满意度。

三、处方评价

为促进临床合理用药，保障患者用药安全，《处方管理办法》要求"医师开具处方和药师调剂处方应当遵循安全、有效、经济的原则"，以及《医院处方点评管理规范（试行）》为规范医院处方点评工作、提高处方质量、促进合理用药、保障医疗安全等提供了重要参照依据和标准。目前，在我国社会医疗需求和医疗资源供应冲突还很难有效解决的情况下，通过规范处方评价方法、标准，加强医疗机构临床用药管理和合理用药教育，对提高我国的合理用药水平有重要的现实意义。

（一）处方评价的目的和意义

《处方管理办法》要求医疗机构建立处方评价制度的目的是针对目前医疗机构临床用药管理方面存在的缺陷，通过医疗机构实时的处方评价，对不合理用药问题进行持续监测和有效干预，促进药物合理使用，保障患者用药安全，改善医患关系，构建和谐社会。

《处方管理办法》规定，医疗机构应建立处方点评制度，对处方实行动态监测及超常预警，登记并通报不合理处方，对不合理用药应及时干预。处方点评赋予医疗机构承担合理用药的自我提高和监督的重要责任，医疗机构应重点评价本医疗机构的合理用药水平、处方管理水平和药物管理水平。通过有效的处方点评，逐步提高医疗机构的合理用药水平，提高整体医疗质量。

实现临床合理用药的根本途径之一是提高医师、药师对药品使用的认识和科学使用能力，以及对合理用药技术的掌握；同时，通过有效的行政监督手段提高医疗机构合理用药水平和用药管理水平是现实可行的方法之一。通过处方点评、超常预警、药师审方对不合理用药实施干预可切实提高医疗机构的合理用药水平，让患者受益。

（二）处方评价的指标

根据 WHO 推荐的指标，《处方管理办法》中明确要求了六项评价指标：平均每张处方用药品种数、抗菌药物使用百分率、注射剂使用百分率、基本药物占处方用药的百分率、药品通用名占处方用药的百分率、平均每张处方金额。除此之外，评价时还要特别关注处方的合法性和合理性，如医师处方权限、不合理的药物相互作用、超说明书用药、重复用药、剂型的合理选择、合理的给药途径、给药剂量、潜在的用药安全问题等。发现这些问题药师应在审方时进行干预并及时记录（做到事先纠正），定期总结分析临床用药中存在的问题并报告，医疗质量管理部门应制订有针对性的持续改进措施，必要时可与医务人员的绩效考核挂钩。对于普遍性问题，应主要通过宣传、培训的方法解决，并适时进行考核、公示，逐步改进；对于严重的，特别是容易导致患者严重不良后果的问题，应进行针对性教育、整改，并与责任人的绩效考核挂钩。对合理用药持续执行得好的科室和个人则应及时给予表扬和绩效奖励。在现阶段，医疗机构药学专业技术人员的配备还欠缺，药学专业技术人员的能力也有待提高，事先纠正很难普遍实施，因此，在处方评价中认真总结、分析和制定持续改进方案并有效落实显得至关重要，这取决于药学人员与医疗质量管理人员及临床医师的通力合作。

处方评价是规范医疗机构药品管理的重要方法之一，对于不同级别、不同专科的医院，其评价指标和关注点应该是不完全相同的，因此，在《处方管理办法》要求的评价指标基础上，可增设一些指标以更准确地反映医疗机构实际用药情况。如平均次就诊药费，平均次就诊使用药物品种单价，患者平均次就诊使用抗菌药物费用，患者平均次就诊使用抗菌药物品种单价，门、急诊及住院患者抗菌药物使用强度，门、急诊及住院患者限制性抗菌药物使用强度，门诊患者使用静脉注射药物的比例，患者住院平均药费，患者住院平均使用抗菌药物费用，抗菌药物联合应用的比例，预防用药的比例，本医疗机构主要病种使用药物治疗的比例等。

不同类别和承担不同医疗任务的医院应在《处方管理办法》要求的基础上，根据本院的专业特长适当增加评价指标，评价指标的设定应该能够真实反映本院的临床实际用药情况。

（三）处方评价的方法

处方评价是医疗机构自我评价、监督合理用药水平的依据。各医疗机构的药事管理委员会或医疗质量管理部门应为处方评价工作的组织者，药剂科可承担抽样、统计、评估工作，由本院的临床药学专家、临床医学专家、医疗质量管理人员等共同组成专家组实施以处方评价为基础的医疗质量监督工作。专家组负责对统计结果进行综合评价并向医院主管领导建议改进目标和改进措施（可针对不同科室），由医疗质量管理部门督促相关科室改进，第二轮点评时应重点针对上一轮点评中指出问题的改进效果进行奖惩，以达到持续改进的目的。

值得一提的是，即使在同一家医疗机构中，不同科室的用药水平和管理水平也是有差别的，所以可针对不同的科室设定不同的改进目标。

评价处方点评结果应特别重视本院的合理用药水平在地区医疗中所处的地位，因此在不同的医疗机构相互之间应使用统一的抽样方法和评价标准，以便地区内及国内的医疗机构相互之间进行比较、评价。卫生行政部门则应该在医院管理评价指标中积极使用处方点评结果。

（四）处方评价的管理

对于不合格处方、不合理用药处方、超常处方及处方审核缺陷，医疗管理部门应根据点评小组提出的评价意见与相关科室及人员的绩效考核结合进行奖惩。医疗机构应当将处方评价结果作为重要指标纳入医师、药师日常考核和年终考核指标。

对评价结果不服的当事人，可以向医疗机构药事管理组织申请复议，药事管理组织应当受理，并另行组织相关学科专业人员点评。

《处方管理办法》规定，医疗机构应当对一年中开具超常处方 3 次以上且无正当理由的医师提出警告，限制其处方权；一年中开具超常处方 5 次以上且无正当理由的医师，认定为医师定期考核不合格，应离岗参加培训；对患者造成危害的，卫生行政部门应按照《中华人民共和国执业医师法》（以下简称《执业医师法》）的规定，做出停止执业 6 个月至 2 年的行政处罚，停止执业期间，医疗机构应当取消其处方权；情节恶劣且后果严重的，卫生行政部门应当吊销其执业医师证。

思考题

1. 调剂的基本要素有哪些？
2. 调剂室的布局和设计原则是什么？
3. 调剂室有哪些必备的设施和设备？
4. 门诊药房和社会药房的调剂模式分别有哪些？
5. 调剂服务质量是由哪些因素构成的？
6. 处方点评的目的是什么？处方点评有哪些评价指标？

第八章

处方与处方集

处方是医疗和药剂配制的重要医疗文书，具有经济性、法律性和技术性的重要意义。医师通过处方将患者的用药信息传递给药师，药师通过对处方的调配，把医师的意图和药物的使用方法传递给患者。处方是调剂业务中一项非常重要的内容，它对促进合理用药、保障医疗安全具有极其重要的作用，因此学习和掌握有关处方的一些知识非常必要。

学习目标

◇**重点掌握**：处方概述、标准及处方管理。
◇**一般掌握**：处方书写，处方常用术语。
◇**基本了解**：电子处方，处方集概念、格式、编写目的和意义，药物的选择。

第一节　处方

学习准备

什么是处方？你接触过哪些处方？有什么体验？一张标准处方都包括哪些内容？在工作中，你怎样识别和分析处方？应该注意哪些方面？

一、处方概述

《处方管理办法》的实施，使处方管理做到有法可依。根据《处方管理办法》的规定，处方是指"由注册的执业医师和执业助理医师在诊疗活动中为患者开具的、由取得药学专业技术职务任职资格的药学专业技术人员审核、调配、核对，并作为患者用药凭证的医疗文书。处方包括医疗机构病区用药医嘱单"。处方的开具和调剂应当遵循安全、有效、经济的原则，它在法律上、技术上和经济上具有重要意义。处方的法律意义在于因医师处方书写或药剂人员调配处方出现错误而造成医疗事故时，医师或药剂人员负有法律责任。在调查和处理医患纠纷时，处方是药师配发药品和指导患者用药的重要依据。因此，要求医师和药剂人员在处方上签字，以示负责，而且处方要按规定予以妥善保存。处方的技术意义在于它写明了医师用药的名称、剂型、规格、数量及用法用量等信息。其经济意义在于它是患者已缴药费的凭证及统计调剂工作量、药品消耗数量及金额的原始资料。

二、处方标准

《处方管理办法》对处方的格式、内容、印刷用纸颜色等都做了细致规定，并发布了处方标准。

（一）处方格式和内容

处方分为前记、正文和后记三部分。

1. 前记

前记包括医疗机构名称、费别、患者姓名、性别、年龄、门诊或住院病历号、科别或病区和床位号、临床诊断、开具日期等，还可添列特殊要求的项目。

麻醉药品和第一类精神药品处方还应当包括患者身份证号，代办人姓名、身份证号。

2. 正文

正文以 Rp 或 R（拉丁文 Recipe "请取" 的缩写）标示，分列药品名称、剂型、规格、数量、用法用量等。

3. 后记

后记包括医师签名或者加盖专用签章，药品金额以及审核、调配，核对、发药药师签名或者加盖专用签章。

（二）处方印刷用纸颜色

（1）普通处方的印刷用纸为白色。

（2）急诊处方的印刷用纸为淡黄色，右上角标注 "急诊"。

（3）儿科处方的印刷用纸为淡绿色，右上角标注 "儿科"。

（4）麻醉药品和第一类精神药品处方的印刷用纸为淡红色，右上角标注 "麻" "精一"。

（5）第二类精神药品处方印刷用纸为白色，右上角标注 "精二"。

三、处方书写

根据《处方管理办法》规定，处方标准由卫生部（现国家卫生健康委员会）统一规定，处方格式由省、自治区、直辖市卫生行政部门统一制定，处方由医疗机构按照规定的标准和格式印制。处方书写应当符合下列规则。

（1）患者一般情况、临床诊断填写清晰、完整，并与病历记载相一致。

（2）每张处方限于一名患者的用药。

（3）字迹清楚，不得涂改；如需修改，应当在修改处签名并注明修改日期。

（4）药品名称应当使用规范的中文名称书写，没有中文名称的可以使用规范的英文名称书写；医疗机构或者医师、药师不得自行编制药品缩写名称或者使用代号；书写药品名称、剂量、规格、用法用量要准确规范，药品用法可用规范的中文、英文、拉丁文或者缩写体书写，但不得使用 "遵医嘱" "自用" 等含混不清字句。

（5）患者年龄应当填写实足年龄，对于新生儿、婴幼儿应写日、月龄，必要时要注明体重。

（6）对西药和中成药，可以分别开具处方，也可以开具一张处方，中药饮片应当单独开具处方。

（7）开具西药、中成药处方，每种药品应当另起一行，每张处方不得超过5种药品。

（8）中药饮片处方的书写，一般应当按照"君、臣、佐、使"的顺序排列；调剂、煎煮的特殊要求注明在药品右上方，并加括号，如布包、先煎、后下等；对饮片的产地、炮制有特殊要求的，应当在药品名称之前写明。

（9）药品用法用量应当按照药品说明书规定的常规用法用量使用，特殊情况需要超剂量使用时，应当注明原因并再次签名。

（10）除特殊情况外，应当注明临床诊断。

（11）开具处方后的空白处画一斜线以示处方完毕。

（12）处方医师的签名式样和专用签章应当与院内药学部门留样备查的式样相一致，不得任意改动，否则应当重新登记留样备案。

（13）药品剂量与数量用阿拉伯数字书写。剂量应当使用法定剂量单位：质量以克（g）、毫克（mg）、微克（μg）、纳克（ng）为单位；容量以升（L）、毫升（mL）为单位；国际单位（IU）、单位（U）；中药饮片以克（g）为单位。片剂、丸剂、胶囊剂、颗粒剂分别以片、丸、粒、袋为单位；溶液剂以支、瓶为单位；软膏及乳膏剂以支或盒为单位；注射剂以支、瓶为单位，应当注明含量；单位时间使用的中药饮片以剂为单位。

（14）医师开具处方应当使用经药品监督管理部门批准并公布的药品通用名称、新活性化合物的专利药品名称和复方制剂药品名称。医师开具院内制剂处方时应当使用经省级卫生行政部门审核、药品监督管理部门批准的名称。医师可以使用由国家卫生行政部门公布的药品习惯名称开具处方。

（15）处方开具当日有效。特殊情况下需延长有效期的，由开具处方的医师注明有效期限，但有效期最长不得超过3天。

（16）处方一般不得超过7日用量；急诊处方一般不得超过3日用量；对于某些慢性病、老年病或特殊情况，处方用量可适当延长，但医师应当注明理由。医疗用毒性药品、放射性药品的处方用量应当严格按照国家有关规定执行。

（17）医师应当按照国家卫生行政部门制定的麻醉药品和精神药品临床应用指导原则，开具麻醉药品、第一类精神药品处方。

四、电子处方

电子处方是指通过医院信息系统（hospital information system，HIS）实现的数字化和无纸化处方。近处来，我国卫生信息化建设取得了长足的发展，现在全国大多数医疗机构都在积极探索建立医疗信息化管理系统，实行电子处方的方法和途径，目前大部分大中型医院的纸质处方已经被电子处方所替代。《处方管理办法》规定，医师利用计算机开具、传递普通处方时，应当同时打印出纸质处方，其格式与手写处方一致；打印的纸质处方经医师签名或者加盖签章后有效。药师核发药品时，应当核对打印的纸质处方，无误后发给药品，并将打印的纸质处方与计算机传递处方同时收存备查。

电子处方与手写处方相比具有无可比拟的优越性。其优势主要有：简化流程，缩短患者等候时间；提高数据和信息的准确率，降低配方的差错率；提高数据统计和查阅功能的效率；有利于药师提高处方审核质量；有效减少医务人员的工作量，提高工作效率。

五、处方适用范围

处方适用范围为所有医疗、预防、保健机构及其医师、药师和护理人员，以及社会药房及其药学专业技术人员。

六、处方管理

（一）医师处方权

医师处方权是指经注册的执业医师在执业地点取得的相应的处方权。医师应当在注册的医疗机构签名留样或者专用签章备案后，方可开具处方。经注册的执业助理医师在医疗机构开具的处方，应当经所在执业地点执业医师签名或加盖专用签章后方有效。医师取得麻醉药品和第一类精神药品处方权后，方可在本机构开具麻醉药品和第一类精神药品处方，但不得为自己开具该类药品处方。

（二）药师调配权

取得药学专业技术职务任职资格的人员方可从事处方调剂工作。药师在执业的医疗机构取得处方调剂资格，药师签名或者专用签章式样应当在本机构留样备查。具有药师以上专业技术职务任职资格的人员负责处方审核、评估、核对、发药以及安全用药指导；药士从事处方调配工作。药师应当凭医师处方调剂处方药品，非经医师处方不得调剂。药师取得麻醉药品和第一类精神药品调剂资格后，方可在本机构调剂麻醉药品和第一类精神药品。

药师经处方审核后，认为存在用药不适宜时，应当告知处方医师，请其确认或者重新开具处方。药师发现严重不合理用药或者用药错误，应当拒绝调剂，及时告知处方医师，并应当记录，按照有关规定报告。药师对于不规范处方或者不能判定其合法性的处方，不得调剂。

药师在完成处方调剂后，应当在处方上签名或者加盖专用签章。

（三）处方保存

处方由调剂处方药品的医疗机构妥善保存。普通处方、急诊处方、儿科处方保存期限为1年，医疗用毒性药品、第二类精神药品处方保存期限为2年，麻醉药品和第一类精神药品处方保存期限为3年。

处方保存期满后，经医疗机构主要负责人批准、登记备案，方可销毁。

七、处方常用术语

处方常用术语有：Rp.（请取或授予），Sig./S.（用法）；g（克），mg（毫克），μg（微克），ng（纳克）；L（升），mL（毫升）；IU（国际单位），U（单位）；q.d.（每天一次），b.i.d.（每天两次），t.i.d.（每天三次），q.i.d.（每天四次），q.2h.（每2小时一次），q.8h.（每8小时一次），q.o.d.（隔日一次），p.r.n.（必要时），st.（立即使用）；

H.（皮下注射），i. v.（静脉注射），i. m.（肌内注射），p. o.（口服），i. v. gtt.（静脉滴注）。

第二节　处方集

学习准备

想一想，你所知道的处方集是由哪几部分组成的？你了解我国正式发布的《中国国家处方集》吗？

在国外很早就有处方集（formulary），如 1949 年由英国医学会和英国皇家药学会编纂出版的《英国国家处方集》（*British National Formulary*，BNF），现已更新至 80 版（BNF80 September 2020—March 2021）版。《处方管理办法》第 15 条规定：医疗机构应当根据本机构性质、功能、任务，制定药品处方集。为贯彻落实《药品管理法》和《处方管理办法》，规范医院用药行为，指导医院临床合理用药，保障患者用药安全，2010 年 2 月，卫生部正式发布了《中国国家处方集（化学药品与生物制品卷）》。《中国国家处方集》是我国第一部统一的国家级权威性的处方集，它既是合理用药的指导性文件，也是实施国家药物政策的重要文件。

一、处方集概念

WHO 定义处方集是一本手册，它包含所选药物的重要临床应用信息，亦可以包含为开处方者和药品调配人员提供的有关药品管理的信息。美国医疗机构药师协会（American Society of Hospital Pharmacists，ASHP）认为处方集是一部不断修订再版的药品汇编（附有重要的补充资料），它反映了医疗单位对当前所用药品的临床评价。

处方集可分为国家、社区、医院以及各种医疗保险药品计划处方集。

国家处方集（National Formulary，NF）是按照各国的国家药物政策、国家标准治疗指南和国家基本药物目录编写的指导性文件。它是用于指导医师遵照国家规定，对患者合理、安全、有效地进行药物治疗的专业文件，也是医院进行医疗管理、执行国家基本药物制度和实施国家药物政策的重要文件。它的制定应该适合国情（疾病、药物、经济），并具有较强的临床实用性（不同于药物学）和权威性。处方集应与《标准治疗指南》和《国家基本药物目录》一样，要定期进行修订。《国家基本药物目录》、国家处方集与《标准治疗指南》三者的关系是：《国家基本药物目录》应以国家《标准治疗指南》为基础，按照简明、一致的标准，综合考虑效能、安全性、质量、成本和效益等因素进行遴选。《国家基本药物目录》应定期更新并由官方发布、培训和宣传，国家处方集的编写与修订一般应该在《国家基本药物目录》更新后进行。

医院处方集是医院根据患者治疗需要而制定的基本处方汇编，是医疗机构制定的处方规范和指南。它可以让医疗人员迅速了解有关本院的常备用药品种、用药规定，有利于患者获得适当用药，接受安全有效的治疗。处方集的制定可以促进合理用药，有效地降低药品费用，节约医药资源，提高处方质量。

二、处方集编写目的和意义

处方集旨在确定有效并能满足患者治疗所需的价格较低的药品品种。

《中国国家处方集》是根据我国有关药物政策、《国家基本药物目录》《标准治疗指南》而编写的。《中国国家处方集》是从国家层面制定的合理用药的指导性文件。《中国国家处方集》是合理用药的专业指导性专著，该处方集的正式发布，标志着我国合理用药领域终于有了公认的国家标准，合理用药行为终于有了统一的指导性文件，同时也标志着我国的国家药物政策得到了进一步完善。《中国国家处方集》的编写和发布，为规范医疗行为、提高临床药物应用水平、落实临床路径管理等工作奠定了基础，对于促进医患沟通，建立和谐医患关系具有十分重要的意义。

三、处方集格式

世界卫生组织为了提高用药的安全和成本效果，于 2002 年 8 月颁布了第一版《WHO 示范目录处方集》（*WHO Model Formulary*，WMF）。该版处方集是以 2002 年版（第 12 版）《WHO 基本药物示范目录》为基础编写的。该处方集是全面介绍《WHO 基本药物示范目录》中的 325 个药物详细信息的第一个全球出版物，主要包括用法用量、副作用、禁忌证和用药注意事项等。该工具书的正确使用将有助于提高患者的用药安全和限制多余药物的使用。《WHO 示范目录处方集》主要作为示范模板，作为各国政府和公共机构制定各自处方集提供参考依据。

《WHO 示范目录处方集》基本组成如下：前记部分包括目录、致谢、缩略语、前言、变更信息、对处方者的建议；正文部分为药品信息（适应证、禁忌、警示、用法、不良反应）；附录包括药物相互作用，妊娠期、哺乳期妇女用药，肝、肾功能不全患者的用药等。

世界卫生组织的处方集模板在信息结构和内容等方面为国家处方集提供了一个模板。各国药物政策的不同，所收集的药物信息也不同，再加上制定国家处方集主要还取决于读者群及制定国家处方集的目的，这就决定了每个国家的国家处方集都有自己的特色。

《英国国家处方集》的基本组成为：前言、如何使用《英国国家处方集》、本版的变更信息（大的改动、剂量变化、分类调整、停用制剂、新收载的制剂、药品名称变化等）、处方书写指南（如何书写处方、急救情况下的用药、特殊管制的药物和药物依赖性、药品不良反应、儿童处方须知、姑息疗法处方须知、老年人处方须知、牙医用处方须知、运动医学与药物）、急性中毒与解救治疗、药品与制剂信息（分为消化系统用药、心血管系统用药、抗感染药、内分泌系统用药、妇产科和泌尿系统疾病用药、抗癌药和免疫抑制药、营养药和血液制品等 15 个类别）、附录（包括药物相互作用、肝肾损害的给药、孕期和哺乳期妇女用药、静脉药物配伍禁忌、食品和洗漱用品等相关边缘产品信息、伤口处置敷料、配发药品的注意事项和标签说明等）、牙医用处方集、有处方权护士的处方集、生产厂家索引、总索引。最后还附有不良反应报告表等。

《中国国家处方集》参照了《英国国家处方集》和《WHO 示范目录处方集》，并结合我国实际疾病治疗情况，按疾病系统分为 20 章，采取"以病带药"的编写模式，收录药物 1 336 种，以优先使用基本药物为选用原则，针对临床上 20 个治疗系统中常见、多发和以药物治疗为主的 199 种疾病，提出了用药原则和具体药物治疗方案，并详细列举了每个病种的症状和治疗策略及药物适应证、禁忌证、不良反应、合理用药提示等。《中国国家处方集》在我国为首次编辑出版，该处方集涵盖广泛，包含政策法规和专业合理用药指导等内容，可以全面指导医务工作者日常用药中所遇到的问题，实用性非常强。

四、处方集药物的选择

药物选择必须符合一个既定标准，且入选药物须能反映处方集的制定目的。一般情况下，应考虑药物在治疗上的安全性和有效性。《中国国家处方集》所遴选的药品品种涵盖了《国家基本药物目录》《国家医疗保险药品目录》中的全部药物和其他一些常用药物，基本满足了临床常见病、多发病及重大、疑难、复杂疾病抢救、治疗的需要。

思考题

1. 什么是处方？
2. 处方前记的内容是什么？
3. 处方正文的内容是什么？
4. 处方后记的内容是什么？
5. 处方的用量要求有哪些？
6. 各类处方保存期限是怎样的？
7. 处方中的常用术语有哪些？分别代表什么意思？

第九章

药品的包装、标签与说明书

药品包装、标签和说明书是药品的重要组成部分，其内容对指导医师和公众正确、合理、安全用药具有重要意义。药品也是世界各国管理控制最严格的产品，为了对药品的包装、标签等进行规范，国家卫生行政部门出台了相关规定。

学习目标

◇**重点掌握**：药品说明书的阅读。
◇**一般掌握**：药袋、标签的设计和使用。
◇**基本了解**：药袋、标签的作用。

第一节　药品包装的要求与药品的稳定性

学习准备

我们经常会接触到药盒。你是否想过不同药品为什么要采用不同的包装？包装对药品的质量会产生影响吗？

包装是在产品的贮藏、销售、展示和使用过程中能为产品提供保护、外观、信息、标识和容纳作用的一种经济手段。药品包装早已成为药品不可或缺的一部分。不管药物本身性质是否稳定，药品的有效期是有限的，而包装对药品的有效期起着至关重要的作用。

一、选择合适的药品包装需要考虑的因素

（一）药品本身的性质

选择包装须明确药物本身的性质，对光、温、湿等敏感的药物，需要选择有效遮光的材料和容器；易受氧化的药物，则需要选用高阻隔的包装材料，还可采用增加抗氧剂的包装。

（二）药品的剂型

胶囊剂、注射剂、颗粒剂、乳剂、混悬剂、软膏剂等剂型的药品，对外部条件较为敏感，需要较高性能的包装以使其不受外部条件影响；对有定量要求的气雾剂，需要根据每次用药剂量选择相匹配的阀门；需要经过湿热灭菌的注射剂，包装材料应能经受高热和高压；生产最终不能热压灭菌的无菌制剂，需要包装本身的洁净度达到相应要求。

（三）包装材料的性能

包装材料品种多样，并且根据添加剂不同可以体现出耐高温、高压，抗冻等各种不同的

特性，而性能优良的包装材料价格相对昂贵，因此可以根据需要选择适当性能的包装材料。

（四）包装材料与药品的相容性

无论是哪种类型的包装材料，其构成都是复杂的，并且为了改良性能，还添加了各种着色剂、避光剂、脱色剂和稳定剂等，因此使用不恰当的包装可能引起活性成分的迁移、吸附甚至发生化学反应，使药物失效，有的还会产生严重的副作用，影响药品在流通贮藏中的质量。所以在选择药品包装材料之前需做药品和药品包装的相容性试验。

（五）药品可能经过的流通使用条件

从药品生产到最终的使用，需要经过运输、搬运、使用等动态的过程，可能会产生撞击、挤压、震动等，在选择包装的时候需要充分考虑这些因素。

二、药品包装的要求

详见《药品说明书和标签管理规定》及《药品管理法》。

三、药品包装材料的性能

（一）一定的机械性能

包装材料应能有效地保护产品，因此应具有一定的强度、韧性和弹性等，以适应压力、冲击、振动等静力和动力因素的影响。

（二）阻隔性能

根据对产品包装的不同要求，包装材料应对水分、水蒸气、气体、光线、芳香气、异味、热量等具有一定的阻挡作用。

（三）良好的安全性能

包装材料本身的毒性要小，以免污染产品和影响人体健康；包装材料应无腐蚀性，并具有防虫、防蛀、防鼠、抑制微生物等性能，以保护产品安全。

（四）合适的加工性能

包装材料应易于加工，易于制成各种包装容器，应易于包装作业的机械化、自动化，以适应大规模工业生产，应适于印刷，便于印刷包装标志。

（五）较好的经济性能

包装材料应来源广泛、取材方便、成本低廉，使用后的包装材料和包装容器应易于处理，不污染环境，以免造成公害。

四、药品包装材料分类

（一）按性质分类

药品包装材料是指用于制造包装容器、包装装潢、包装印刷、包装运输等满足产品包装要求所使用的材料，按其性质它既包括金属、塑料、玻璃、陶瓷、纸、竹本、天然纤维、化学纤维、复合材料等主要包装材料，又包括涂料、黏合剂、捆扎带、装潢、印刷材料等辅助材料。

（二）按功能分类

包装材料按功能可以分为打包带、包装袋、塑料打包带、塑料包装袋、缠绕膜、PE 缠绕膜、PE 拉伸膜等多种包装材料。药品的包装分内包装和外包装。内包装指直接与药品接触的包装，如安瓿、注射剂瓶、铝箔等。外包装系指内包装以外的包装，按由里向外分为中包装和大包装。外包装应根据药品的特性选用不易破损的包装，以保证药品的运输、贮藏、使用过程中的质量。

（三）根据材料与药物的关系分类

药品包装材料可以根据其与药物的关系分为：

Ⅰ类药品包装材料指直接接触药品且直接使用的药品包装用材料、容器。

Ⅱ类药品包装材料指直接接触药品，且便于清洗，在实际使用过程中，经清洗后需要并可以消毒灭菌的药品包装用材料、容器。

Ⅲ类药品包装材料指Ⅰ和Ⅱ类以外其他可能直接影响药品质量的药品包装用材料、容器。

药品包装材料分类目录由国家药品监督管理局制定、公布。

第二节　药袋、标签的设计与使用

学习准备

想一想：如果你是患者，你希望小小的药袋、标签告诉你什么？多大的字体、什么颜色会使你感到方便？

一、药袋

（一）药袋的形式

根据《处方管理办法》和对药品处方限量使用的规定，普通处方用量不得超过 7 天常用量，急诊处方不得超过 3 天常用量，药房在调配处方时势必会产生包装药品拆零。药袋即药师按医师处方要求对所购进的药品进行分装调配后，发给患者药品的必备容器。从样式上来讲，药袋可以分为计算机列表药袋、包药机分包纸、夹链塑料药袋、夹链手提药袋、背心耐热药袋、规格透明小药袋等，从材质上来讲，药袋可以用道林纸、格拉辛纸、LDPE（低密度聚乙烯）等制作。

（二）药袋的内容

药袋上的信息是患者对药品用法用量的依据，对患者安全、正确使用药品，防止药品误用，保证用药安全十分重要，但是当前在药袋上应注明哪些内容尚无统一标准和要求。新时期医院药房工作模式和对药学服务需求是提高药品应用的有效性、安全性，因此药袋或标签内容需要反映这种变化，满足患者的需求。

针对患者需要，药袋的内容应结合实际情况进行选择，其可包括姓名及病历号、药品规格、用法及用量、临床用途、贮藏条件、药名、药品有效期、警示等。

为了适应新时期药学服务的变化，药袋上还应有如下注意事项：药品应放置在干燥阴凉处，如发现变质，不可再使用；应置于儿童接触不到的地方，以防意外；请保留药袋至药品用完，用药如有疑问，请致电××医院药房咨询或咨询医师，药房咨询电话×××××××，等等。

二、标签

(一) 定义

药品的标签是指药品包装上印有或者贴有的内容，分为内标签和外标签。药品内标签指直接接触药品包装的标签，外标签指内标签以外的其他包装的标签。

(二) 标签的内容

1. 药品内标签

药品的内标签应当包含药品通用名称、适应证或者功能主治、规格、用法用量、生产日期、产品批号、有效期、生产企业等内容。

2. 药品外标签

药品外标签应当注明药品通用名称、成分、性状、适应证或者功能主治、规格、用法用量、不良反应、禁忌、注意事项、贮藏、生产日期、产品批号、有效期、批准文号、生产企业等内容。适应证或者功能主治、用法用量、不良反应、禁忌、注意事项不能全部注明的，应当标出主要内容，并注明"详见说明书"字样。

3. 用于运输、贮藏的包装标签

用于运输、贮藏的包装标签，至少应当注明药品通用名称、规格、贮藏、生产日期、产品批号、有效期、批准文号、生产企业，也可以根据需要注明包装数量、运输注意事项或者其他标记等必要内容。

4. 原料药标签

原料药的标签应当注明药品名称、贮藏、生产日期、产品批号、有效期、执行标准、批准文号、生产企业，同时还需注明包装数量以及运输注意事项等必要内容。

5. 生物制品标签

生物制品的瓶签上应标明品名、批号、有效期、生产单位，血清类制品加注单位，制品的盒签上应标明品名、批号、规格、有效期、保存温度、注意事项、生产单位。

6. 特殊类药品标签

麻醉药品、精神药品、毒性药品、放射性药品和外用药品的标签，必须印有规定的标志。

此外，药品标签应说明内容物的质量、容量或计数的准确数量；口服药品还需包括有效成分的数量或比例。注射用药品的标签必须注明无效成分的数量或比例。添加剂应写明名称或作用。如溶剂是注射用水，则无须特别注明。外用软膏或栓剂的全部无效成分的名称必须列出。规定有效期的药品，必须注明有效期。出于保护公众健康和指导正确合理用药的目的，药品生产企业应主动在标签上加注警示语，国家药品监督管理局也可以要求药品生产企业在标签上加注警示语。

三、药袋、标签的作用

药袋上需要标示调配药品的必要信息，以保证患者用药安全合理，或者在标签上单独书写或打印调配药品信息并贴在药袋上。明确的处方药标签有以下几种作用：

（1）患者是用药安全的最后一道防线。因此，详细的药袋标识，可以保证患者对药品信息、相关用药注意事项一目了然，并以正确的方法使用，才能保障用药安全，发挥药品最大疗效。

（2）明确的处方药标签具有较全面的患者个体化和药物信息，能使患者对自身疾病及用药知识有所了解，从而消除患者顾虑，最大限度地减少患者因用药的不依从性而造成的治疗失败。

（3）充分体现了药学人员"以患者为中心"的人文关怀，能使药学人员在医院服务体系中发挥重要的用药指导作用，为临床药师开展药物咨询服务拓展新的广阔空间。

（4）利于提高社会效益。药品是一种具有双重性的特殊商品。患者如正确使用，不仅可以治疗疾病，节约医药资源，还有利于早日康复。

随着《医疗机构药事管理规定》的颁布和《处方管理办法》的实施，门诊调剂工作模式将由传统保障供应型转变为技术服务型。药学人员使用规范化的处方药标签可为患者提供较全面的与其疾病和用药相关的药品信息，对促进患者安全、有效经济用药有积极的作用。

四、药袋、标签的设计与使用

药品的药袋、标签可向患者介绍药品的重要信息，指导人们正确地经销、保管和使用药品。无论是药厂生产的药品还是医院内自制的制剂，都应有严谨、规范的药袋、标签。

（一）药袋、标签的设计

药袋的设计没有一定的原则，但是《药品经营质量管理规范》规定药品拆零销售使用的工具、包装袋应清洁和卫生，出售时应在药袋上写明药品名称、规格、用法、用量、有效期等内容。因此目前多数医疗单位采用比较简洁的方式设计药袋，药袋上标注姓名、药名、用法、用量，以及调剂日期。部分医院采取了自动化打印系统规范药袋、药签的制作。为了适应日益增多的国际交流，药袋标注可以增加英文信息。

药袋、标签有效期一般按年月顺序，可用有效期至某年某月，或只用数字表示。如有效期至 2010 年 10 月，或有效期至 2010.10，或有效期至 2010/10，或有效期至 2010-10 等形式。注意年份要用四位数字表法，1—9 月数字前须加"0"，即以两位数表示月份。

（二）药袋、标签的使用

国家对药品及直接接触药品的药品包装材料进行了严格监管。药房分装用药袋由于目前政府尚无标准，特别在原材料要求、卫生消毒、防潮和细菌交叉感染等方面没有统一标准，从而易导致合格药品因分装环节而造成二次污染，给广大病患者带来安全隐患。

要解决纸药袋污染问题，就要使用一次性消毒药袋，其应具有防潮、密封性好及经环氧乙炔消毒等特点。

药袋批量购入以后的贮藏需有专人管理，不能随意堆放在药架上或药房的角落里，要有防潮防尘设施，以免霉变或被污染，以杜绝拆零药品使用的安全隐患。

由于药袋仅供医院药房或零售药店分装药品供患者数天内使用，接触药品时间很短，不同于一般意义上的制药企业的药品包装材料。因此，国家对阻隔性能、密封性能、机械性能、热合强度、耐压性能、跌落性能、溶出物试验、溶剂残留量等没有明确的要求。

药品标签要注意文字与底色的配色、字体大小、醒目易读、编排整齐等，以方便老年人阅读。

拆零药品标签上要印有患者的姓名、药品的名称、性状以及服用方法，方便患者了解如何服用药品。

第三节　药品说明书

学习准备

药品说明书具有法律效力，在使用药品之前你习惯先看药品说明书吗？你会正确地指导患者阅读说明书吗？

一、药品说明书概述

药品说明书是药品包装中所附的介绍药品的资料，用以指导药品的应用。一种药物可以制成不同的剂型，而一种剂型由多家药厂生产，包括原研药厂和仿制药厂，其质量可能不一，使用方法也有差异。所以虽然药物名称相同，但由于品牌不一，我们使用药品时，应遵循药厂的药品说明书。

二、药品说明书的法律要求

（1）药品说明书应包含有关药品的安全性、有效性等基本科学信息。

（2）药品每个最小销售单元的包装必须按规定印有或贴有标签并附有说明书。

（3）药品说明书应列有以下内容：药品名称（通用名、英文名、汉语拼音）、化学名称、分子式、分子量、结构式（复方制剂、生物制品应注明成分）、性状、药理毒理、药代动力学、适应证、用法用量、不良反应、禁忌、注意事项［孕妇及哺乳期妇女用药、儿童用药、药物相互作用和其他类型的相互作用（如烟、酒等）］、药物过量（包括症状、急救措施、解毒药）、有效期、贮藏、批准文号、生产企业（包括地址及联系电话）等内容。如某一项目尚不清楚，应注明"尚不明确"字样。如明确无影响，应注明"无"。

（4）药品生产企业应主动跟踪药品上市后的应用情况，并在必要时提出修改说明书的申请。

（5）印刷说明书必须按照统一格式，其内容必须与国家药品监督管理局批准的说明书一致。

（6）药品的用法用量除用单位含量标示外，还应使用通俗易懂的文字，如"一次×片""一日×次""一次×支"等，以正确指导用药。

（7）麻醉药品、精神药品、医疗毒性药品、放射性药品等特殊管理的药品、外用药品和非处方药品，在其大包装、中包装、标签、说明书上必须印有符合规定的标志。

（8）对贮藏有特殊要求的药品，必须在包装、标签的醒目位置和说明书中注明。

三、药品说明书的阅读与使用

药品说明书是合理用药的重要指南。用药前，患者一定要认真阅读。药品说明书中记载的主要项目包括药品通用名称、成分、性状、适应证、用法用量、不良反应、禁忌、注意事项等。如此繁多的内容，哪些应该掌握（精读），哪些应该了解（泛读），哪些应该一般知晓（粗读）呢？

药品说明书是指导患者用药的根据之一，具有法律效力，用药前正确阅读和理解说明书，是安全用药的前提。

（1）应了解药品的名称。正规的药品说明书都有药品的通用名、商品名、英文名、化学名（其中非处方药无化学名）。使用者一般只要能清楚药品的通用名，就能避免重复用药。因为一种药只有一个通用名（国家规定的法定名），不像商品名有若干个。

（2）要明确适应证。有助于患者自我判断自己的疾病是否与适应证相符，以便对症用药。如果自我判断有困难，应请医师或药师给予指导。

（3）要明确用法用量。注意药物的用量，必须按说明书的规定使用。一般说明书用量都为成人剂量，老年人、小孩必须准确折算后再服用。如饭前、饭后、睡前、一天一次或三次，是口服、外用还是注射，都必须仔细看清楚，按照说明书的规定使用。

（4）应关注注意事项与特殊人群用药安全。注意事项下常有慎用和禁用的说明。慎用是谨慎使用之意，意思是应在医师的指导下，明确利大于弊后方可使用。禁用则是绝对禁止使用，一旦使用可能导致严重后果。禁忌内容在说明书中一般单独列出，凡属禁用范围内的人群，应避免使用该药。儿童、老年人、孕妇及哺乳期妇女在用药时需格外谨慎，应仔细看儿童用药、老年人用药、孕妇及哺乳期妇女用药的相关内容。

（5）应了解药物不良反应和药物相互作用。阅读这部分内容主要是为了在用药过程中，加强自我安全监测。发生药物不良反应，应及时咨询医师或药师，严重时须及时停药。

除上述内容外，患者用药前还应查看药品的有效期、贮藏、性状、批准文号等。一般药品需在阴凉干燥处保存，而生物制品需冷藏。患者还应查看药物外观，确认与说明书描述相符后方可使用。

思 考 题

1. 如何阅读药品说明书？
2. 简述药袋、标签有效期的表示方法。
3. 选择合适的药品包装需要考虑的因素有哪些？
4. 药袋和标签的作用是什么？
5. 药品包装材料的性能有哪些？

第十章

医院门诊药房调剂业务

门诊药房调剂业务主要是指药师在门诊药房根据医师处方为患者准确调剂和提供合格药品及其伴随的用药指导等相关的药学服务工作。其主要工作目标就是要确保患者药物治疗的及时性、准确性和合理性。近年来，随着《医疗机构药事管理规定》和《处方管理办法》等法律法规的颁布和实施，以及《优良药房工作规范》等标准化、规范化操作规程的推行，门诊药房实行大窗口或柜台式发药模式的改进，以及计算机信息化、网络化技术的应用，电子处方审查系统和自动化调剂设备的引入，使得门诊药房调剂工作发生了巨大变化。门诊药房调剂工作的重点逐渐从"以药品为中心"转变成为"以患者为中心"。这对药师在门诊调剂工作中的专业化技术服务水平和人性化服务质量要求越来越高。药师在促进患者安全用药中发挥着越来越重要的作用。门诊药房调剂业务蕴含了越来越广泛的工作内容，需要以全新的视角来学习和探讨本章节内容。

学习目标

◇**重点掌握**：门诊药房调剂工作流程，处方审核的主要内容，处方调剂工作程序，发药交代的基本内容。

◇**一般掌握**：门诊药房调剂工作的性质和特点，处方审核的目的和意义，疑义处方分类及处理程序，特殊处方的调剂，发药交代的重要意义。

◇**基本了解**：门诊药房调剂工作质量的持续改进，处方审核的主要形式，疑义处方干预评价与合理用药的持续改进，处方调剂的主要形式。

第一节 门诊药房调剂业务概述

学习准备

门诊药房调剂业务看似一项平凡而简单的"照方配药"工作，但实际上在现代医疗模式中，门诊药房调剂业务已发生了巨大变化，蕴含的工作内容越来越广泛了。

一、门诊药房调剂业务的性质和特点

门诊药房调剂业务工作是门诊患者就医程序的终端性窗口服务工作，也是药师直接面对患者提供药品和服务的工作。部分门诊药房还承担着为医院急诊患者提供药品调剂服务的工

作。其主要工作性质和特点包括以下几个方面。

（一）调剂的准确性

药品调剂业务工作的最基本要求是确保调剂的准确性。门诊药房调剂业务服务对象是门诊患者，在药品交付患者后，患者即离开医院并随后开始自服药品，药品调剂一旦出现差错并到达患者处，即发生了"外部差错"，将可能导致患者用药错误，甚至还可能造成患者身体伤害等严重后果（详细内容参见本书相关章节）。因此，门诊药房调剂业务要求有更高的准确性。药师调剂必须严格遵守"四查十对"，坚持"独立的双核对"原则，预防调剂差错的发生，这也是门诊药房调剂业务质量管理和控制的基本内容。

（二）调剂的及时性

门诊药房作为患者到医院就诊的最后一站，医院门诊各科就诊患者最终都集中到门诊药房窗口等待取药，在患者就医的高峰时段很容易出现患者排队等候现象。如何提高门诊药房调剂业务的工作效率，减少患者取药等候时间，确保调剂的及时性，也是门诊药房调剂业务工作模式不断优化和改进的目标之一。

（三）调剂服务的全面性

门诊药房调剂业务工作既是医院窗口服务工作，又是药师直接面对患者提供药品和服务的工作。药师的专业化技术服务水平和服务能力，以及良好的窗口服务形象在取药窗口可以全面展现。现代医疗模式强调"以人为本"的服务理念，药师也要提高服务意识，以良好的服务态度对待每一位患者；此外，药师要掌握相关的法律法规及其药品相关知识，培养和提高审核处方及辨识药品相关问题的能力，以精湛的药学技术水平服务患者；同时，药师还要逐步认识到做好发药交代和药物咨询工作的重要性，充分发挥药师在促进患者用药安全中的作用。在门诊药房调剂业务工作中，为门诊患者提供全面的药品调剂服务。

二、门诊药房调剂业务工作流程

门诊药房调剂业务一般工作流程包括接收处方、审核处方、处方药品调配、核对处方和发药、用药交代，如图 10-1 所示。

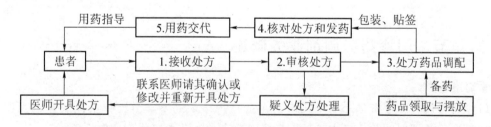

图 10-1　门诊药房调剂业务工作流程

（一）接收处方

接收处方是指门诊患者将处方交付于药师的过程，是药师接触患者并提供服务的第一过程。药师应注意服务礼仪和服务态度，倡导药师使用"请稍候"等文明语言，以缓和门诊患者就医的急躁情绪。当需要引导患者到其他窗口等候取药时，药师应明确告知在何处等候，避免患者迷惑。

（二）审核处方

《医疗机构处方审核规范》明确规定，药师是处方审核工作的第一责任人，药师应当对处方各项内容进行逐一审核，并且明确规定，所有处方均应当经审核通过后方可进入划价收费和调配环节，未经审核通过的处方不得收费和调配。药师在接收到待审核处方后，应对处方进行合法性、规范性、适宜性审核。若经审核判定为合理处方，药师在纸质处方上手写签名（或加盖专用印章）、在电子处方上进行电子签名，处方经药师签名后即可进入收费和调配环节。若经审核判定为不合理处方，由药师负责联系处方医师，请其确认或重新开具处方，并再次进入处方审核流程。药师发现严重不合理用药或者用药错误时，应当拒绝调配，及时告知处方医师并记录，按照有关规定报告。

（三）处方药品调配

处方药品调配是指药师按照处方及时准确调配药品的过程。《处方管理办法》规定，药学专业技术人员调剂处方时必须严格执行"四查十对"。同时，为了确保药品调配的准确性和及时性，需要预先做好药品领取、摆放、上药、分装等工作，做好药品贮藏管理和质量监控。标准的调剂工作程序参见本章第四节。

（四）核对处方和发药

由于药房内药品种类繁多，许多药在外观、名称、剂量上非常相似易于混淆，加之药师工作通常十分繁忙，一旦产生发出药品差错可能对患者造成伤害，因此要求发药前药品必须经双人核对，其对药品种类、剂型、数量进行审核，确认与处方内容一致，才能发出。发药时对照处方逐一向患者交代药品名称、数量，也能起到再次核对的作用。处方核对发药是防止用药错误的最有效措施。

（五）用药交代

为了帮助患者正确使用药品，药师在向患者发放药品时应对患者进行面对面的口头交代，告知要点，并简短解答患者的问题。对于药品特殊用法、特殊贮藏条件、特殊注意事项等，药师可提供相应的用药指导文字资料，或提示患者到咨询台或咨询窗口找咨询药师帮助。详细内容参见本章第五节。

三、门诊药房调剂业务工作质量的持续改进

门诊药房调剂业务工作质量是医院医疗质量和服务质量的重要组成部分，是药剂科工作质量控制的重点内容。它直接关系到患者的药学服务感受和患者用药安全，也关系到药师社会形象和专业技术服务形象的塑造，更影响医院窗口服务质量和合理用药水平的持续改进。本章节简要介绍门诊药房调剂业务工作质量管理主要内容和持续改进的基本措施。

（一）门诊药房调剂业务工作质量持续改进的目标

门诊药房调剂业务工作的目标就是药师及时准确地调剂处方，为患者提供质量合格的药品，并努力发挥药师专业技术服务的作用，改进患者疗效，降低用药风险，促进合理

用药。

（二）门诊药房调剂业务工作质量管理的基础

（1）制定医院处方管理制度、处方点评制度、药品质量监控制度等各项规章制度；制定门诊药房调剂业务工作规范及门诊调剂各工作环节的标准操作流程。

（2）按照《处方管理办法》的要求，应配备药师以上专业技术职务任职资格的人员负责处方审核、评估、核对、发药以及安全用药指导工作；并提供一定的时间和空间及设施条件，为药师审方和发药交代工作提供基础保证。

（3）严格执行各项规章制度和工作规范，保证按照标准操作流程完成各环节工作。

（三）质量管理指标

（1）出门差错率、内部差错率（含差错报告、原因分析和工作改进建议）；

（2）处方合格率，不合理处方检出率（含药师干预和改进情况汇总分析）；

（3）发药复核率，药品标示完整性；

（4）按处方实际调配药品的百分率（缺药百分率）；

（5）平均发药交代时间，患者了解正确用法的百分率；

（6）患者满意度，窗口服务纠纷发生情况登记和分析。

第二节　处方审核

学习准备

想一想，药师审核处方有何意义？药师审核处方究竟要审核哪些内容？如何审核？

一、处方审核的目的和意义

《医疗机构处方审核规范》指出，处方审核是指药学专业技术人员运用专业知识与实践技能，根据相关法律法规、规章制度与技术规范等，对医师在诊疗活动中为患者开具的处方，进行合法性、规范性和适宜性审核，并做出是否同意调配发药决定的药学技术服务。审核的处方包括纸质处方、电子处方和医疗机构病区用药医嘱单。处方，作为患者用药凭证的医疗文书，它不仅具有经济性和法律性，而且是为患者实施药物治疗的起始点。药师在日常处方调配前对处方进行实时审核和安全用药评估具有非常重要的意义。

（1）药师做好处方审核工作可及时发现和纠正医师疏漏所造成的处方错误，防范潜在的药品不良事件，为患者安全用药建立起一道屏障。例如，医师用计算机开具处方时，很容易在录入药品时点错行，当药师实时进行处方审核发现医师开具处方违反常规时，应当提出疑问并与医师重新进行核实后方可调配。

案例 10-1

药师在审核处方时发现皮肤科医师为一名患有脚癣病的男性患者开具了"硝酸咪康唑栓"，提出质疑，经与医师重新核实后修正处方为"硝酸咪康唑霜"。

案例 10-2

香港报纸曾有报道，某医院急诊医师在为一名1岁男孩开具咳嗽药时，把咳嗽糖浆错点成颗粒剂，剂量由 4 mL 变成 4 包，导致儿童服用了 12 倍剂量的药物而中毒，这是医师的疏忽错误，但药师若认真审核提出质疑就可避免这样的错误发生。

这些细小处方问题都很容易导致"失之毫厘，谬以千里"的用药错误，甚至发生医疗事故。因此，药师应当充分认识到处方审核的重要性，把处方审核作为防范门诊调剂差错和保障安全用药的重要环节，认真履行审核责任。

（2）药师做好处方审核工作，可及时发现和杜绝药物滥用等不良现象出现，保证《处方管理办法》等相关法律法规制度的落实，确保处方用药的合法性。

（3）药师做好处方审核工作，还可及时发现不合理用药，并实施有效的事先干预，保证患者安全、有效地使用药品，切实发挥药师专业化服务的作用。

二、处方审核的主要形式

（一）药师直接审核处方

药师直接审核处方是目前大多数医院门诊药房实施处方审核工作的主要形式。处方审核工作的实际质量和效果基本依赖于审方药师的知识背景、经验技能和岗位责任心等，同时也因各医院处方审核所设置的前后环节和管理要求不同而存在较大差异。其特点是，看似简单易操作，实际上审核的规范性和可控性较难统一，审核结果和质量千差万别。因此，各医院药师直接审核处方工作的实施情况和实际质量、效果及其对处方合理用药水平的影响性等均存在很大的差异。

做好药师审核处方工作，需特别注意如下几点：

（1）处方审核环节的合理设置，是保证处方审核工作有效实施的前提条件。

医院药房的管理者应重视门诊处方审核工作，合理设置药师审核处方环节，推行多重处方审核和核对，鼓励和引导药师认真进行处方审核工作，考核处方审核实际效果，从而确保药师履行审核处方职责，发挥促进合理用药的作用。

（2）提高审方药师的知识水平和经验技能，是保证处方审核工作有效实施的基本条件。

我国《处方管理办法》已明确规定只有药师以上专业技术职务任职资格的人员才能负责处方审核工作。澳大利亚药学专业委员会公布的《药学人员技能标准》中也明确注明审方药师应具备的知识技能。药师必须在实践中加强学习和培训，熟练应用药物治疗学等相关知识，掌握药品管理法律法规和规章制度，提高对处方用药的理解能力和辨识问题的能力，才能胜任处方审核工作。

（3）建立规范的处方审核标准和疑义处方处理流程，是保证处方审核工作质量和持续改进处方合理用药的关键条件。

医院应结合处方管理办法等相关法律法规和医院规章制度及其各种用药管理规范等，制定统一规范的处方审核标准，明确要求药师按标准进行审核。同时应根据医院情况制订适宜的疑义处方处理流程，在干预不合理用药处方的同时，应避免产生医药患之间的矛盾。最后，还应当建立统一的问题处方登记和干预记录表格，对问题类别及严重程度进行定期评估分析，为医院持续改进处方合理用药提供科学依据。

（二）计算机软件审核处方

随着电子处方医嘱系统（computerized prescriber order entry，CPOE）的实施，计算机软件辅助在线实时处方审核系统应用越来越广泛。如处方合理用药监测系统（prescription automatic screening system，PASS）、用药安全防火墙等软件系统。此类系统一般包括药品说明书分类查询，注射液配伍禁忌审查，药物相互作用审查，药物过敏史审查，老年人用药审查，儿童用药审查，妊娠期及哺乳期妇女用药审查，谨慎用药审查，药品超剂量审查，给药途径审查，重复用药审查，肝、肾功能不全用药审查，中药用药禁忌审核及查询等多种功能。

计算机软件辅助在线实时审核处方是建立在医院实现网络化电子处方传送基础上的。其特点如下。

1. 即时性

处方合理用药监测系统的优点之一就是在电子处方录入的同时完成处方审核，当医师在计算机上输入处方药品时，审核系统闪亮的不同颜色警示灯提示处方的不同问题及其不同的严重程度。第一时间提示医师处方用药是否合理，有助于处方者立即知晓并及时修正处方错误，避免问题处方的开出。

2. 信息范围广

计算机软件辅助在线实时处方审核系统的信息储存空间可无限拓展，与药师仅凭头脑记忆的有限信息相比，它具有审核信息范围更广的优势。其不仅具备非常广泛的药物信息咨询功能和处方审核功能，而且可提供有关药品说明书的随时查询、药物相互作用审查、注射液配伍禁忌审查等功能，并且可即时提示并帮助医师正确开具处方。

3. 问题处方统计查询便捷

计算机软件辅助在线实时处方审核系统可利用网络平台，将所有开具出的电子处方自动纳入数据库管理，设立临床药师工作站或其他相关管理工作站，对问题处方分别按照问题类别、科室医师类别、统计时间范围等进行统计查询和分析，为进一步改进处方审核工作，促进合理用药提供科学依据。

4. 机械性

需要注意的是，尽管计算机软件辅助在线实时处方审核系统内容信息范围广，但其只能依赖于审核软件事先所设内容进行机械审核，而不能针对个体患者具体病情等综合考虑和审核。更为关键的是计算机依赖于人的操作，如果医师疏忽未输入相关信息，计算机系统则不能审核出用药问题。例如，患者有青霉素过敏史，但医师开具阿莫西林时未询问过敏史或未输入过敏史信息，系统则无法给予警示。再如，对糖尿病患者开具胰岛素时，若医师误操作将用法 14 U 输入成 41 U，计算机处方审核系统并不能对此类问题给予及时提醒，而需药师根据经验审核分析后给予提示反馈和干预，没有药师最终审核仍可能存在用药安全隐患。另外，计算机软件辅助在线实时处方审核系统也不能对处方的合法性（如处方签字是否手签字等）予以审核，不能替代药师处方审核责任。因此，计算机软件辅助在线实时处方审核系统不能完全替代药师审核工作，只能作为处方初审，帮助药师完成处方最终审核。

医院可将计算机软件辅助在线实时处方审核和药师处方审核有效地结合起来，相互补充，发挥两者优势，利用药师处方审核工作的实践经验不断改进计算机软件辅助在线实时处方审核系统各项功能的实用性和便捷性，结合医院实际所用药品及其处方用药情况进行系统调整、维护和持续改进，从而提高计算机软件辅助在线实时处方审核系统的实际应用价值和应用范围。同时可利用计算机的庞大信息系统帮助医师、药师等临床专业人员在用药过程中及时有效地掌握和利用医药知识，并可充分利用计算机处方审核系统的问题处方记录统计查询便捷的优势，改进处方评估和点评工作，不断规范临床不良用药习惯，预防药物不良事件的发生，促进临床合理用药水平的提高。

三、处方审核的主要内容

（一）审核处方的合法性

药师应熟悉《处方管理办法》等相关法律法规，能够正确审核处方的合法性。

（1）处方是否符合《药品管理法》《医疗机构药事管理条例》《处方管理办法》《抗菌药物临床应用管理办法》等各项法律法规。

（2）处方开具人是否根据《执业医师法》取得医师资格，并执业注册。

（3）处方开具时，处方医师是否根据《处方管理办法》在该执业地点取得处方权。

（4）麻醉药品、第一类精神药品、医疗用毒性药品、放射性药品、抗菌药物等药品处方，是否由具有相应处方权的医师开具。

（5）需核对患者姓名身份的真实性，尤其是对麻醉药品和第一类精神药品处方，需核对患者身份证及代办人身份证原件是否与处方及病历记载的信息一致性。

（二）审核处方的规范性

（1）处方是否符合规定的标准和格式，处方医师签名或加盖的专用签章有无备案，电子处方是否有处方医师的电子签名。

（2）处方前记、正文和后记是否符合《处方管理办法》等有关规定，文字是否正确、清晰、完整。

（3）处方条目是否规范：① 年龄应当为实足年龄，新生儿、婴幼儿应当写日、月龄，必要时要注明体重。② 中药饮片、中药注射剂要单独开具处方。③ 开具西药、中成药处方，每一种药品应当另起一行，每张处方不得超过 5 种药品。④ 药品名称应当使用经药品监督管理部门批准并公布的药品通用名称、新活性化合物的专利药品名称和复方制剂药品名称，或使用由原卫生部公布的药品习惯名称；医院制剂应当使用药品监督管理部门正式批准的名称。⑤ 药品剂量、规格、用法用量应准确清楚，符合《处方管理办法》规定，不得使用"遵医嘱""自用"等含糊不清字句。⑥ 普通药品处方量及处方有效期符合《处方管理办法》的规定，抗菌药物、麻醉药品、精神药品、医疗用毒性药品、放射药品、易制毒化学品等的使用应符合相关管理规定。⑦ 中药饮片、中成药的处方书写应当符合《中药处方格式及书写规范》。

（三）理解处方者的治疗方案

药师在初步处方审核后，能完全清楚理解处方者的治疗方案时，方可正确判断并调配处方。当药师对处方中的信息不确定或存有疑惑时，特别是关系到患者药物治疗关键信息"有疑问"时，这种处方称为疑义处方。此时，药师不应揣测处方医师的治疗方案，而必须及时联系处方医师进行沟通和重新核实，任何疑义都可能存有潜在的用药安全隐患，未经核实，不得进入调配环节。举例如下。

1. 药品名称出现疑惑的案例处方

[疑义处方10-1]

	患者　　男　　36岁　　××急诊科××	
诊断： 急性上消化道出血	① 凝血酶	1 000 IU i. v.　　st.
	② 奥美拉唑	40 mg i. v.　　st.

注：凝血酶为速效的局部止血药，仅可局部给药或口服给药，严禁注射。而与其品名相似的药品血凝酶为一种既可口服、局部用药又可静脉注射或肌内注射、皮下注射的酶类止血药物。两种药物作用机制不同，需特别注意避免品名混淆。

药师审核该处方时，发现凝血酶的给药剂量和给药途径均不正确，但药师不能简单认为就是凝血酶的用法错了而自行修改或未加修改用法就直接调剂发放凝血酶。因为医师可能想要开具血凝酶而误写成凝血酶，也有可能是想要开具口服凝血酶而错写成静脉注射，药师必须按疑义处方进行处理，联系医师辨识清楚并正确修订后，方可正确调剂药品。

本案例的结果是药师经与医师沟通后，发现医师想要开具的是血凝酶，但录入人员错输成凝血酶。医师接到反馈信息后立即修订了处方，药师依据修订后的处方进行调剂发药。

2. 药品规格剂量易混淆的案例处方

[疑义处方10-2]

	患者　　女　　63岁　　××内分泌科××	
诊断： 糖尿病	人胰岛素注 射液	400 U　2 支 每日早、午、晚餐前皮下注射，每次20 U

注：人胰岛素注射液通常有两种规格 10 mL：400 U 和 3 mL：300 U（笔芯），由于外观相似，价格相同，极易混淆。

药师初始审核该处方时看似没有问题，但当药师询问患者以往使用的是哪一种药品，如何使用时，患者说用过，但不清楚是哪种，也不知道如何使用普通注射器换算剂量。因此，为了避免混淆错误，药师需联系处方医师，再次确认后，方可调剂药品，并交代患者正确换算和使用药品。

3. 存在有药物相互作用疑惑的案例处方

[疑义处方 10-3]

	患者　　　男　　　23 岁　　　××消化科××
诊断： 急性胃肠炎	① 铝碳酸镁　　　0.5 g×20 　　　每日 3 次，每次 1 g ② 左旋氧氟沙星　0.1 g×12 　　　每日 2 次，每次 0.2 g

注：左旋氧氟沙星为喹诺酮类抗菌药物，可用于治疗感染性肠炎。它与含铝、镁、铁、钙等制剂合用时，因可形成金属离子螯合物而减少吸收，必须合用时两者口服给药时间应间隔 1~2 小时。

药师审核该处方时，疑惑医师或许不知晓这两种药物的相互作用，或许是虽然知晓但该患者治疗确实需要合用药物，因此药师有必要联系处方医师，以确认医师的真正治疗方案。当确须合用药物时，药师应注意在发放药品时要交代患者间隔服药时间，正确服用药品。

本案例的结果是药师经与医师沟通后，得知医师没有考虑到该两种药物的相互作用。在接到药师提示信息后，医师调整了处方用药。药师依据修订后的处方调剂药品。

(四) 审核处方用药的适宜性

1. 规定必须做皮试的药品，是否注明过敏试验及结果的判定

凡是药品说明书中明确标注"用前须做皮试"的药品，药师审核时必须要求处方中明确标注有皮试结果，如青霉素类药物，须确认患者皮试阴性时方可调剂药品。凡是药品说明书中明确标注"对本品过敏或对其他某类药物过敏者禁用"的药品，医师开具此类药品时处方中应明确注明患者过敏史情况，药师审核时应再次询问患者是否有过敏史并予以确认，注重患者处方用药的安全性。药师审核发现的不适宜处方案例如下。

[不适宜处方 10-1]

	患者　　　男　　　62 岁　　　××心内科××
诊断： 糖尿病 高血压	① 格列吡嗪片　　　2.5 mg×80 　　　每日早、午、晚餐前 15 分钟服用， 　　　每次 2.5 mg ② 硝苯地平控释片　30 mg×12 　　　每日早餐后 30 分钟服用，每次 30 mg

注：格列吡嗪片为治疗糖尿病的常用药物，但对磺胺过敏者禁用。

药师审核该处方时，发现医师在处方中并未注明患者过敏史的情况，但经询问患者得知该患者有磺胺药物过敏史，格列吡嗪片为禁忌证用药，该处方不能予以调剂，必须联系处方医师修订或重新确认后调剂。

2. 处方用药与临床诊断是否相符

医师为患者所开具的处方药品均应当有与诊断相对应的适应证，并应在处方诊断项内填写临床诊断。但在实际工作中，医师往往由于忙碌而忽略书写或录入处方诊断，造成处方诊

断缺项，药师审核时应反馈提示医师予以补填写；同时，处方中也常常存在如抗生素等"非适应证用药"和某些新药或新的治疗方法"超适应证用药"等不合理用药现象，对此类问题处方的审核干预标准应由医院药物治疗委员会结合具体问题拟订和落实。药师审核处方时，应特别关注禁忌证用药，确保用药安全。

[不适宜处方 10-2]

		患者	女	72 岁	××呼吸科××

诊断： 支气管炎急性发作 糖尿病 高血压	① 加替沙星片 每日 1 次，每次 1 片 ② 氨溴索片 每日 3 次，每次 1 片 ③ 格列吡嗪片 每日 3 次，每次餐前服用 1 片	400 mg×6 30 mg×20 2.5 mg×20 T×4 板

注：加替沙星片为喹诺酮类抗菌药物，可用于治疗敏感菌株引起的中度以上的感染。但它可引起血糖异常，对糖尿病患者为禁忌用药。

药师审核该处方时，发现患者为老年女性且合并有多种疾病，用药应谨慎。按照该处方诊断，其用药选择加替沙星片，存在严重诊断与用药不符现象：① 支气管炎常规治疗不宜使用抗菌药物，疑诊为肺炎支原体或衣原体感染者宜首选大环内酯类抗菌药物；② 老年患者且合并有糖尿病，加替沙星片为禁忌证用药。因此，该处方不能予以调剂，必须联系处方医师修订后，方可调剂药品。

3. 处方剂量、用法是否正确，单次处方总量是否符合规定

医师应当按照诊疗规范和药品说明书中的药品用法用量，正确开具处方。审方药师应当熟练掌握药品的正确用法用量，并认真逐一审核；特别应注意老年人、儿童患者等用药剂量的适宜性；注意控缓释剂型不宜掰开服用，宜饭前服用药物或宜饭后服用药物等给药方法的正确选择。

[不适宜处方 10-3]

		患者	男	4 岁	××儿科××

诊断： 咽炎 扁桃体炎 39.0 ℃	① 头孢克洛干混悬剂 每日 2 次，每次 18.5 mg ② 复方福尔可定口服液 每日 3 次，每次 5 mL	125 mg×6 100 mL

注：头孢克洛为第二代口服头孢菌素，用于治疗链球菌引起的咽炎、扁桃体炎时，儿童推荐剂量为一日 20~40 mg/kg，分 2 次给药。

药师审核该处方时，发现患者 4 岁，其头孢克洛干混悬剂的剂量明显太低，推测医师是想要开具头孢克洛干混悬剂的每次剂量为 187.5 mg（即一包半的剂量），而在计算机录入处方时误录成 18.5 mg，造成剂量错误。因此，该处方不能予以调剂，必须联系处方医师修订后，方可调剂药品。

4. 选用剂型与给药途径是否适宜

只有依据药品说明书选用合适的药物剂型，选用正确的给药途径，才能保证药物的疗效和安全性。药师审核时，应特别关注静脉注射与肌内注射的给药途径混淆，以及注射剂用于口服、外用等不良用药行为。

[**不适宜处方 10-4**]

	患者　　女　　65 岁　　××急诊科××
诊断： 急性心衰	呋塞米注射液　　40 mg i. m.　　q. d.

注：呋塞米注射液为碱性较高的钠盐注射液，不宜肌内注射；只能静脉注射或静脉滴注给药。

药师审核该处方时，发现呋塞米注射液的给药途径存在不适宜之处，推测医师开具处方时书写错误。因此，该处方不能予以调剂，必须联系处方医师提示其修订后，方可调剂药品。

5. 是否有重复给药现象

医师为患者开具多种药物时，有时可出现相同作用机制的药物合并使用，或含相同化学成分的药品叠加使用；有时由于患者多科就医，不同医师开具了相同或相类似的药品，造成重复用药，加大了药物不良反应的发生风险，药师审核起到关键的把关作用。

[**不适宜处方 10-5**]

患者　　　女　　　42 岁

当日在医院皮肤科因患有灰指甲而就医，皮肤科医师为其开具了药物斯匹仁诺（化学名为伊曲康唑）以治疗甲真菌病；后又在妇科就医，妇科医师为其开具了药物美扶（化学名为伊曲康唑）以治疗阴道念珠菌病。患者持多张处方在药房取药时，审方药师发现了"重复用药"，及时联系处方医师予以提示，避免了潜在用药问题的发生。

6. 是否有潜在临床意义的药物相互作用和配伍禁忌

当患者合并使用药物增多时，其发生药物相互作用的可能性也随之增大，特别是合并使用治疗指数低的药物，引发不良反应的风险将大大增加。药师应加强关于药物相互作用知识的学习，增强药物相互作用的辨识能力，提高处方审核水平，保障用药安全性。

[**不适宜处方 10-6**]

	患者　　女　　71 岁　　××呼吸科××
诊断： 支气管炎 支气管哮喘	① 环酯红霉素片　　250 mg×24 　　　　　　　　　每日 2 次，每次 500 mg ② 茶碱控释片　　100 mg×20 　　　　　　　　　每日 1 次，每次 200 mg ③ 复方磷酸可待因口服液　150 mL 　　　　　　　　　每日 3 次，每次 10 mL

注：环酯红霉素片与茶碱合用，可使茶碱的血药浓度增大。两药合用时，茶碱应减量，并监测茶碱的毒性反应。复方磷酸可待因口服液含有马来酸溴苯那敏、磷酸可待因、盐酸麻黄素、愈创甘油醚。其中盐酸麻黄素和磷酸可待因也有可能增加茶碱的毒性，合并使用须谨慎。

当药师审核该处方时，发现处方合并用药中的不适宜性，应暂不调剂该处方，并应对处方中的药物相互作用及其潜在的风险，联系处方医师予以提示，以最终确认医师的真正治疗方案。当确须合用药物时，药师应在发放药品时注意交代患者定期监测茶碱血药浓度，防范药物不良反应的发生。

7. 是否有用药禁忌

药师审核时应注意儿童、老年人、妊娠期及哺乳期妇女、脏器功能不全患者用药是否有禁忌使用的药物，患者用药是否有食物及药物过敏史禁忌证、诊断禁忌证、疾病史禁忌证与性别禁忌证。如对患者疾病史不完全了解或有关不良反应信息不全，可能导致的"禁忌证用药"等处方用药问题。

［不适宜处方10-7］

患者　　　女　　　65岁

一日在此患者持多张处方药房取药时，审方药师发现因患者骨关节炎疼痛，骨科医师为其开具了布洛芬缓释胶囊等治疗药物，心内科医师还为其开具了阿司匹林等多种治疗其冠心病的药物；消化科医师又为其开具了奥美拉唑等多种治疗消化性溃疡病的药物。对于这些治疗的矛盾，审方药师应向处方医师予以提示，报告患者不良反应的情况，请临床医师权衡利弊选择和调整药品，以避免加重患者药物不良反应。

8. 溶媒的选择、用法用量是否适宜，静脉输注的药品给药速度是否适宜

9. 是否存在其他用药不适宜情况

在处方审核实际工作中，除了上述典型的处方用药不适宜情况外，针对个体患者还可能存在其他多种用药不适宜情况。

［不适宜处方10-8］

患者　男　53岁　　××呼吸科××		
诊断： 支气管炎 既往无头孢菌素类药 物过敏史	① 0.9%氯化钠注射液 ② 注射用头孢哌酮钠舒巴坦钠	250 mL　i. v. gtt. 2 g　q. d.

注：注射用头孢哌酮钠舒巴坦钠可影响乙醇代谢，使血中乙酰醛浓度上升，如在用药期间及停药后5日内饮酒，或者使用含乙醇成分的药物或食物时，可出现双硫仑样反应。国家药品不良反应监测中心收到的注射用头孢哌酮钠舒巴坦钠严重病例报告中，用药前后饮酒引起的双硫仑样反应约占6%。

药师初始审核该处方时看似没有问题，但当询问并交代患者1周内应避免饮酒时，发现患者当日中午刚饮过酒，因此该处方不能予以调剂。药师须联系处方医师修订后，方可调剂药品。

第三节　疑义处方的应对与干预

学习准备

想一想，药师审核处方时发现疑义处方应如何处理？对于经常出现的问题，药师如何进

行干预？这对促进合理用药有何作用呢？

在门诊调剂实际操作过程中，由于处方审核前后环节的不同，处方审核内容和标准的差异，医院需结合各自实际情况制定相应的疑义处方应对与干预措施及工作流程。

一、疑义处方的分类

本节主要是从工作实践中考虑如何使药师审核处方更有可操作性。初步将疑义处方按照其所存在的疑惑问题是否影响药师正确理解处方者治疗方案、是否影响药师正确判定和调剂处方、处方是否存在潜在的用药安全隐患或不合理性等问题而划分为非治疗性疑义处方和治疗性疑义处方。

1. 非治疗性疑义处方

非治疗性疑义处方是指处方存有缺陷或不清楚之处，但这些疑问尚不至于影响药师正确理解处方者治疗方案或不影响和误导药师正确判断和调剂处方的项目，包括：① 患者基本资料不完整（如未写工作单位、家庭住址等）；② 书写不清楚或使用不规范缩写等；③ 医师签字不规范或未盖章；④ 计算机打印等问题；⑤ 其他问题，如商品名开具药品、处方超过 5 种药品等。

2. 治疗性疑义处方

治疗性疑义处方是指处方存有缺陷或不清楚之处，且这些疑问使药师无法理解处方者治疗方案而无法判定和调剂药品，或者是处方中存在严重用药安全隐患或不合理性等问题，药师必须联络处方医师进行再次确认或修正的处方。而有些处方看起来是合格的但在询问患者后仍然有可能存在疑惑的处方，也需要与医师联系核实清楚后方可调剂。这些治疗性疑义处方问题指标包括：① 品名规格不清；② 剂型疑义；③ 用法疑义；④ 频次疑义；⑤ 剂量疑义；⑥ 疗程疑义；⑦ 总量疑义；⑧ 不良药物相互作用；⑨ 用药与适应证有疑义；⑩ 重复用药；其他问题等。

二、疑义处方的处理程序

医院可结合各自实际情况制定相应的疑义处方处理工作流程。如考虑医院门诊调剂业务工作量高的实际情况，为了不造成患者等候，对非治疗性疑义问题处方可先调剂药品再统一找医师修改或一并做好记录进行处方点评和干预的工作模式。对于存在治疗性疑义问题的处方，药师则必须在处方调剂前联络处方医师，予以重新修订或核实确认。可采用医师联络单或电话联络方式，也可即时当面找到医师沟通，告知处方医师疑义问题所在；也可将处方问题标出后请患者拿处方直接去找医师，以便医师及时更改处方或再次确认处方；医师修改后或双签字确认后，药师须再次审核处方，确保处方没有任何治疗性疑义问题时，方可进入处方调配环节。

三、疑义处方干预评价与合理用药的持续改进

（一）疑义处方干预记录

药师每日都应当对当班所处理的疑义处方及其干预结果进行简要记录，并标示问题类型

和干预结果，每月由所负责的药师统一整理，撰写疑义处方分析报告，并提交门诊调剂管理小组进行进一步评估和分析，以获知处方常见典型问题和药师审核处方工作质量的差异性，从而制定进一步的干预改进措施。

（二）疑义处方及干预结果的统计分析与合理用药的持续改进

对疑义处方干预评价的结果应进行定期统计分析，可依据不同管理目标进行多种分类统计分析，以查找不同的处方问题，制定相应的干预措施，有效促进合理用药的持续改进。

（1）对疑义处方可按前述疑义处方问题类型进行各个问题指标的汇总统计分析，如不规范书写处方多少、用法用量疑义问题处方多少，及重复用药处方多少等找出典型处方问题类型，分析查找发生问题的原因，制定相应干预措施，逐步改进处方合理用药。

（2）对疑义处方也可按疑义处方中的药品分类进行统计分析，以获知哪类药物易出现处方疑惑混淆或不正确使用等问题，从而针对不同药物的知识盲点进行医师、药师的专题培训。

（3）对疑义处方还可按疑义处方的来源科室等进行分类统计分析，找出药品说明书、临床治疗指南规范、个体医师专业认识、处方用药实际情况等之间的差距和矛盾，从而通过共同讨论和科学研究，逐步达成"合理用药"的共识，进一步校正和修订医院内具体的处方审核标准和规范，逐步提高医院合理用药整体水平。

第四节　处方调剂

学习准备

仔细观察和思考，处方调剂有哪些方式？如何规范调剂每一步骤，防范差错？特殊处方调剂应注意什么？

一、处方调剂的主要形式

（一）传统处方调剂模式

传统处方调剂模式就是由一名调配人员按照处方或调配单在各药品货架上查找并选配所需药物的方式。其优势在于所需工作人员较少，设备要求不高，特别适合社区药房或小型医院药房选用。门诊量大的药房则采取一对一或二对一的方式，即一人或两人根据处方调配药品，再交给另一药师核发。这种方式调配与核对分别由两人完成，可大大降低发生差错的概率。

（二）分区处方调剂模式

自1999年以来，规模较大的香港公立医院参照美国医院药房操作流程进行处方调配模式的改进，建立了一种分区处方调配工作模式。它应用快速配药系统采用"工序分流"和"分工合作"的模式，利用计算机进行数据输入及传送，每张处方分别由几位调配人员在不同的配药站同时处理，且每张调配单或标签都标有药品的货位，然后将分散在不同配药站的药物通过传输带传送到药品集合处，经计算机条形码扫描后重新集合，经核对后发给患者。由于分区处方调配模式所采用的快速配药系统所需工作人员较多，并需配有与计算机联网的自动化片剂分装机、扫描机、小型数片机等设备，自动化程度要求较高，因而它只适合于规模较大的医院门诊药房选用。

（三）　自动化药房调配发药系统

自 20 世纪 90 年代开始，各种新型的自动化药品储存贮藏、调配、发放和管理系统不断涌现，国内也有结合我国医院药房实际情况而研制的自动化药房调配发药系统等成熟产品推向市场，在国内一些大型医院药房相继得到应用。自动化药房调配发药系统的基本组成通常包括信息管理和机械自动化控制两部分。通过与医院信息系统无缝链接可自动按照电子处方或医嘱指令进行发药，自动核准药品储量和提示上药数量，并可自动记录药品的进药时间、批号、有效期和包装信息，实现药品信息化管理；同时可配置温度和湿度控制器进行药品高密集贮藏，节约药房空间，使药房实现有限空间的高效利用。由于自动化药房调配发药系统可以提高药品调配发药效率和改进服务质量，并可加快药师从传统的"以药品为中心"的调剂工作向"以患者为中心"的药学服务工作的转型，因此它具有较大潜力。但必须强调的是，随着调配发药过程变得越来越自动化，药师在药物的使用过程中发挥的作用将越来越关键，医疗机构强调应用自动化药房调配发药系统的同时，应首先建立质量保证体系和制订持续改进计划，以确保患者用药安全。

二、处方调剂工作程序

处方调剂工作是指从接收处方并按处方正确调剂药品到将药品交付患者的整个工作过程。为了保证整个工作过程的准确有序和高效运转，以确保给患者提供正确的药品和相关服务，医院药房应结合实际制定处方调剂工作标准操作规程。具体工作程序及注意事项如下。

（一）　认真审核处方

（1）接收处方或打印处方调配单。

（2）审核处方的合法性和规范性及处方用药的适宜性。

（3）核对处方信息，包括处方日期、科别、医师签名及其他特殊处方信息。

（4）核对患者信息，包括患者姓名、年龄、过敏史及儿童体重等。

（5）核对药品信息，能够正确理解处方者的治疗方案并能正确辨识所需药品的名称、剂型、规格及数量。

（二）　准确调配药品

（1）依序逐一调配药品，注意每次调配好一种药品后再调配下一种药品，避免混淆。

（2）核对所调配药品包装及标签上注明的药品名称、规格、剂型与处方所开具的药品名称、规格、剂型的一致性；要特别注意药品名称相似、包装相似、多种规格、多种剂型的易混淆药品的正确辨识和调配。

（3）可应用条形码技术，通过扫描药品条形码可快速而准确地选择药品，减少差错。

（4）核对所调配药品包装及标签上注明的用法用量与处方所开具药品给药剂量的一致性。

（5）核对药品性状、包装外观及标签的完好性，确保所调配药品的质量是合格的。发现药品标签不清或缺损、包装松动变形污染、颜色改变、性状变化或异样时，一律严禁调配，并将其按质量问题报告和处理。

（6）核对所调配药品包装数量与处方所开具药品的总数量的一致性。

（7）核对药品的有效期，确保发出的药品在患者处方治疗周期内是有效的。

（三）正确书写药袋或粘贴标签

（1）正确书写药袋或粘贴标签，注明患者姓名和药品名称、剂型、规格、用法用量、包装数量和使用有效期。

（2）确保药品包装、药袋标签和处方开具的药品名称、规格、剂型、剂量、数量的一致性。

（3）必要时，对特殊药品还需加贴醒目的提示标签或警示信息等。如"需 2～8 ℃保存""仅供外用""用前请摇匀""宜饭后服用""本品不可掰开服用"等补充提示信息，提示和帮助患者正确储存与使用药品。

（4）粘贴标签时应注意避免遮挡原药品包装上的重要信息，如药名、规格及有效期等。

（四）集合处方药品

（1）将一张处方所有调配好的药品集合在一起，并再次与处方或调配单进行全面核对。

（2）特别注意核对处方患者姓名与药袋标签所注患者姓名的一致性。

（3）核对计算机处方记录、手写或打印处方及所调配药品的一致性。

（4）将集合好的一张处方所有药品及对应的处方或调配单放置在一起，如统一放在一个周转药篮或药盒中，有明显标示以提示该处方调配完成，可转入核对发药环节。

（5）注意配齐一张处方的药品后再取下一张处方，以免发生混淆。

（6）药师在完成处方调剂后，应当在处方下方调剂者处签名或者加盖专用签章。

（五）核对发药

（1）核对患者。发药药师在发药前必须询问患者姓名，并核对确认与处方所注患者姓名的一致性，以确保药品发给正确的患者。

（2）"唱付药品"。发药药师需按照处方核对药品的同时，将药品逐盒交付患者并叮咛核对包装数量等。

（3）用药交代。发药药师需按照处方核对药品标签的用法用量是否正确标注，并且在发药的同时向患者嘱咐交代正确用法用量等。详细内容参见本章第五节。

（4）最后确认。询问患者是否已明白所用药品的正确储存和使用方法，必要时发放补充的药品提示信息，提示药品使用注意事项，提高患者的用药依从性。

（5）发药完成。发药药师在完成处方发药后，应当在处方下方发药者处签名或者加盖专用签章，并将处方按规定办法归档储存。

三、特殊处方的调剂

（一）麻醉药品和精神药品的调剂

药师在门诊调剂麻醉药品和精神药品时，除必须严格遵守上述调剂操作规范外，还应提示如下注意事项。

（1）麻醉药品专用处方为红色，右上角标注"麻"；第一类精神药品按照麻醉药品进行管理，处方为红色，右上角标注"精一"；第二类精神药品专用处方为白色，右上角标注"精二"；具体格式内容及处方限量等参照《处方管理办法》。

（2）门诊调剂室必须设有保险柜贮藏麻醉药品和第一类精神药品，实行双人双锁管理，专人负责、专用账册、每日交接清点登记。

（3）门诊调剂室需设有专门标识的麻醉药品发放窗口。

（4）必须由经过培训考核合格并获得麻醉处方调剂权的药师负责麻醉药品调配和发药。

（5）门诊调剂室应设有麻醉药品专用发药登记册，内容包括：日期、处方号、处方医师、患者姓名、身份证号、病历号、代办人身份证号；所调剂的麻醉药品名称、规格、批号和数量；所回收的废贴或空安瓿的批号和数量；调剂者和复核者签名等。

（6）门诊药师在接收麻醉药品处方时，应核对患者信息，验明患者姓名、身份证号、代办人身份证号及患者疾病状态等，是否与处方和病历记载的一致。

（7）麻醉药品处方审核时还应注意：开具处方的医师是否具有麻醉药品处方权、其签名与药房备样是否相符；是否使用专用麻醉处方；处方内容是否书写完整；内容与病历是否一致，所开具的麻醉药品用法用量和使用天数是否符合相关规定等。

（8）对于门诊长期使用麻醉药品贴剂或注射剂的患者，每次取药时，均须交回其已使用过的麻醉药品的废贴或空安瓿，药师应核对所回收的空安瓿品名、数量、批号与麻醉药品专册登记本登记的是否相符，正确后方予调配。

（9）必须由双人完成麻醉药品的调配核对、复核发药，以确保准确无误。

（10）每次调剂完成后，均须认真填写麻醉药品专用发药登记册的各项内容，并在麻醉药品处方上双签字。将回收的空安瓿、废贴进行登记，统一管理和销毁处理。

（11）每日将麻醉药品处方，按年月日逐日编制顺序号，统一规范管理。

（二）协定处方的调剂

医院协定处方是指医药双方根据治疗需要并通过协商确定的常规处方，可以认为是针对某种疾病的常规治疗方案。有些医院结合本院用药经验，参照《标准治疗指南》，制定和规范临床路径，针对一些疾病制定本院协定处方集。协定处方是对标准治疗规范的借鉴，其本质和意义是对已经明确安全有效的、合理经济的药物治疗方案的规范应用。协定处方的应用，可帮助医师节约开具处方时间，易于给患者开具最有效、安全、价格适宜的处方；同时，也便于药房预先做好准备工作，减少临时配方时间，提高工作效率，缩短患者取药等候时间；而且可优化药房有限空间的药品优化储备，防止药品浪费。

药师在门诊调剂协定处方时，除必须严格遵守上述调剂操作规范外，还应注意如下事项：

（1）按照《处方管理办法》规定，协定处方仍须使用药品通用名称开具药品。

（2）协定处方是医院经过论证并确定的。药剂人员不得擅自更改任何项目，包括同品替代、剂量规格改变等。

（3）协定处方需临时调配的，应按照临时处方调配管理办法执行。

（4）协定处方仍需尽可能保留原最小包装药品，以便药品随时可被辨识、核对及追溯。

（5）注意协定处方标签标注，应注明患者姓名和所含药品名称、规格含量、用法用量等。

（6）注意协定处方的使用有效期应重新核定并标注。

第五节　发药交代

学习准备

你曾经观察过药房药师发药工作吗？想一想，药师发药交代有何重要意义？发药交代应包括哪些基本内容？

一、发药交代的重要意义

《医疗机构药事管理规定》明确指出医疗机构门急诊药品调剂室应当实行大窗口或柜台式发药，旨在倡导药师树立"以人为本"的服务理念，走出窗口，与患者面对面零距离接触，充分了解患者情况，提供发药交代等相应的药学服务，指导患者合理用药，发挥药师专业化服务作用，提高患者药物治疗水平。做好药师发药交代工作具有非常重要的意义。

（一）保证患者正确使用药品

药师应充分认识药品非普通商品，发出药品不能等同于售出商品。药品的正确使用是保证药物治疗有效的基础。《处方管理办法》规定，药师发出药品时应按药品说明书或处方医嘱，向患者或其家属进行相应的用药交代与指导，包括每种药品的用法用量、注意事项等。发药交代是门诊调剂发药药师的基本工作职责。

（二）防范和减少药品不良反应的发生，提高患者用药安全性

药品的正确使用直接关系到患者药物治疗的有效性和安全性。药师发药交代时对用药注意事项给予提示，可显著降低已知的药品不良反应发生率。如提示口服特拉唑嗪的患者服药后从低位向高位的转换动作时应缓慢进行，不能突然变换体位，以免发生直立性低血压的不良反应；提示服用地西泮或马来酸氯苯那敏时可能引起眩晕、倦怠、嗜睡、视物不清等中枢神经抑制反应，服药后暂时不能开车以免发生用药后的不良事件；提示服用含对乙酰氨基酚药物的患者用药期间应避免饮酒，以防范严重肝损害的发生。诸如此类事例说明，药师发药交代是提高患者用药安全性的重要环节。

（三）提高患者用药依从性，改善药物治疗效果

患者良好的用药依从性是患者正确服药的关键。在多数情况下，由于门诊取药患者较多，药师往往是局限于照方取药，在药袋上写明用药方法。患者离开医院后，对取得的药物如何正确服用并没有完全了解，在服用时要注意什么，也不是很清楚，或者说是似懂非懂，这极易导致患者不能完全或完全没有按照医嘱使用药物。例如，有些患者在服用抗菌药物时，往往有不依从性倾向，当自己感到症状减轻或稍有好转后就自行停药，结果导致病情反复或产生耐药性、延长病程等，造成不必要的痛苦。若药师发药交代时多叮咛患者注意服药疗程并需按医嘱用药和停药则可避免患者用药不依从，改善药物治疗效果。

（四）药师专业化技术服务的体现

药师发药交代工作是门诊调剂业务工作中的重要组成部分。药师做好发药交代工作，不仅仅是患者日益增长的健康需求，同时也是药师职能转变和专业化技术服务的体现。药师经常一天要接触近千个患者和近千种药品，如何把近千种药品的用法用量、注意事项向近千个患者逐一进行个体化交代，是一项非常复杂的专业化技术服务工作。药师只有不断学习，逐步掌握丰富的药学及相关知识，在实践工作中积累点点滴滴的经验，在与患者沟通中汲取知识和培养能力，才能逐渐成长为一名合格的发药药师，为患者提供合格的药品的同时提供伴随的优质药学服务。

二、发药交代的基本内容

不同药物的发药交代内容各异，本节主要介绍发药交代的基本内容，包括所发药品的名称、正确给药方法、具体用量、用药时间、用药注意事项及药品贮藏条件等。

（一）交代药品名称

药师在发药时首先应当交代药品名称，包括商品名，一方面交代并帮助患者核对药品名称和取药数量，另一方面核对了医师处方上的药品、所调剂的药品和患者所需的药品是否完全一致；这对于药师调剂药品名称、规格、包装等易混淆的药品也起到了再次核对的作用。药师在发药交代的同时，还可了解患者是否是长期用药患者、是否既往用过此药、是否认识药盒包装、是否知晓用法等，以初步判定患者用药是否存在潜在问题；当遇到同时使用多种药物且易混淆的患者时，应特别嘱咐每次吃药前都必须仔细核对看清药品名称，千万别吃错药或重复用药。

（二）交代正确给药方法

掌握正确的给药途径和方法，才能保证药品使用的安全有效，从而达到预期的治疗效果。药师应向患者详细介绍一些药品的特殊的用法。如正确舌下含服硝酸甘油片不要吞服的方法，糖尿病患者如何正确使用胰岛素及注射方法，硝苯地平控释片、二甲双胍肠溶片等控缓释制剂不能掰开或嚼碎服用，气雾剂、鼻喷剂、滴耳剂、滴眼剂等的正确使用方法，混悬液用药前需摇匀的方法，浓溶液的正确稀释方法，等等。第一次使用这些药物的患者若不能掌握正确的使用方法，可能会达不到应有的治疗效果。例如，有的患者抱怨医师给他开具的鼻喷剂没有效果，药师仔细询问后发现患者使用鼻喷剂的方法不当，没有在按压喷雾器的同时吸气，药物没有达到有效作用部位，而贻误了病情。药师在发药的同时嘱咐患者一句，就不会造成患者身体上和经济上的双重损失。因此，对于首次使用这些药物的患者，药师应予以特别交代，也可将正确用药的示意图发放给患者，还可引导患者到药物咨询处请咨询药师帮助患者掌握正确用药方法。

（三）交代药品具体用量

目前，药品说明书或医师处方中大多只规定了每日或每次服用的剂量单位，如每次 0.5 g 或 10 mg，每日 2 g 或 30 mg，有些患者无法正确计算剂量，导致服药剂量过小或过大，造成治疗延误或发生严重不良反应。因此，药师在发药交代时，应使用通俗易懂的语言或书面交代患者一次服用几片、几粒、几袋、几支等；对于瓶装的内服液体制剂，应耐心指导患者如何正确量取剂量。糖尿病患者自行使用胰岛素注射时，应特别注意因使用的注射器具不同而采用不同的注射剂量单位"U"或"mL"，药师发药时必须核实患者已掌握正确的胰岛素用量，防止患者用错药品剂量导致不良事件。此外，当患者长期服药时，所使用药品变更厂家或规格，药师发药时也需特别提示患者，并与患者核实其是否已掌握正确的用药剂量和服法，确保患者用药安全性。

（四）交代具体用药时间

药师发药交代时，应向患者说明正确的给药时间和次数。如交代患者当服用"一日 1 次"的药物时，应固定在每天的同一时间，即间隔 24 小时服药，不能随意在一天的任何时间服药。"一日 2 次"通常是每 12 小时服药 1 次，"一日 3 次"是指每 8 小时服药 1 次等。此外，药师应向患者说明一些特殊的服药时间的概念，如"空腹"是指清晨进食前 30～60 分钟和餐后 2 小时，"饭前"是指进餐前 30～60 分钟，"饭中"是指饭前片刻或饭后即服，"饭后"是指进餐后 15～30 分钟，"睡前"是指睡前 15～30 分钟。当给药时间对药物疗效或不良反应影响较大时，药师应特别交代具体给药时间。如抗高血压药宜早上服用，降血脂药宜晚间服用，胃动力药如多潘立酮、莫沙必利等宜在饭前半小时服用，非甾体抗炎药如阿司匹林、对乙酰氨基酚、吲哚美辛等宜在饭后服用，抗变态反应的药物宜在睡前服用等。对于同时服用多种药品的患者，要注意药物之间吸收、疗效等的相互影响。如益生菌制剂与抗菌药物同时服用，抗菌药物会影响益生菌的活性，药师应告知患者两种药物需间隔 2 小时服用。

（五）交代用药注意事项

不同药物的使用注意事项各异，但常规的一般注意事项包括如下几点：

（1）用药期间禁止饮用含酒精的饮料，也不宜喝浓茶。

（2）妊娠期、哺乳期使用药物，应与医师共同探讨用药的利弊。

（3）服药后半小时不要平躺。

（4）用药期间应比平时喝更多的水，这样有助于肾脏将药物清除。

（5）如果漏服了一次药，应在记起时立即补上；但如果已接近下一次服药时间，就不必补服；千万不要一次使用双倍剂量的药物。

（6）在服药的头几天，身体对药物有一个适应过程，可能会出现一些不良反应；如果出现明显的不良反应，应及时与医师联系。

（7）药物可能出现过敏反应：青霉素类药物服用前必须先做皮试；服药期间出现严重过敏反应，应立即停药，并到医院治疗。

（8）某些药物会改变尿液、粪便的颜色。

（9）应按照医嘱用完处方规定的药物，不应擅自停药。

（六）交代正确储存药品方法

药品的有效性是在妥善保管的前提下才能达到的。因此，药师应向患者介绍药品储存的条件与方法，并教育患者在每次用药前宜检查药品的外观有无变化，检查药品小包装的有效期，发现异常应立即停用。药师应提醒患者把药品放在儿童拿不到的地方，避免儿童误服造成伤害。一些药物需特殊的储存条件，如阴凉处、避光保存等。药师在配发该类有特殊储存要求的药物时，应主动告知患者如何合理存放药物。如调节肠道微生态的药物双歧三联活菌，短时间处于常温环境中，不会失活，但是最好存放于 2～8 ℃冰箱中，以免双歧三联活菌的失活而失效。还有一些药物需要避光储存，如喹诺酮类抗菌药、氨茶碱、维生素 C、硝酸甘油在光线作用下会变质，药师应嘱咐患者宜放置于原包装中并在暗处保存。

思 考 题

1. 分析讨论门诊药房调剂业务有何特点。
2. 门诊药房调剂业务的一般工作流程包括哪些方面？
3. 分析讨论药师处方审核的主要内容。
4. 举例分析说明，处方审核和调配时，正确理解处方者治疗方案的重要性。
5. 审核处方用药的适宜性包括哪些方面？
6. 简述准确调配药品的基本要点。
7. 简述麻醉药品调剂时的注意事项。
8. 简述发药交代的重要意义。
9. 举例说明发药交代的基本内容。

第十一章

医院住院药房调剂业务

随着医院药学的发展，住院药房的工作任务已从简单地按病区发放住院患者的治疗用药向对住院患者医嘱的审核、单剂量调剂、静脉用药调配、患者用药教育等转变。其目的就是要在保证药品及时供应的基础上，不断开展"以患者用药安全为目标"的药学服务工作。口服药物、注射药物的单剂量调剂和静脉用药的集中调配使医院药师工作内容发生了巨大变化，现代住院药房调剂业务对医院药师的专业知识和综合技能提出了更高要求。

学习目标

◇**重点掌握**：住院药房调剂工作流程，医嘱审核的主要内容，出院患者用药指导的内容。

◇**一般掌握**：单剂量调剂的概念和意义，建立静脉用药调配中心的目的与意义，出院患者用药指导的重要意义，出院患者用药指导的工作程序。

◇**基本了解**：住院药房调剂业务工作的性质和特点，单剂量调剂的工作流程，静脉用药调配质量管理规范。

第一节 概述

学习准备

提到"住院药房"，都知道是为住院患者提供药品的部门。但是你知道住院药房是如何调剂药品的吗？除此之外，住院药房还有哪些工作内容，近几年发展情况如何？

住院药房是医疗机构药剂部门的重要业务科室，也是临床药学服务的重要场所，住院药房调剂业务的工作质量直接关系所有住院患者用药的安全性，已受到越来越多的关注。随着科技和信息技术的发展，住院药房调剂业务工作模式已逐步发生变化，进入一个快速发展的阶段。

一、住院药房调剂工作的性质和特点

（一）服务对象相对固定

住院药房调剂工作的直接服务对象是病区护士及住院患者和出院患者，相对时间内服务对象是固定的。这有助于药师与服务对象的交流和沟通，为药师进行医嘱审核、患者用药教育等提供了基础。

（二）药房管理模式多样化

住院药房调剂工作是要保证医院所有病区住院患者的药品调剂分发供应。为了便于药品从住院药房到各个病区的物流通畅及其安全和管理，有的医院设置"中心药房"，有的在大的医疗中心或病区设置"病房药房"，有的在用药专科如麻醉科等设置"专科药房"，有的在特定区域分布"卫星药房"，等等。不同医院住院药房管理模式有一定差异性。

（三）药品调配方式存在差异

住院药房的药品调配方式与门诊药房有所不同，主要是按每日每个患者用药进行调配的，并且因不同医院的管理模式和临床需求不同而存在较大差异。大多数医院目前还是口服片剂按患者每日摆药，注射剂等按每日患者用药汇总量分发。很多大型医院已相继建立了静脉用药调配中心（pharmacy intravenous admixture service，PIVAS），使用口服全自动摆药机，使药品单剂量调剂更安全、更高效。

（四）工作的计划性和主动性

住院药房工作时间与门诊药房相比，更具有计划性和主动性。住院患者用药医嘱通常在医师查房后开具，时间是相对约定好的。很多住院药房不上夜班，工作紧张程度和差错风险都比门诊药房低，工作有一定主动性，有利于多项工作内容的合理计划和安排。

二、住院药房调剂工作流程

（一）药物治疗医嘱的审核和评估

医疗机构应建立一种工作模式，确保药师在调剂药品前能够获得所有药物治疗医嘱并可对其进行评估，分析和审核患者用药与个体条件的适宜性；检查其合法性和是否符合《处方管理办法》及相关管理规定。当发现用药医嘱中存在疑问时，应联系医师予以重新确认或修正，并且进行相应问题和干预的记录，定期分析和反馈报告。

（二）医嘱调剂

医疗机构应建立一套药品配送管理系统，以确保所有药品能够安全、有效供给病房。

1. 单剂量调剂

药师应依据患者用药需要，进行单个患者的药品调配、包装及标注服药方法。所提供的药品数量应与标准给药次数的时间表相对应。

2. 调剂药品的配送

医疗机构应建立有一个保证药品安全、有效并准确无误分发到病房的系统，可应用搬运工、手推车、旋转台或气动管道系统等方式将药品从药房分送到各病房。

3. 下班时间的药房供药方式

在药房非正常上班时间内医院必须要有保证新医嘱能够及时得到调剂的措施，可以利用夜间药品柜（急救药品柜）或听班药师等多种方式来保证。夜间药品柜（急救药品柜）应备有经合理预测在非药房正常上班时间内可能需要的各种药品。这些药品应在保证数量充足的情况下得到妥善保管。药师应能做到随叫随到，当需要使用夜间药品柜（急救药品柜）里没有的药品时应与听班药师及时联系而获得。

（三）病区储备药品的管理

为方便患者用药，可根据情况在病区储备少量药品作为基数药。药师应协同病区护士长制定各病区的储备药品目录和基数，包括抢救车备药等。住院药房和病区护士站各留存一份储备药清单。由护士长指定专人专柜保管基数药品，基数药取用后应及时补充。药师应定期到病区检查基数药品，检查药品品种、数量、外观质量、有效期、保存条件等。药师还应指导护士正确贮藏和管理基数药，确保药品质量。

（四）出院患者带药

医疗机构应建立相应的工作模式，以便药师能复查和审核出院患者的出院用药医嘱，确认用药医嘱没有问题时，方可调剂。药师应当按照处方医师的治疗方案为出院患者提供相应的继续用药指导。

第二节 医嘱/处方审核

学习准备

药师审核医嘱的目的是什么？有何特点？医嘱审核有哪些主要内容？应重点关注的事项都包括哪些方面？

2018 年，国家卫生健康委员会等三部门联合制定的《医疗机构处方审核规范》文件明确指出，审核的处方包括纸质处方、电子处方和医疗机构病区用药医嘱单。这表明药师对住院患者用药医嘱同样负有审核责任。药师审核医嘱的目的是避免由于用药错误而导致的药品不良事件的发生，降低可预防的药品不良反应发生率，确保用药安全，促进合理用药。然而，住院药房和门诊药房工作模式不同、医嘱单和处方内容不同等，使药师审核用药医嘱的方式和工作内容更为复杂，且有其特殊要求。

一、医嘱审核的概念和特点

（一）医嘱审核的相关概念

1. 医嘱和医嘱单

所谓医嘱，按照 2010 年卫生部颁布的《病历书写基本规范》，医嘱是指医师在医疗活动中下达的医学指令。医嘱单分为长期医嘱单和临时医嘱单。

2. 领药单、摆药单、配药单等

当医师在医嘱单上下达用药医嘱后，尚须转换成供药房调剂分发药品使用的信息单，包括住院处方单、领药单、摆药单、配药单等，与医嘱相对应，也分为长期领药单（摆药单）和临时领药单（摆药单）。

3. 医嘱审核

本章所述"医嘱审核"是特指用药医嘱审核，即指对住院患者的药物治疗方案进行全面的、系统的审核，以确保患者用药的安全性。关于计算机录入和审核医嘱系统的内容请参见第十章。在此主要探讨药师如何进行医嘱审核。

（二）医嘱审核的特点

药师审核医嘱远比审核处方更复杂，它有如下特点：

（1）医嘱单作为住院病历内容之一，《病历书写基本规范》中规定了其书写内容和格式，其中没有药师审核用药医嘱后的签字之处。目前，只有少数电子化程度高的医院，可为药师提供医嘱审核工作平台，也只有少数医院临床药师每日真正对临床用药医嘱进行全面系统审核。

（2）事实上，国内大多数医院药房很难接收到原始用药医嘱单，审核多局限于供调剂使用的领药单、摆药单等。这些经转换生成的凭单没有统一规范标准，且在法律上没有意义。这些领药单、摆药单没有患者病情和诊断，只有药品用法用量；有的甚至只有药品名称规格数量，因此谈不上真正意义上的医嘱审核。

（3）全面系统的用药医嘱审核，不仅要审核原始用药医嘱单，而且要评估患者用药史、查看患者病情记录及各种检查报告单以了解患者病情变化、核对特殊给药途径的执行情况、核对复杂剂量计算等，综合评估患者用药的安全性。

（4）住院患者通常由于疾病状况较重、急危重症抢救、围手术期用药等因素，治疗药物多达十余种，加之静脉给药、鼻饲给药等多种给药途径，用药方案较门诊更复杂，用药风险更大，特别需要药师发挥专业技术服务作用，开展用药医嘱审核工作，提高用药安全性。

二、医嘱审核的主要内容

药师对医嘱的审核应是全方位的，需要以疾病诊断为依据，考虑患者的身体基本情况（年龄、性别、体重）、疾病情况（肝功能、肾功能、心功能、并发症等）和用药史（包括药物过敏史），关注药物使用的适宜性（适应证、不良反应、相互作用、特殊人群的禁忌等）和准确性（剂量、给药途径、给药间隔、给药速度等），本着对患者负责的态度，认真做好医嘱审核工作，确保患者用药的安全、有效、合理。

（一）药物过敏相关问题

药师在审核医嘱时，应评估患者的用药史，关注药物、食物和其他物质的过敏史；药师也应关注患者的病情变化，如皮疹、瘙痒等，从中辨识药物过敏的症状，及时提示医师，避免严重不良反应的发生。

（二）药物用法用量相关问题

1. 剂量

药物的剂量决定着药物的作用和不良反应。药师在医嘱审核时，要从患者的年龄、体重，疾病和肝、肾功能来判断剂量的正确性。特别关注肾功能不全患者及高龄患者、小儿患者的剂量调整；关注化疗等特殊治疗药物剂量的准确性。药师必须进行复杂剂量的计算复核和审核工作。

2. 频度

药物的给药频度决定了血药浓度的稳定性，影响药物的作用和不良反应。

3. 速度和浓度

药师应重点关注一些作用强烈、局部刺激性大的药物的给药速度和浓度（尤其是静脉给药的滴注速度）。

4. 疗程

药物治疗的疗程与病情有直接关系。药师应注意患者临床检验结果的变化，必要时主动到病房去了解患者的病情变化情况，以判断药物疗程的合理性。药师应按照《抗菌药物临床应用指导原则（2015 年版）》，及时提示医师围手术期使用抗菌药物的有关规定。

（三）给药途径相关问题

药物的剂型、辅料特性决定了给药途径。药师要特别注意不同给药途径与疾病病种相关性问题。如硫酸镁注射液静脉给药用于治疗子痫，33% 硫酸镁溶液口服用于利胆，50% 硫酸镁溶液口服用于导泻，50% 硫酸镁溶液外敷用于治疗静脉炎等。

（四）重复用药

含有相同成分的复方制剂的联合应用现象较普遍，药师在医嘱审核时应特别注意；同时药师也要关注广义上的重复用药问题，如非甾体消炎药之间的联合用药等。

（五）药物相互作用和配伍禁忌

药师在医嘱审核时，要充分考虑药物与药物之间的相互作用，同时也应关注患者的饮食、营养品可能对药物作用的影响。对于静脉给药的药物，药师还需要关注理化配伍禁忌等，例如，患者同时使用氨基糖苷类药物如注射用硫酸依替米星和 β-内酰胺类药物如注射用头孢哌酮钠舒巴坦钠等，由于存在理化配伍禁忌，药师应建议医护人员须分组输液，且在两药输注之间用 0.9% 氯化钠注射液 50 mL 冲洗输液管路。

三、医嘱审核需要重点关注的事项

（一）重点关注患者

（1）病情危重或重症监护的患者。

（2）过敏体质患者；有药物不良反应史的患者。

（3）高龄患者。65 岁以上的老年人、血清肌酐值在 1.4 mg/dL 以上的患者存在轻度肾功能不全的情况，药师需要调整剂量，个体化给药。

（4）儿童患者。儿童患者的剂量必须根据体重或体表面积计算，另外，应密切关注儿童或婴幼儿禁用或慎用药物的使用。

（5）孕妇。美国药品和食品监督管理局对大部分化学药品进行了妊娠安全性等级的划分，药师应熟悉药物的妊娠安全性等级，适时地提醒医师和患者。

（6）患有多种疾病或药物治疗方案复杂、效果不佳的患者。

（7）肿瘤化疗患者。这类患者属于重症患者，使用的药物属于细胞毒药物，药师也应给予特别关注，以避免发生严重不良反应。

（8）静脉营养治疗的患者。静脉营养治疗有严格的适应证，同时也可导致较多并发症，且它的药物配伍非常复杂，药师应认真分析，以保证静脉营养治疗的使用安全。

（二）重点关注药物

（1）治疗范围较窄的药物。如氨基糖苷类药物、地高辛、万古霉素、去甲万古霉素、环孢素、丙戊酸钠、氨茶碱等，必要时建议医师进行血药浓度监测，以保证药物治疗的安全、有效。

（2）严重不良反应发生率高的药物。

（3）药物相互作用发生率高且后果影响严重的药物，如华法林等。

（4）特殊给药途径的药物等，如鞘内给药药物。

（5）使用剂量特别或需进行复杂剂量计算的药物，如化疗药物等。

（三）重点关注环节

（1）患者入院用药史评估和初始用药医嘱审核；宜与患者及家属再次复核药物过敏史、禁忌证等。

（2）特别关注潜在的药物不良反应的辨识和防范。

（3）用药医嘱若有疑问之处，必须联系医师进行干预，并记录干预内容和结果。

（4）理想的审核是每日进行，但现实中考虑可操作性时，审核的频率是由患者的病情或临床风险决定的，对于重点关注患者应每日审核。

（5）审核的依据是《标准治疗指南》及医院相关规定及工作规范等。

第三节　医嘱调剂

学习准备

医嘱调剂现在有哪些方式？什么是单剂量调剂？其工作流程和注意事项有哪些？

《医疗机构药事管理规定》明确指出，住院（病房）药品调剂室对注射剂按日剂量配发，对口服制剂药品实行单剂量调剂配发。随着经济和信息技术的快速发展，各种口服药物、注射药物单剂量调剂设备陆续推出，为住院药房实行单剂量调剂提供了硬件保证。国内一些大医院率先引入了药品单剂量调剂系统，我国的住院药房药品调剂开始逐渐向药品单剂量调剂过渡。

一、总量调剂

现在多数医院采用的是口服药品每日按患者进行单剂量摆药，注射剂每日按病区进行总量调剂。所谓总量调剂，即将每日长期医嘱单的药品合计成总量调剂分发。这种方法药房工作相对简单、方便，但同时导致药师对患者用药安全的责任灭失。药学人员职责的缺失会严重影响医院药学的正常发展，也会给患者安全用药带来隐患。因此，有条件的医院应按照规定，积极开展单剂量调剂。

二、单剂量调剂

（一）单剂量调剂的概念和意义

1. 单剂量调剂的概念

所谓单剂量调剂（unit dose dispensing，UDD），是指对单个患者每日所需的药物按单次剂量单独包装进行药品调剂，从而进一步保证药品调配的准确性，方便患者服用，提高药学服务质量。自动化设备可按患者医嘱自动将单剂量药品进行单独包装，即"密封在单一包装中给予患者一次给药剂量的药物"。

2. 单剂量调剂的重要意义

（1）减少发药差错。在UDD下，每个患者的用药医嘱由药师审核后调剂，并经过药师和护士的逐一核对，降低了差错发生率。

（2）保证药品质量。在 UDD 下调剂的药品必须按单剂量进行包装，每个单剂量包装容器上都印有药品名称、有效期等信息。与过去的调剂方式相比，避免了药品拆包装后长期暴露在空气中吸潮、被氧化和被污染的可能性，保证了药品的质量。药品经重新包装后也便于识别，减少了药品浪费现象，保证了药品使用的安全性。

（3）提高用药知情权。采用 UDD，药师可以通过药品标签为患者提供更多的药品信息，使患者能够自己核对所用药品的信息，了解如何正确、合理使用药物，一方面减少药品使用时的差错，另一方面保障了患者的知情权。

（4）节约护理资源。传统的住院药房调剂模式使每个护理站必须安排一个护士核对住院药房送来的药品，将口服剂按医嘱分发到每个患者，配制每个患者的注射药物。药剂科采用 UDD 和静脉用药集中调配服务后，减少了护士处置药品的时间，使护士能全身心地投入护理工作中。

（5）提高药师业务水平和药学服务水平。实施 UDD 后，住院药房的药师会把每个患者作为一个整体的服务对象，关注他们的基本情况、疾病进展、医嘱变更，为他们提供高水平的药学服务，并在工作中不断提高自身的业务水平。

（二）单剂量调剂的工作流程

单剂量调剂是在计算机和网络技术基础上，借助全自动单剂量分包机等机械设备，在药师的严密审查、核对下，为住院患者提供治疗药物的一种调剂方法。单剂量调剂的工作流程如图 11-1 所示。

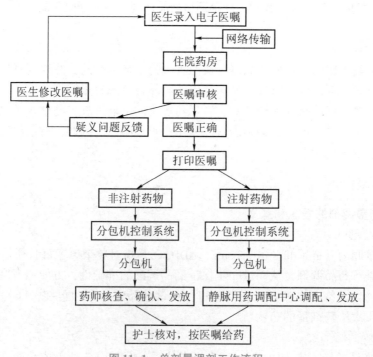

图 11-1 单剂量调剂工作流程

三、患者出院带药调剂

（1）审核出院带药处方。处方中应包括患者姓名、病案号、药名、剂量、用法用量、疗程、重复用药、配伍禁忌等。

（2）加注服药指导标签。开展出院患者用药教育，提供书面或面对面的用药指导。

（3）应在药品外包装袋上提示患者，当疗效不佳或出现不良反应时，应及时咨询医师或药师，并告知医院及药房电话号码。

第四节　静脉用药调配中心

学习准备

什么是静脉用药调配中心？建立静脉用药调配中心有何意义？静脉用药调配质量管理规范包括哪些内容？

《医疗机构药事管理规定》和《处方管理办法》都提出医疗机构要逐步开展静脉用药的集中调配服务，其宗旨就是进一步提供"以患者为中心"的药师专业技术服务工作，为临床提供安全、有效的静脉药物治疗服务。2010年4月，卫生部发布《静脉用药集中调配质量管理规范》，进一步规范了医疗机构静脉用药集中调配的管理和技术要求，以保证此项工作的有序开展和静脉用药的调配质量。2020年8月，国家卫生健康委员会组织制订了《静脉用药调配中心建设与管理指南（征求意见稿）》，旨在进一步加强医疗机构静脉用药调配中心的建设与管理，规范临床静脉用药集中调配工作，保障用药安全，促进合理用药，防范职业暴露风险。

一、建立静脉用药调配中心的目的与意义

（一）静脉用药调配中心的概念

静脉用药调配中心是进行静脉用药集中调配的场所，指在依据药物特性设计的洁净间内，由受过专门培训的药师和技术人员，严格按照操作程序进行包括全静脉营养液、细胞毒性药物和抗生素等在内的静脉滴注药物的调配。

静脉用药调配中心将原来分散在各个病区调配静脉滴注药物的模式转变成在药学监护下进行集中调配、混合、检查、分发的管理模式，可为临床提供安全、有效的静脉药物治疗服务，同时也实现了住院药房的注射剂单剂量调剂。

（二）建立静脉用药调配中心的目的与意义

（1）静脉用药调配中心可保证静脉滴注药物的无菌性，防止微粒污染。

（2）通过药师的审核，可防止配伍禁忌等不合理用药现象。

（3）静脉用药调配中心可减少药物浪费，降低用药成本。

（4）通过药师的审核，确保药物相容性和稳定性，将给药错误降至最低。

（5）应用层流净化装置的防护作用，可大大降低毒性药物对医护人员的职业伤害。

（6）静脉用药调配中心作为医疗机构药学的组成部分，对合理用药和加强药品管理具有重要的意义。

二、静脉用药调配中心的人员及环境

静脉用药调配中心的工作人员由药师、护士和辅助人员组成。各类人员应根据工作需要按合理比例搭配，并应严格进行培训。培训内容包括药物治疗学、药物配伍、无菌配制技术、洁净间操作实践以及质量管理规范等内容。

静脉用药调配中心应具有适合静脉用药调配的硬件设施，如空气净化设施、层流操作台、生物安全柜等，并应备有必要的工具书，确保静脉用药调配质量和必要的职业防护。

三、静脉用药调配质量管理规范

静脉用药调配中心应参照国家和行业的相关规定建立全面质量管理体系，制定岗位责任制、清洁卫生、健康检查等各项制度和岗位操作规程。各项操作须严格按操作规程进行，确保调配药物质量和患者用药安全、有效。

静脉用药调配中心有药品管理、药师审方、备药、调配、核对、运送、清洁卫生等岗位。

静脉用药调配中心调配输液所用药品均应符合静脉注射剂标准，药品生产厂家或批号应及时登记；当发现药品包装或外观有疑问时，应立即停止使用并与药库联系，做出相应处理。

调配全过程要实行全面核对，调配输液出现问题时应及时查找原因，并做出相应处理。问题的原因、当事人、处理结果等应记录在案。在调配中不慎损坏的药品应由当事人进行登记，经批准后报损。

每道工作程序结束时，执行人要签字确认。调配完毕要彻底清场。详见《静脉用药集中调配质量管理规范》。

第五节　出院患者用药指导

学习准备

出院患者用药指导有何重要意义？你能描述出院患者用药指导的主要工作程序和步骤吗？指导的基本内容有哪些方面？

出院患者用药指导是保证患者住院治疗顺利转向院外治疗的重要环节。药师应根据患者的病情及院内治疗情况，按照出院带药治疗方案，结合患者个体用药行为习惯及所发现的潜在的药品相关问题发生情况，向患者或其家属详细地进行用药交代与指导，包括定期监察的项目和指标等，并告知药物治疗期间的饮食和生活注意事项等，确保患者院外延续药物治疗的有效性和安全性。

一、出院患者用药指导的重要意义

（一）出院患者用药指导是确保患者继续依从药物治疗的基本措施

患者在住院期间，用药处于医务人员的管理之下，依从性容易保证。出院时，尽管患者病情已稳定，但治疗仍需衔接，特别是需长期用药的慢性病患者，如出院后不能坚持用药，可能导致住院期间的治疗前功尽弃。在美国，33%～69% 的医院因为患者用药依从性差而造成每年近 1 000 亿美元的医疗资源的浪费。药师作为掌握药品相关知识的专业人员，应积极开展出院患者用药指导，发挥专业技术服务作用，提高患者用药依从性。

（二）出院患者用药指导是提高患者用药安全性的有效措施

医疗机构有必要建立一个工作模式，这样，药师能够方便查阅和参照出院患者的住院病历来评估和复核其出院用药方案，从而了解患者住院期间药物治疗的整个状况，包括患者的用药行为习惯和所发现的潜在的药品相关问题、住院期间所用药物治疗的效果和方便性等，也能更加理解患者出院用药方案的治疗目标，并按照处方医师的治疗方案为出院患者提供相应的继续用药指导，确保药物治疗方案的正确执行。药师对出院患者进行的用药指导，可以帮助患者预防已知的药品不良反应发生，提高患者用药安全性。

二、出院患者用药指导的工作程序和内容

（一）出院患者用药指导的工作程序

1. 出院医嘱审核

药师应主动与患者的主管医师和护士进行沟通，查看患者住院期间的治疗过程和用药史，了解医师制定出院治疗方案的意图，评估和复核出院用药医嘱的正确性和适宜性。

2. 患者出院用药小结

药师通过对患者住院药物治疗进行回顾，可以更全面地掌握患者住院期间所用药物治疗的效果和顺应性、用药行为习惯和所发现的潜在的药品相关问题等，确定患者个体用药指导注意事项。

3. 制作患者用药指导材料

药师可针对不同特点患者及其所用药物的特点制作不同用药指导材料；还可根据所掌握的患者个体用药特点，制作个体注意事项的补充材料等。

4. 实施面对面用药指导

药师选择适宜场所，与患者或家属进行面对面用药指导。药师可采用书面和口头指导的方法，最终需确认患者或其家属已经清楚理解。

5. 其他相关知识的指导

药师应根据指导对象是否特殊群体，及其年龄、知识层次等差异，使指导方法尽量符合个体化的需要与期待。除了指导与药物使用直接相关的注意事项外，药师还可指导患者出院后的保健品使用和饮食调理及身体锻炼等内容。

6. 告知随访计划

对特殊用药如抗凝治疗、免疫排斥治疗等患者，药师在用药指导基础上必须延续一定时

间的随访计划，跟踪评估患者用药情况，确保药物治疗的有效性和安全性。

7. 留下用药咨询方式

药师应鼓励患者发现用药问题就立即咨询，并及时为患者提供专业咨询服务，帮助患者正确用药，提高用药安全性。

（二）出院患者用药指导的内容

为患者提供的用药指导内容至少应包括药品的通用名，商品名，用药目的概要，用药时间表，特殊的给药说明，过敏情况提示，有关药品不良反应信息等。

面对面地进行指导时，应通过用药教育让患者明白如下内容：用药目的及预期的治疗效果、药物应该服用多久、用药剂量及频次、潜在的药物副作用、药物治疗期间需要患者转变的生活方式等。在患者使用高危药物时，应提供单独的用药教育材料。

思考题

1. 简述住院药房调剂工作流程。
2. 概述医嘱审核的主要内容。
3. 讨论分析医嘱审核应重点关注的药物。
4. 讨论分析单剂量调剂的重要意义。
5. 简述患者出院带药调剂工作要点。
6. 什么是静脉用药调配中心？简述建立静脉用药调配中心的目的与意义。
7. 简述出院患者用药指导的内容。

第十二章

社会药房调剂业务

随着我国医药经济的不断发展，医保制度改革的不断完善，人们的用药习惯也在发生变化，"大病进医院，小病进药店"的消费观念已经形成。我国城乡社会药房的分布日趋合理、规范，也大大方便了广大群众购买药品，社会药房为群众购药提供了省时、省力、省钱的服务。群众在享受方便快捷购药服务的同时，对社会药房的要求也越来越高。人们已不再只是要求从社会药房购买质量有保障的药品，而是希望从药学技术人员那里得到合理用药的咨询和指导。因此，社会药房的调剂工作和药学服务就显得越来越重要。

学习目标

◇ **重点掌握**：药品陈列要求，处方药的调剂要求，非处方药的调剂特点，处方药的调剂操作规程。

◇ **一般掌握**：药品陈列方法，执业药师在社会药房的重要性。

◇ **基本了解**：药品陈列原则，药学服务的基本内容。

第一节　药品陈列

学习准备

你所接触过的物品是如何陈列的？思考一下，物品的陈列方法在药品陈列中如何应用？你希望的药品陈列应该是怎样的？药品是特殊商品，在陈列时应该遵守国家的哪些管理规定？

医院药房和社会药房在经营理念、经营行为等多方面存在差异，因此表现在药品陈列上亦有不同。

社会药房的药品陈列以药品为主题，各药房根据自身的规模特点，合理有序地陈列药品。通过药品陈列的技巧诱导顾客的购买欲望和动机，满足顾客的购买心理。一般情况下，利用各种药品固有的形状、色彩、性能，通过科学分类和艺术造型来突出重点、反映特色，通过陈列来调节顾客心理，以引起顾客的注意，提高顾客对药品的兴趣，增加记忆和信赖的程度，从而引起顾客的购买欲望，最终达到提升销售的目的。药品陈列的目的就是促进销售，提高产品的市场竞争力。

一、陈列方法

社会药房的药品陈列方法有多种，其陈列方法与药物的分类密不可分。药物的分类方法很多，常用的分类方法主要有按药理作用分类、按给药途径分类、按剂型分类、按管理要求分类、按药品来源分类等，由于侧重点不同，很难找到一种为医药商业、医药生产、临床及患者能够共同接受的分类方法。目前，社会药房药品的陈列方法以药品的药理作用、剂型、管理要求以及使用频度并存。

（一）按药理作用陈列

药品按药理作用分类的方法有多种，因此不同的社会药房按药理作用分类进行药品陈列时亦有区别。常见按药理作用的药品分为以下几大类：抗微生物药物，抗寄生虫病药物，主要作用于中枢神经系统的药物，麻醉药及其辅助药物，主要作用于自主神经系统的药物，主要作用于循环系统的药物（此类药物包括钙拮抗剂、治疗慢性心功能不全的药物、抗心律失常药、防治心绞痛药、周围血管舒张药、抗高血压药、抗休克的血管活性药、调节血脂药及抗动脉粥样硬化药等），主要作用于呼吸系统的药物，主要作用于消化系统的药物，主要作用于泌尿系统的药物，主要作用于生殖系统及泌乳功能的药物，影响血液及造血系统的药物，抗变态反应药物，激素及其有关药物，维生素类、酶类及其他生化制剂，调节水、电解质及酸碱平衡用药，临床各科用药（外科用药及消毒防腐收敛药、皮肤科用药、眼科用药等）。

（二）按剂型陈列

常用的剂型有40余种，社会药房常将药品按口服制剂、注射剂、外用制剂等剂型进行药品陈列。

1. 口服制剂

口服制剂是生活中最常采用的给药剂型，它的优点在于用药方便，无须特殊条件，用药量易于掌握，药品便于携带，尤其适合于普通家庭使用。口服制剂包括片剂、胶囊剂、颗粒剂、散剂、丸剂、糖浆剂、乳剂、混悬剂等。

2. 注射剂

注射剂的特点是药效迅速、作用可靠，适用于不宜口服的患者，但注射给药不方便且注射时可使患者产生疼痛感。注射剂分为溶液剂、混悬剂、乳剂及注射用无菌粉末等。

3. 外用制剂

外用制剂包括的剂型较多，如皮肤给药的软膏剂、贴剂、液体制剂，直肠给药的栓剂，还有滴眼剂、滴耳剂、滴鼻剂等。

（三）按管理要求陈列

此种方法主要按处方药和非处方药进行分类陈列。

为了保障患者用药安全、有效、方便，根据药品品种、规格、适应证、剂量及给药途径等的不同，我国对药品也按处方药和非处方药进行分类管理。我国的《处方药与非处方药分类管理办法（试行）》1999年6月颁布，于2000年1月1日正式实施。处方药患者不可自购选用，以保证用药安全。非处方药的包装必须印有国家指定的非处方药专有标识。

根据我国《药品经营质量管理规范》的要求，处方药和非处方药要分柜陈列摆放。

（四）按使用频度陈列

在综合使用以上药品陈列方法的同时，还可将药品的使用频度作为陈列方式。此方法主要是将使用频度高的药品陈列在显著位置，目的是吸引患者的注意力、刺激患者的购买欲望、提高工作效率、减少患者的购药时间，同时减少工作人员的劳动强度。

二、药品陈列要求

社会药房是药品零售企业，我国的《药品经营质量管理规范》对零售店堂的药品陈列有具体要求。陈列药品除了其质量和包装应符合规定外，药品还应按剂型或用途以及贮藏要求分类陈列和贮藏。

（1）按剂型、用途以及贮藏要求分类陈列，并设置醒目标志，类别标签字迹清晰、放置准确。

（2）药品放置于货架（柜），摆放整齐有序，避免阳光直射。

（3）处方药、非处方药分区陈列，并有处方药、非处方药专用标识。

（4）处方药不得采用开架自选的方式陈列和销售。

（5）外用药与其他药品分开摆放。

（6）拆零销售的药品集中存放于拆零专柜或者专区。

（7）第二类精神药品、毒性中药品种和罂粟壳不得陈列。

（8）冷藏药品放置在冷藏设备中，按规定对温度进行监测和记录，并保证存放温度符合要求。

（9）中药饮片柜斗谱的书写应当正名正字；装斗前应当复核，防止错斗、串斗；应当定期清斗，防止饮片生虫、发霉、变质；不同批号的饮片装斗前应当清斗并记录。

（10）经营非药品应当设置专区，与药品区域明显隔离，并有醒目标志。

三、药品陈列原则

消费者在选择社会药房时不仅会考虑药房的位置、历史、品牌、购物环境等因素，而且对药品陈列也会有很高的期望。良好的商品陈列美观、大方、丰满、醒目，可以吸引消费者驻足停留，从而刺激消费者消费，以达到销售目的。通常的药品陈列有以下一些原则。

（一）醒目原则

陈列的药品尽可能放在醒目位置，如陈列高度要适宜，不能太高或太低，要让消费者容易看到，一些附加的文字说明像标签等可做成不同形状和不同的颜色，文字说明的内容要简练、有目的性，容易引起消费者的注意力，以达到让消费者消费的目的。

（二）整洁美观原则

陈列的药品要清洁、干净，没有破损、污物、灰尘，不合要求的药品应及时从货架上撤下来。陈列的药品可以通过巧妙的排列组合和艺术造型，使陈列美观大方。整洁、舒适、美观的购物环境可使消费者有一个愉悦的心情，可激发消费者的购买欲望。

（三）易取易放原则

陈列的药品要安全稳定、防止倒塌，陈列位置要高低适中、便于取放。

（四）丰满陈列原则

丰满的陈列可以吸引消费者，充足的药品种类和数量能刺激消费者的购买欲望。

（五）季节性陈列原则

应季药品应陈列在醒目位置，以吸引消费者。

（六）先进先出原则

为了防止药品过期失效，除了确保药品的贮藏、养护外，陈列方法也很重要。近效期药品应放在易于取拿的外侧，按先进先出的原则进行药品的补充陈列，以保证近效期的药品尽快销售。

（七）关联性原则

将功能相同或相近的药品放在一起陈列，比如把各种维生素类药品放在一起，可以方便顾客进行多种选择和搭配，这样的陈列可使消费者消费时产生连带性。

（八）同一品牌垂直陈列原则

垂直陈列指将同一品牌的商品，沿上下垂直方向陈列在不同高度的货架层位上。目的是使陈列药品一目了然，同时使消费者在挑选药品时视线移动方便。

（九）主辅结合陈列原则

主辅结合陈列主要是用高周转率的商品带动低周转率商品的销售。

四、陈列药品管理

为了确保陈列有效，社会药房要经常对陈列药品进行检查，以减少药品质量事故的发生。

（一）检查内容

（1）药品是否按剂型或用途以及贮藏要求分类陈列，标签是否与陈列药品一一对应。

（2）陈列药品是否按批号顺序摆放，是否有超过有效期的药品。

（3）陈列药品的货柜、货架等是否清洁卫生，陈列药品是否摆放整齐有序。

（二）发现问题的处理

（1）药房管理人员应对陈列的药品进行检查、督促和指导。

（2）发现药品质量问题要及时将药品撤离柜台，并通知质量管理人员处理。

（3）超过有效期的药品不得陈列。

（三）陈列药品管理措施

（1）完善药品陈列制度，对陈列的药品要定期进行检查。

（2）加强从业人员的培训，提高从业人员的素质。

（3）建立检查登记，对陈列药品检查进行总结。

第二节　药品调剂

学习准备

什么是药品调剂？药品调剂操作规程有哪些？社会药房与医院药房的药品调剂有哪些区

别？想一想在药品调剂工作中，应该怎样调剂非处方药？你怎样利用药学知识为顾客或患者提供药学服务？

随着社会药房布局的日趋合理、经营水平的不断提高，社会药房为患者购药提供了极大的便利。社会药房直接为患者服务，同患者的生命健康密切相关。社会药房在为患者提供方便购药的同时，在保证药品质量的前提下，应尽力做到患者用药安全、有效、经济。

药品调剂工作是社会药房在药品销售过程中的重要工作，它以调剂处方药或销售非处方药为主要内容。由于社会药房和医院药房监管模式、经营模式、服务的患者不同，因此具有与医院药房药品调剂方式不同的特点。

一、处方药调剂

（一）人员要求

《处方药与非处方药流通管理暂行规定》要求：销售处方药的零售药店必须配备驻店执业药师或药师以上药学技术人员规定：药师以上药学技术人员包括主任药师、副主任药师、主管药师、药师；执业药师应佩戴标明其姓名、技术职称等内容的胸卡；药品经营企业许可证和执业药师证书应悬挂在醒目、易见的地方。

（二）调剂要求

《处方管理办法》规定：药师应当凭医师处方调剂处方药品，非经医师处方不得调剂。

国家药品监督管理局发布的《执业药师职业资格制度规定》中要求执业药师负责处方的审核及监督调配，提供用药咨询与信息，指导合理用药，开展治疗药物的监测及药品疗效的评价等临床药学工作。

《麻醉药品和精神药品管理条例》规定：第二类精神药品零售企业应当凭执业医师出具的处方，按规定剂量销售第二类精神药品，并将处方保存2年备查；禁止超剂量或者无处方销售第二类精神药品；不得向未成年人销售第二类精神药品。

（三）调剂操作规程

国家的法律法规对药品调剂的操作有具体要求。

1. 《处方药与非处方药流通管理暂行规定》的相关规定

（1）处方药必须凭执业医师或执业助理医师处方销售、购买和使用。

（2）执业药师或药师必须对医师处方进行审核、签字后依据处方正确调配、销售药品。对处方不得擅自更改或代用。对有配伍禁忌或超剂量的处方，应当拒绝调配、销售，必要时，经处方医师更正或重新签字，方可调配、销售。

（3）零售药店对处方必须留存2年以上备查。

2. 《处方管理办法》的相关规定

《处方管理办法》规定：药师应当按照操作规程调剂处方药品。

（1）认真审核处方，准确调配药品，正确书写药袋或粘贴标签，注明患者姓名和药品名称、用法用量，包装；向患者交付药品时，按照药品说明书或者处方用法，进行用药交代与指导，包括每种药品的用法用量、注意事项等。

（2）药师应当认真逐项检查处方前记、正文和后记书写是否清晰、完整，并确认处方的合法性。

（3）药师应当对处方用药适宜性进行审核，审核内容参考第十章第二节的相关内容。

（4）药师经处方审核后，认为存在用药不适宜时，应当告知处方医师，请其确认或者重新开具处方。药师发现严重不合理用药或者用药错误，应当拒绝调剂，及时告知处方医师，并应当记录，按照有关规定报告。

（5）药师调剂处方时必须做到"四查十对"。

（6）药师在完成处方调剂后，应当在处方上签名或者加盖专用签章。

（7）药师对于不规范处方或者不能判定其合法性的处方，不得调剂。其他详细内容参见第十章。

二、非处方药调剂

（一）人员要求

销售甲类非处方药的社会药房必须配备驻店执业药师或药师以上药学技术人员。执业药师应佩戴标明其姓名、技术职称等内容的胸卡。

零售乙类非处方药的商业企业必须配备专职的具有高中以上文化程度，经专业培训后，由省级药品监督管理部门或其授权的药品监督管理部门考核合格并取得上岗证的人员。

（二）调剂要求

甲类非处方药、乙类非处方药可不凭医师处方销售、购买和使用，但患者可以要求在执业药师或药师的指导下进行购买和使用。执业药师或药师应对患者选购非处方药提供用药指导或提出寻求医师治疗的建议。

非处方药不得采用有奖销售、附赠药品或礼品销售等销售方式。

（三）调剂特点

非处方药调剂是社会药房药品调剂的一部分，在药品调剂工作中占有非常重要的地位，具有医院药房不可替代的优势或特点。

1. 患者可节约时间

患者在社会药房购买非处方药，可以省去在医院挂号、就诊、划价、缴费、取药等诸多烦琐费时的环节，节约了时间和精力。

2. 患者购药有自主权

患者在社会药房购买非处方药时，可以根据病情、用药常识以及用药习惯自己选择药品，可以不受医师、药师的制约和影响，有绝对的自主权。

3. 药师可为患者推荐药品

药师可根据不同的患者及不同的病情，从患者的用药安全出发，在不违反国家相关法律法规的情况下向患者推荐药品，因病施药，并提供同类药品中不同品种的各自特点和功效，提出购买某种药品的建议，最终让患者根据情况购买药品。

4. 药师可直接提供用药指导

很多患者缺乏合理用药的基本知识，有的患者使用非处方药时，不注意药物的相互作用、禁忌证等，有的患者不严格按照药品说明书规定的用药剂量和用药次数，有的患者不能对症用药，从而造成一定危害。药师在患者购买非处方药的同时，可提供面对面的用药指导，如正确宣传药品的功效、用法用量、禁忌证、药物的相互作用及注意事项等，指导患者合理用药。与此同时，也可提高患者对本社会药房的满意度，提高企业的竞争力。

第三节　社会药房的药学服务

学习准备

你所知道的药学服务应该有哪些内容？社会药房与医院药房的药学服务有哪些不同？

社会药房的药学服务有其特殊性。2003 年，中国非处方药物协会发布了《优良药房工作规范（试行）》，通过规范社会药房服务准则和从业人员的责任，保障人民用药安全、有效、便利，促进实现我国医疗资源的充分利用，提高社会药房的竞争能力和经营水平，引导行业正当竞争。《优良药房工作规范（试行）》指出：社会药房是医疗保健体系中为大众提供服务的最终环节，社会药房的从业人员，特别是药学技术人员是医疗保健体系中重要的组成部分，其首要责任是确保患者或消费者获得高质量的药学服务。药学服务是提供与药品使用相关的各种服务的一种现代化药房工作模式，是以患者或消费者的健康为中心所展开的各项活动和服务，目的是保证药品使用安全、有效，从而促进患者或消费者健康水平和生活质量的提高。

随着我国医疗保健体系和医疗保险制度的不断完善，社会药房的工作已从单一的医药流通的终端，成为医疗保健体系的重要组成部分。社会的迅速发展，对社会药房的工作提出了更高的要求，社会药房不仅是销售药品的场所，还要直接向广大患者或消费者提供药学服务，对大众用药安全负责。

一、药品的特殊性

药品是特殊商品，是治疗疾病的重要武器。它在发挥治疗作用的同时可能会产生一些毒副作用，甚至是严重的毒副作用，因此人们常把它比作一把"双刃剑"，它与人民的生命安全息息相关。药品的正确使用可以帮助人们治愈疾病，保障健康，提高生活质量。一旦使用出现差错，往往会给人们带来极大的伤害。药品是否能正确使用，如药物的用法用量、药物相互作用、联合用药、药物与食物的关系、各种缓释控释制剂的正确使用、各种喷雾剂的正确使用、眼药水的正确使用、药物不良反应等，这些问题都需要通过药学服务来完成。从社会药房的角度看，药学服务能向患者提供面对面的、直接的、与药物使用有关的服务与信息，以提高药物治疗的安全性。

二、从业人员的素质要求

根据中国非处方药物协会发布的《优良药房工作规范（试行）》的要求，我国的社会药房要按照《药品管理法实施条例》《药品经营质量管理规范》《处方药与非处方药分类管理办法》及《处方药与非处方药流通管理暂行规定》等有关法律法规的规定经营和销售药品，要配备相应的专业人员，并应具备一定规模，建立社会药房专业分区和服务区，以保证提供合适、合格的药品和保健品，进行免费用药咨询，指导合理用药，保护特殊患者或消费者咨询对话的隐私权，同时提供其他优良服务。

中国非处方药物协会制定的《优良药房工作规范（试行）》中将社会药房从业人员划分为四个等级，即店员、助理药师、药师、执业药师。店员须具备高中以上学历，必须取得国家相关部门的上岗资格证书，店员要能完成一般的销售任务和日常业务，并在更高级别的药学技术人员的指导下，为患者或消费者提供相关的药学服务。助理药师是经过国家有关部门考试合格确定的、取得助理药师专业技术职务证书的药学技术人员，可单独或指导店员为患者或消费者提供合适的药学服务。药师是经过国家有关部门考试合格确定的、取得药师专业技术职务证书的药学技术人员。其工作职责除包括助理药师职责外，还应该能够制定和审核售药标签、药历和药品促销资料；独立审查和调配处方；参加或指导助理药师做好患者的随访和信息反馈分析工作。执业药师是经全国统一考试合格、取得执业药师资格证书并经注册登记、在社会药房执业的药学技术人员。执业药师负责处方的审核及监督调配，提供用药咨询与信息，指导合理用药，开展治疗药物的监测及药品疗效的评价等临床药学工作。社会药房助理药师、药师和执业药师必须定期参加继续教育的学习。

三、药学服务的基本内容

面对日益激烈的市场竞争，社会药房必须将工作的重心转移到药学服务方面，而药学技术人员是国家设在医院围墙外的医师，也是患者正确用药的最后把关者。他们的专业知识和专业素质对患者的安全用药至关重要，因此，药学技术人员不断加强业务学习，不断提高自己的业务水平，才能满足患者合理用药的需要，才能提高其药学服务水平，才能全方位地开展药学服务工作。药学服务的基本内容有以下几个方面。

（一）合理用药咨询

为了使更多的患者或消费者感受到药学服务，社会药房应设立药学服务咨询区，该区域的设置应光线充足、柔和，有相对独立的面对面交流和谈话的空间，以保证患者或消费者的隐私权。

药学服务咨询区应配备药学技术人员，指导患者合理用药，进行免费用药咨询；应提供患者或消费者查阅的有关医药书刊、报纸和派送用药安全科普宣教资料等，还须配有《顾客用药咨询记录表》《患者用药随访记录表》《大众药历》《顾客意见登记簿》及血压计、听诊器等，为患者或消费者提供多种多样的特色服务。

药物咨询是社会药房开展药学服务的重要内容，药物咨询不但可使社会药房提高专业服务水平，还可使广大患者更快获得优质的专业化、个性化的用药指导，科学使用药品，避免药品不良反应对患者的伤害。

1. 了解咨询对象

接待药物咨询者时，应认真听取咨询者的问题，了解问询意图，清楚、简洁地询问一些恰当的、指导性的问题，详细询问用药者的病情及用药史，以此提供适当的用药信息。对于一些特殊人群，如妊娠期妇女，哺乳期妇女，儿童，老年人，慢性病患者，肝、肾功能不全患者，更要仔细询问病史及合并用药情况，对于特异性体质的患者也必须给予高度关注，避免盲目推荐药品导致用药的危险和药疗的风险。对于病情复杂的患者应建议其到医院就诊，医师确定治疗处方后，才能帮助患者选购药品，以确保患者用药安全、有效、经济、适当。

2. 介绍用药方法

药师在向患者介绍用药方法时，尽量避免使用太专业化的术语，要使用简单易懂的语言，使患者容易掌握使用方法。对儿童、老年人及精神不健全的患者，药师应做重点交代，也可将用药方法记录在小卡片上以帮助这类特殊人群正确使用药物，以免发生用药错误。咨询药师还应针对不同的药物尤其是特殊剂型的药物（如栓剂、泡腾剂、气雾剂、缓控释剂）的使用特点和方法，详细交代其用法用量和注意事项，以保证患者的用药安全。

3. 解释不良反应

药品的不良反应是指合格药品在正常用法用量下出现的与用药目的无关或意外的有害反应。不良反应的发生，可对人们的身心健康造成极大伤害。药学服务人员应提醒患者用药过程中可能发生的不良反应，一旦发生不良反应应及时就诊。药学服务人员应及时记录、收集发生的不良反应并及时上报。

（二）建立药历制度

《优良药房工作规范（试行）》中指出：根据需要对患者或消费者进行售药记录和用药跟踪，建立药历制度。药历是指为患者建立的用药档案。药历内容包括患者的一般资料，家族史，嗜好，过敏史，历次用药的药品名称、剂量、疗程，不良反应记录等。

患者每次从社会药房购买的药物都有记载，可以方便患者管理自己的用药情况，方便药学技术人员向患者提供正确、专业的安全用药指导，如减少重复用药、避免有过敏史药物的使用、避免不良反应、降低药物给身体带来的伤害，从而提高用药的安全性。

（三）建立随访制度

随访制度是药历制度的延伸。建立随访制度是药品售后服务的重要一环。通过随访，药师可以对患者用药情况进行定期、系统评价，及时了解患者用药问题，通过电话或上门服务，对老主顾进行跟踪随访，对随访活动和相关的数据进行记录，掌握患者的用药特点，及时了解用药效果，及时发现和解决患者用药中的问题，为患者和消费者提供超值服务。

（四）建立售药标签制度

拆零销售时必须提供售药标签，即在患者或消费者所购药品的外包装上附加标签，内容包括所售药品的名称、使用剂量、使用方法、批号、有效期、使用注意事项、禁忌等内容；服药标签用通俗的语言写明用法，如"每日3次，每次2片"，可加贴特殊提示的标签，如"每日不超过4片""服药后不宜驾驶机动车、船""在2~8℃冷藏"，等等。在拆分药品包装不能提供药品说明书的情况下建议使用售药标签，目的是确保患者用药安全、有效。

（五）开展社区药学服务

社会药房可将药学服务扩展到社区中，如定期到附近的街道、社区、敬老院、幼儿园等单位，开展有关药物知识的宣传、举办健康教育讲座、发放合理用药宣传资料等，通过社区药学服务活动，提高大众健康的意识，树立社会药房的形象，从而进一步拓展社会药房的药学服务范围。

（六）用药教育与指导

用药教育是通过直接与患者及其家属等交流，解答其用药疑问，介绍药物和疾病的知识，提供用药咨询服务，通过直接收集与患者用药相关的信息，为患者提供用药指导，其目的是提高患者对药物治疗的依从性并减少用药相关问题。其包括为特殊人群提供用药相关教育，如妊娠期和哺乳期安全用药等；慢性病的用药指导，如高血压、糖尿病、抗凝、传染病的防治及缓解疼痛等。对特殊患者（药品的用法用量处于调整阶段、需要特别关注的患者）应加强随访，追踪用药教育的效果。用药教育是药学服务人员工作的一部分，是保证人们用药安全的有效形式。

第四节　执业药师在社会药房的作用

学习准备

执业药师应该具备哪些职业素质？在社会药房中起到哪些作用？

执业药师是药学技术人员队伍的重要组成部分，在社会药房中，执业药师在保障人们用药安全、有效方面起着极其重要的作用。

一、执业药师的职业素质

执业药师在执业活动中，要具备较高的职业素质，才能更好地为广大患者服务。执业药师的职业素质主要包括：

（1）遵守国家的法律法规，职业道德和相应的技术规范。

（2）不断提高自身的药学专业知识，为患者提供安全、有效、经济、合理的药学服务。

（3）履行自己的职责，为患者提供有质量保证的药品。

（4）维护患者的健康利益和其他合法权益，抵制违法行为。

（5）认真审核医师的处方，对有配伍禁忌或超量的处方，应拒绝调配。

（6）指导、监督和管理其技术助理的处方药调配销售过程。

（7）举止文明，说话和气，仪表整齐、大方。

二、执业药师的责任

执业药师在药学技术业务中，应该履行与执业活动有关的责任。执业药师的责任主要包括：

（1）对药品质量和药学服务进行管理，依法组织制定、修订并监督实施药品质量和药学服务的管理规章和制度。

（2）对于特殊药品如麻醉药品、精神药品、医疗用毒性药品及处方药的使用进行管理，保证此类药品被安全、有效、合理地使用。

（3）审核医师处方，确保处方药调配、销售的准确性，对有配伍禁忌的处方，应当拒绝调配、销售。

（4）指导甲类非处方药的购买、销售和使用，保证患者用药安全、有效、经济。

（5）提供用药咨询与信息，指导患者合理用药。

（6）及时报告药物不良反应情况。

（7）指导药学实习生实习。

三、执业药师在社会药房的作用

随着我国医疗卫生体制和医疗保险制度改革的不断完善，药品处方药和非处方药制度的实行，社会药房得到迅猛发展，消费者对社会药房专业化服务需求在不断增强，执业药师在社会药房的作用也越来越重要。

（一）执业药师在社会药房的必要性

1. 法律法规的要求

《药品管理法实施条例》《药品经营质量管理规范》《处方药与非处方药分类管理办法》及《处方药与非处方药流通管理暂行规定》等法律法规中对执业药师在社会药房的配备做了明确规定。《药品管理法实施条例》明确规定：经营处方药、甲类非处方药的药品零售企业，应当配备执业药师或者其他依法经资格认定的药学技术人员。《药品经营质量管理规范》要求：销售药品时，执业药师对处方进行审核并签字后，方可依据处方调配、销售药品。《处方药与非处方药分类管理办法》要求：处方药必须凭执业医师或执业助理医师处方才可调配、购买和使用。《处方药与非处方药流通管理暂行规定》中要求：销售处方药和甲类非处方药的零售药店必须配备驻店执业药师或药师以上药学技术人员；处方药必须凭执业医师或执业助理医师处方销售、购买和使用。

执业药师在社会药房执业时，应当严格遵守药品管理法律法规及政策，依法执行药学服务业务，执业药师不仅自己要懂法、守法，而且要对药房的其他员工进行法律法规的宣传和教育。

2. 社会发展的需要

自我药疗是群众自我保健的一种方式，它不仅方便了群众，省去了群众因为一些轻微疾病去医院排队等待的困扰，同时也节省了一些医疗资源。因此，社会药房将成为群众购药、进行自我药疗的主要渠道，也必然成为群众良好便捷的健康服务场所。随着社会药房的迅速发展，行业之间的竞争也日趋激烈，为求生存，社会药房把不断完善其服务的内容和方式，为顾客提供良好的指导用药服务，提高服务质量，充分满足患者的用药需求，作为市场竞争的一种手段，以赢得更大的市场份额，保证企业立于不败之地。而在社会药房发展中，执业药师在科学指导用药，确保药品质量和药学服务质量，保证公众用药安全、有效、经济、适当等方面起到了不可替代的重要作用。

（二）执业药师在社会药房的重要性

1. 执业药师是社会药房的技术骨干

《药品经营质量管理规范》要求药品零售中处方应经执业药师审核后方可调配，而对大量从事销售的营业人员没有学历及职称的要求，仅要求这类人员应经过专业培训，考核合格后持证上岗。社会药房是药品零售企业，追求利润是社会药房生存和发展的原动力，其任何经营行为都必然以此为导向，社会药房所聘用的人员成本越低，其利润相对就越大，因此社会药房中执业药师或药学专业人员非常缺乏。由于执业药师或药学专业人员数量严重不足，有些社会药房的销售人员并没有经过系统的专业培训，他们对药物的适应证、注意事项、药物的相互作用、药物不良反应以及药物的禁忌证等不了解，很难提供用药咨询等高水平的药学技术服务。

执业药师是指经全国统一考试合格，取得《中华人民共和国执业药师职业资格证书》并经注册，在药品生产、经营、使用和其他需要提供药学服务的单位中执业的药学技术人员。为了提高执业药师的执业水平和能力，使其不断更新知识，掌握最新医药信息，保持较高的专业水平，能不断适应新的形势与新的要求，国家对执业药师还实行继续教育登记制度，执业药师接受继续教育经考核合格后，由培训机构在证书上登记盖章，并以此作为再次注册的依据，这有力地保证了执业药师的业务素质。这些因素使执业药师成为社会药房的重要的药学技术力量。

2. 执业药师是药品质量的管理者

药品是特殊商品，药品的质量与消费者的生命健康密不可分，而执业药师是社会药房的质量负责人，在执业范围内负责对药品质量的监督和管理，参与制定、实施药品全面质量管理及对本单位违反规定的处理，其必须对所售药品的质量负责。执业药师在药品知识方面受过专门的训练和系统的学习，他们掌握药品的入库、验收、陈列、保管、养护、贮藏等方面的知识和要求，是社会药房工作人员中药品知识掌握最多的人，为所销售药品的质量起到监督和管理作用。

3. 执业药师是合理用药的指导者

随着我国医保制度的改革和不断完善，人们的用药习惯也在发生变化，"大病进医院、小病去药店"的消费观念已经形成。但患者的药学知识还很欠缺，药房购药虽然方便，同时也给自身带来用药的风险。例如，患者购药时容易跟着药品广告走，受广告的影响某些患者盲目相信药品，随意用药现象常见；在不清楚病因的情况下盲目使用抗生素；违背医嘱，用药时产生不依从性，等等。目前，人们对社会药房的要求，已不再是提供质量有保障的药品，而是希望从药师那里得到合理用药的指导。执业药师作为一种职业准入资格，具有较为丰富的、系统的药学专业知识，执业药师在社会药房中是重要的药学技术力量，他们可向患者提供准确、全面、真实的专业信息，为患者在合理用药方面提供咨询和指导，使患者在用药方面更多地获益。因此，执业药师在社会药房中的作用也越来越重要。

思考题

1. 药品陈列有哪些方法？

2. 药品陈列有哪些要求?

3. 处方药的调剂操作规程有哪些?

4. 处方药的调剂要求是什么?

5. 非处方药的调剂要求是什么?

6. 执业药师在社会药房有哪些作用?

第十三章

不同剂型药品的调剂原则

任何药物在供给临床使用前，均必须制成适合于医疗和预防应用的形式，这种形式称为药物的剂型。药物根据使用目的和性质不同，可制备不同的剂型，一般情况下一种药物可以制备成多种剂型，虽然药理作用相同，但给药途径不同可能会产生不同的疗效。药物制成不同的剂型不仅可使药物用量准确，同时可提高了药物的稳定性，有时还可减少毒副作用，也便于药物的贮藏、运输和携带，患者使用方便，易于接受。临床上常见的剂型有 40 多种。经胃肠道给药的剂型有片剂、胶囊剂、溶液剂、糖浆剂、乳剂、混悬剂、散剂、冲剂等；不经胃肠给药的剂型有注射给药的注射剂，呼吸道给药的喷雾剂、气雾剂等，皮肤给药的外用溶液剂、洗剂、膏剂、软膏剂、糊剂等，黏膜给药的滴眼剂、滴鼻剂、含漱剂、舌下片剂等，腔道给药的栓剂、软膏剂等。

药师在调剂不同剂型的药品时，必须要严格按照《处方管理办法》规定进行处方的调剂，药师调剂处方时必须做到"四查十对"。药师应当按照操作规程调剂处方药品：认真审核处方，准确调配药品，正确书写药袋或粘贴标签，注明患者姓名和药品名称、用法用量；向患者交付药品时，按照药品说明书或者处方用法，进行用药交代与指导，包括每种药品的用法用量、注意事项等。调剂过程的详细内容可参考第十章"医院门诊药房调剂业务"及第十二章"社会药房调剂业务"，本章内容重点介绍药师调配不同剂型药品时的调剂原则及对患者的发药交代与指导。

学习目标

◇**重点掌握**：口服剂型药品和注射剂的调剂原则。

◇**一般掌握**：滴眼剂、滴鼻剂、滴耳剂及吸入给药剂型药品的调剂原则。

◇**基本了解**：皮肤给药剂型和腔道给药剂型药品的调剂原则。

第一节　口服剂型药品的调剂原则

学习准备

口服剂型药品是临床上最常用的药品，你服用过、接触过哪些口服剂型药品？有什么体验？如果你为患者调配口服制剂，你会注意些什么？

常用口服剂型药品包括片剂、颗粒剂、胶囊剂、溶液剂、混悬剂等，根据不同需要可制成速效、长效、咀嚼、口含等不同剂型，如缓释片、控释片，缓释胶囊、控释胶囊，肠溶片、肠溶胶囊等。这类剂型经口服进入胃肠道，经胃肠道吸收而发挥药效，口服给药是最简单、方便，也是比较安全的一种给药途径，这也是口服药物应用非常普遍的一个原因。但是很多患者在用药过程中仍然存在很多问题，如何使患者正确执行医嘱？如何使患者用药后达到最佳疗效？如何避免和减少药物不良反应？解决这些问题的一个重要途径就是：药师在调剂口服剂型的药品时不但要正确调配药品，还要在发药交代时对患者进行用药指导。

一、交代药品名称及用法用量

发药时要重点交代患者所取药品的名称、药品的用药方法与用量。由于很多医院的一些药品品种存在"一品两规"或进口药与国产药并行的情况，药师在发药时，要向患者确认所发药品。由于个体差异，患者的用药剂量会有差异，而患者又很难识别药物的计量单位，一般情况下药师要将标明药品用法用量的不干胶标签贴在药品外包装上，在发药时，还应直接交代给患者每天吃几次、每次多大剂量。如解热镇痛药对乙酰氨基酚片，24 小时内不得超过 4 片；硝酸甘油片应舌下含服，通过舌下黏膜直接吸收而发挥全身作用，既可防止胃肠道内的胃酸及消化酶对药物的破坏，也可避免药物在肝脏内被代谢破坏。对于老年人和小儿的用药剂量，更应予以高度重视，一定要反复交代，确保用药安全。

另外，口服剂型药品使用前，患者最好先用温开水润润喉咙，以防药物刺激伤害食管；服药后要尽可能多喝水，服药后不要马上躺下，最好站立或走动 1 分钟，以使药物完全进入胃里。

二、交代药品用药时间

用药时间非常有讲究，机体的生理和病理状态与给药时间有着密切的关系，患者用药时间正确，可增强药物疗效，减少和避免药物的不良反应，提高患者用药依从性。为使药物能更好发挥药效，对需要特定时间服用的药物，药师应对患者仔细说明具体用药时间，如需餐前、餐后或睡前服用的药品要讲清楚，给予患者正确的用药指导。

（一）早晨用药

高血压疾病有明显的昼夜节律性特点，一天服用一次的抗高血压药多在早晨 7 点左右服用，如氨氯地平、依那普利、氯沙坦等。为了避免夜间多次起床，对利尿剂，如螺内酯，须早晨用药。抑郁症状一般表现为晨重晚轻，所以，对抗抑郁药，如氟西汀、帕罗西汀，晨服较好。

（二）餐前用药

须餐前用的药物很多。胃黏膜保护药如复方氢氧化铝、铝碳酸镁、复方铝酸铋等宜在餐前服用，这样其可充分地附着于胃壁，形成保护屏障。促进胃动力药如甲氧氯普胺、多潘立酮、莫沙必利等宜餐前服用，这样可利于促进胃蠕动和食物向下排空，帮助消化。大多数降血糖药均需餐前服用，以有效控制餐后血糖水平，但阿卡波糖片（拜糖平）宜在进餐时服用。

（三）餐后用药

非甾体镇痛抗炎药如阿司匹林、吲哚美辛、布洛芬等应餐后服用，目的是减少对胃的刺激。组胺 H_2 受体拮抗剂如西咪替丁、雷尼替丁等餐后服用，因餐后胃排空延迟，以便有更多的抗酸时间和缓冲作用时间。

（四）睡前用药

催眠药如艾司唑仑、地西泮、硝西泮等起效快时间快，一般在睡前服用。哮喘多在凌晨发作，为使止喘效果更好，平喘药如沙丁胺醇、氨茶碱等多在睡前使用。降血脂药如辛伐他汀、普伐他汀等最好睡前服用，因为肝脏合成脂肪的峰期多在夜间，睡前服用可提高疗效。抗过敏药如氯苯那敏、酮替芬等服用后易出现困乏、嗜睡的现象，睡前服用较为安全。

三、交代用药注意事项

患者在使用药物时，会有一些特殊要求，或出现一些特殊现象，药师在发药时要向患者做特别交代。

（一）不宜掰开或咀嚼的药物

一些肠溶剂型如红霉素肠溶片、阿司匹林肠溶片等，不能将药片掰开服用，否则肠溶衣会被破坏，药物不但被胃酸分解破坏，起不到应有的疗效，而且会损伤食管、胃黏膜，产生不良反应。缓、控释制剂如硝苯地平控释片、格列吡嗪控释片等，由于其内部的特殊骨架结构，药物包藏于骨架中缓慢地、非恒速地或恒速地释放，如果被掰开则药物的骨架结构被破坏，会影响药物的吸收。因此，肠溶剂型和缓控释剂型一般应整片或整粒吞服，严禁掰开、咀嚼或击碎分次服用。

（二）使大小便变色的药物

有些药物服用后大小便会出现特殊的颜色，如服用维生素 B_2 片后，尿液会变为深黄色；服用利福平片后，大小便会变成红色；服用富马酸亚铁、右旋糖酐铁等铁制剂后，大便会变黑；服用利尿剂氨苯蝶啶后，尿液会变蓝。药师在调剂这类药品时应事先向患者交代清楚。

（三）注意避免药物相互作用及配伍禁忌

有些药物不能同时使用，需要分开、间隔服用。如含活菌的微生态制剂应避免与其他抗菌药合用，若与抗菌药合用会降低其疗效，必要时可间隔3小时服用，以保证药效。

四、交代药品贮藏条件与方法

药品保管不当如贮藏条件与方法不当，可能会使药品失效，甚至产生有毒物质，危害患者的健康。虽然药品说明书均标示了药物的贮藏条件，但一些患者不明白其准确含义或常常忽视贮藏要求，如双歧三联活菌胶囊需要在 $2\sim8$ ℃保存，因此药师必须提示患者，最好印制一些如"药师提示：此药需 $2\sim8$ ℃冷藏"的标签，发药时将标签贴在相应的药品外包装上，向患者交代如何妥善保管药品，便于患者参考，以保证药品有效。一些慢性病患者，其药品不可能很快用完，需要保存一段时间，药师应提醒患者每次用药前应检查药品外观和有效期，如发现药品异常或超过有效期则不应服用。

第二节 注射剂的调剂原则

学习准备

注射剂是临床上非常重要的一种剂型，尤其适用于危重患者的抢救，你知道注射剂有哪些特点吗？在为患者调配注射剂时，应该注意些什么？

注射剂是指供注射用药物的灭菌溶液、混悬剂或乳剂以及供临时配制溶液的注射用灭菌粉末。注射剂药效迅速，作用可靠，特别是静脉注射，药液可直接进入血液循环，更适于抢救危重病症的患者；并且因注射剂不经胃肠道，故不受消化系统及食物的影响，因此，临床上经常使用。由于注射剂直接注入人体内部，其药品质量及用药的安全性就显得非常重要。药师在调剂注射剂时，一定要掌握以下原则。

一、准确调配药品

药师应熟练掌握调配规程，准确无误地调配注射剂。避免因药品剂型相同、生产厂家相同、外包装形状及颜色极为相似的药品错发，如 10 mL 的氯化钠注射液与氯化钾注射液，诺和诺德制药有限公司的系列产品诺和灵 R 笔芯、30R 笔芯、50R 笔芯等。药师准确调配药品对保证患者用药安全至关重要。

二、注意须做过敏试验的药物

对于规定必须做皮试的药物如青霉素等抗菌药，一定要在处方上看到有医师注明过敏试验及结果判定为阴性的，才能给予调配，以确保患者用药安全。

三、注意避免药物相互作用及配伍禁忌

注射剂之间容易发生药物相互作用及配伍禁忌的情况，如地塞米松注射液与葡萄糖酸钙注射液存在配伍禁忌，不能同时使用；左氧氟沙星注射液不宜与其他药物同瓶混合静滴，或在同一根静脉输液管内进行静滴。药师在调配注射剂时一定要谨慎，避免和防止因药物相互作用及配伍禁忌引起不良反应，保证患者用药安全。

四、交代药品贮藏条件与方法

注射剂的贮藏条件、贮藏方法与其他剂型的药品有差异，绝大多数注射剂均须避光保存。有些注射剂还需要在特殊温度下保存，如在 2~8 ℃保存。药师在发药时不但要将印有"药师提示：此药需 2~8 ℃冷藏并避光保存"的标签贴在相应的药品外包装上，还要对患者进行特殊交代，向患者交代药品正确的贮藏方法，保障药品的质量，避免药品因患者贮藏不当而造成浪费。

第三节　皮肤给药剂型药品的调剂原则

学习准备

想一想皮肤外用药品有哪些剂型？这些剂型有哪些特点？患者拿到一个外用药品，他们会问你什么？你如何指导患者正确使用外用药品？

皮肤给药剂型包括外用溶液剂、洗剂、搽剂、软膏剂、硬膏剂、糊剂、贴剂、涂膜剂等，这类药品通过贴、涂、洗、擦、敷等方法给药，给药后药物在局部起到保护和治疗作用或经皮吸收发挥全身作用。皮肤给药剂型药品虽然使用较其他剂型药品简单，但仍发生过患者错误使用药品的情况，使患者身心受到伤害，而且造成医疗纠纷的情况，如高锰酸钾外用片被口服。因此，药师在调剂皮肤给药剂型药品时也要重视发药交代，以保证患者正确使用药品，避免药品不良反应的发生。

一、软膏剂与乳膏剂的发药交代

如软膏剂用于病甲，使用前要先清洗患处，最好用温水浸泡十多分钟，软化甲板，尽可能把病甲削薄剥除后再涂药。用于皮肤时，涂上软膏后轻轻按摩，可使药物更好地渗入皮肤，增强疗效。有破损、溃烂及渗出的部位一般不要涂抹。软膏吸收较慢，一般每日换药一次即可。对于儿童禁用的软膏剂如环吡酮胺乳膏要特殊交代，放在儿童不能接触的地方，防止误用。

二、外用溶液剂的发药交代

外用溶液剂多用于湿敷，使用前应清洗患处，使用比创面略大的消毒纱布浸透溶液，放在创面上，隔5~10分钟更换一次，以达到创面清洁的目的。外用溶液片应溶解后使用，如高锰酸钾外用片，临用前配制成1∶5 000溶液，可直接将患处浸入溶液中药浴，本品不得口服。对于混悬液如炉甘石洗剂应先摇匀后再使用。溶液剂容易挥发，因此可增加用药次数。

三、贴膏剂的发药交代

用贴膏剂时，先用温水洗净患处并擦干后再贴橡胶膏剂，否则会粘贴不牢固，影响治疗效果；应按照说明书要求，及时更换膏药，保证给药的连续性，一般每日更换一次，不宜长期大面积使用。使用过程中如出现皮肤发红、瘙痒等症状，可适当减少贴用时间或停止使用。

四、涂膜剂的发药交代

用涂膜剂时，洗净擦干患处，将药瓶倒置，使走珠接触患处，轻轻挤压瓶体将药液涂抹均匀，待干后形成药膜即可，如将皮肤按摩或热敷后再用药，效果更佳。

第四节 腔道给药剂型药品的调剂原则

学习准备

想一想腔道给药的药品有哪些剂型？这些剂型有哪些特点？了解阴道栓和直肠栓药品吗？你该如何指导患者正确使用这类药品？

腔道给药剂型包括栓剂、气雾剂等，用于阴道、直肠、尿道、鼻腔、耳道等，腔道给药可在局部起作用或吸收后发挥全身作用。常用的腔道给药剂型为栓剂，栓剂是指药物与适宜基质制成一定形状，供人体腔道给药的固体制剂。栓剂因使用腔道不同可分为阴道栓、直肠栓、尿道栓、鼻用栓、耳用栓等。目前，常用的栓剂为阴道栓和直肠栓。栓剂在常温下为固体，塞入腔道后，在体温下能迅速软化熔融或溶解于分泌液，逐渐释放药物而产生局部或全身作用。本节仅介绍常用的阴道栓及直肠栓的发药交代。药师在发药交代时，对文化程度不高的患者要指导得更详细具体一些，将口头交代和书面交代结合使用。

一、阴道栓的发药交代

药师在做阴道栓的发药时，应交代患者使用栓剂的正确用药方法，避免患者因使用方法不当影响疗效，贻误治疗。

第一，要交代阴道栓的用药时间。阴道栓剂宜在入睡前给药，以便使药物充分吸收。若白天用药，药物受热溶解后易从阴道内流出，降低药效。第二，用药时要洗净双手，剥去栓剂外裹的铝箔，可以在栓剂的顶端蘸少许液状石蜡、凡士林、植物油或润滑油。第三，取仰卧位，双膝屈起并分开，将栓剂尖部向阴道塞入，并用手或辅助工具将栓剂轻轻推入阴道深处，然后合拢双腿，并保持仰卧姿势20分钟。第四，用药后1~2小时尽量不排尿，以保证药效。第五，因临床上发生过患者口服栓剂的情况，药师在发药时，一定要告知患者阴道栓仅做外用，不能口服。第六，夏季温度高，如栓剂变软，不宜使用，可将栓剂置入冰水或冰箱中10~20分钟，待其基质变硬后再使用。

二、直肠栓的发药交代

药师在做直肠栓发药时，应对栓剂的使用方法及注意事项向患者进行必要的交代和指导。告知患者用药时需注意以下几方面。

第一，洗净双手，剥去栓剂外裹的铝箔，可以在栓剂的顶端蘸少许液状石蜡、凡士林、植物油或润滑油使用。第二，患者取侧卧位，小腿伸直，大腿向前屈曲，贴着腹部；儿童可趴在大人的腿上。第三，放松肛门，将栓剂尖部向肛门塞入，并用手或辅助工具将栓剂轻轻推入深处约3 cm，然后合拢双腿，并保持侧卧姿势15分钟。第四，用药后1~2小时内尽量不排便，以使药物迅速发挥作用。第五，直肠栓仅做外用不能口服。第六，栓剂基质的硬度易受气候影响，夏季温度高，会使栓剂变软而不宜使用，可将栓剂置入冰水或冰箱中10~20分钟，待其基质变硬后再使用。

第五节　滴眼剂、滴鼻剂和滴耳剂的调剂原则

学习准备

你接触过滴眼剂、滴鼻剂和滴耳剂吗？如果你为患者调配这些药品，你会怎样做好发药交代？

一、滴眼剂的发药交代

滴眼剂系指一种或多种药物制成供滴眼用的水性、油性澄明溶液、混悬液或乳剂。亦可将药物以固体形式包装，另备有溶剂，在临用前配成溶液。药师在发药时，应向患者交代滴眼剂的使用方法及注意事项。

（1）使用滴眼剂前要洗净双手，将头后仰，眼往上望，用食指轻轻将下眼睑拉开成一袋状。

（2）将药液从眼角侧滴入眼袋内，一次滴 1～2 滴。滴后轻轻闭上眼睛 1～2 分钟，同时用手指轻轻压住鼻梁。

（3）若同时使用两种滴眼剂，宜间隔 10 分钟。

（4）滴眼剂开封后应按疗程使用，不宜长期储存及多次打开使用；如发现药液混浊或变色，勿再用。

（5）滴眼剂如为混悬液，应摇匀使用。对一些有固体包装的滴眼液，如利福平眼药水和卡他灵眼药水，应把药片溶解到溶媒后使用。

（6）冰箱中储存的滴眼剂取出后应放置一段时间，待温度升至室温后再使用。避免过低的温度刺激泪液分泌过多冲走药液，影响疗效。

（7）眼膏剂是药与眼膏基质混合制成的一种半固体的无菌制剂，与滴眼剂相比，具有疗效持久的特点。在眼部保持作用的时间较长，一般适于睡前使用。使用眼膏剂时，将头部后仰，眼往上望，用食指轻轻将下眼睑拉开成一袋状。将眼膏挤进下眼袋内，眨眼数次，使眼膏分布均匀，后闭眼休息 2 分钟。多次开管和连续使用超过 1 个月的眼膏不要再用。

（8）眼用凝胶剂是外观呈胶冻状的一种半固体制剂。该剂型具有延长药物与角膜上皮或结膜的接触时间、提高眼部药物的生物利用度、减少不良反应等优点，使用时要涂于眼下睑穹隆部。

二、滴鼻剂的发药交代

滴鼻剂是专用于鼻腔的溶液、混悬液或乳浊液，剂型有滴剂、喷雾剂等。药师要向患者正确交代滴鼻剂的使用方法及注意事项，以保证药物到达患者病变部位，发挥治疗作用。

（1）首先要将鼻腔内的分泌物擤净。如果鼻腔内有干痂，则应先用温盐水清洗浸泡，待干痂变软取出后再滴药。

（2）滴鼻前先吸气，头部尽量向后仰，使药液尽量达到较深部位，充分发挥药效。

（3）对准鼻孔滴入药液，每次 2~3 滴，瓶壁不要碰到鼻黏膜。

（4）滴后保持仰位 1 分钟，然后坐直。如滴鼻液流入口腔，可将其吐出。

三、滴耳剂的发药交代

滴耳剂是用于耳道内的液体制剂，主要用于耳道感染或疾患的局部治疗。药师在调剂时，应注意向患者交代以下几方面内容。

（1）使用前先将药瓶放在手心握一会儿，当药液温度与体温接近时摇匀后使用。

（2）滴耳前先将耳道内的分泌物擦拭干净。

（3）头部微偏向一侧，患耳朝上，抓住耳垂轻轻拉向后上方使耳道变直，将药液滴入，一般每次 5~10 滴，一日 2 次，或参考药品说明书用量。

（4）滴入药液约 5 分钟后，更换另一只耳。

（5）滴耳后应用少许药棉塞住耳道。

（6）注意观察滴耳后是否有刺痛或烧灼感，连续用药 3 日后患耳仍然疼痛，应停止用药，及时到医院就诊。

（7）患者耳聋、耳道不通或耳膜穿孔时，不应使用滴耳剂。

第六节　吸入给药剂型药品的调剂原则

学习准备

吸入给药不是一种常用的给药途径，使用方法较为复杂，因此患者往往不能正确掌握吸入剂的使用方法。想一想，你该如何为患者提供更好的用药指导？

吸入给药剂型药品主要是以呼吸道吸入用气雾剂为主的一类药品。

气雾剂是指将药物与适宜的抛射剂装于具有特制阀门系统的耐压密闭容器中制成的，使用时借抛射剂的压力将内容物呈雾状喷出的制剂。按分散系统可将气雾剂分为溶液型气雾剂、混悬型气雾剂和乳剂型气雾剂。

溶液型气雾剂是指药物溶解在抛射剂中或在潜溶剂的作用下与抛射剂混合而成的均相分散体（溶液），以细雾状雾滴喷出。混悬型气雾剂是指不溶于抛射剂的固体药物以微粒状态分散在抛射剂中形成的非均相分散体（混悬液），以雾粒状喷出。乳剂型气雾剂是指不溶于抛射剂的液体药物与抛射剂经乳化形成的非均相分散体，以泡沫状喷出。

供呼吸道吸入用气雾剂的吸入给药剂型药品主要用于治疗哮喘。该剂型具有定位、速效、量准的特点，可直接到达作用部位、起效快，但使用方法比较复杂，因此患者往往不能正确掌握气雾剂的使用方法。气雾剂的使用方法正确与否，与治疗效果有直接关系。正确使用气雾剂不仅能使药物充分发挥作用，而且能减少不良反应的发生。患者如果使用方法不正确，就达不到应有的治疗效果。药师除要交代正确用药方法外，还要讲清注意事项。只要哮喘患者正确掌握了气雾剂的使用方法，就可达到较好的治疗效果，并减少药物的浪费。因此做好发药交代工作非常重要。

正确使用气雾剂的方法如下：首先充分摇匀气雾剂后打开盖子。患者用药前做深呼气，把气呼出，然后把气雾剂的喷嘴放到嘴里，并将气雾剂喷嘴包严，假如包得不严，气雾剂喷出的雾就会从口唇的缝隙逸出来。然后，患者深吸气，在深吸气的同时，按动气雾剂的开关，把药向口腔内喷。只有这样，喷出来的药雾才会随着吸气的气流到达病变部位。喷完药后，要屏气10秒左右，然后呼出气。这样就会使药物最大限度地沉淀在气管和支气管里面，从而达到良好的治疗效果。最后，将盖子套回喷嘴上。用清水漱口，以清除口腔及咽部残留的药物，避免副作用。另外，药师需要提示患者：气雾剂药物遇热和受撞击有可能会发生爆炸，储存时应注意避光、避热、避冷冻、避免摔碰。

思考题

1. 口服剂型药品的发药交代包括哪些方面？哪些药物应交代用药时间？
2. 调剂注射剂应掌握哪些原则？
3. 简述调剂常用皮肤给药剂型药品的发药交代。
4. 简述调剂阴道栓和直肠栓药品的发药交代。
5. 简述调剂滴眼剂、滴鼻剂和滴耳剂的发药交代。
6. 简述调剂吸入用气雾剂药品的发药交代。

第十四章

特殊人群的药品调剂原则

　　本章所介绍的特殊人群包括小儿、老年人、妊娠期/哺乳期妇女、肝功能不全患者、肾功能不全患者、精神疾病患者以及运动员。因药品的特殊性，其使用涉及广大群众身体健康，特别是这类人群由于处于不同年龄、特殊的生理状态或特殊的病理状态，或由于特殊原因用药具有一定限制，用药稍有不慎就可能会引起不良反应，甚至造成严重后果。另外，患者的肝、肾等器官病变可引起药动学改变，影响药物的疗效。因此，药师在对这类特殊人群进行药品调剂时需格外谨慎，以避免不良反应的发生，保证其用药安全。

学习目标

◇**重点掌握**：小儿用药的调剂原则，老年人用药的调剂原则，妊娠期/哺乳期妇女用药的调剂原则。

◇**一般掌握**：肝功能不全患者用药的调剂原则，肾功能不全患者用药的调剂原则，精神疾病患者用药的调剂原则。

◇**基本了解**：运动员用药的调剂原则。

第一节　小儿用药的调剂原则

学习准备

　　小儿的生理特点有其特殊性，用药安全非常重要。如果你为小儿调配药品，你会注意什么？对患儿家长应该怎样进行用药交代？

　　小儿发育可分为新生儿期（出生后 28 天内）、婴幼儿期（出生后 1 个月至 3 岁）和儿童期（3～12 岁）。由于小儿处在不断发育时期，中枢神经系统、内分泌系统、肝、肾等重要脏器的功能尚未发育完全，其本身具有独特的生理特点，对药物也有特殊的反应性。小儿年龄越小，其器官和组织的发育越不完全，药品的不良反应越易导致器官和组织发育障碍，发生严重不良反应的可能性就越大。资料表明，链霉素、庆大霉素等可损害儿童的听神经，引起耳聋；四环素能影响幼儿牙齿的发育等。鉴于小儿患者的特殊性，为保障其用药安全，避免发生药物的不良反应，药师在调剂小儿药品时应掌握以下原则。

一、认真审核处方

《处方管理办法》对小儿处方的书写有明确要求，对新生儿、婴幼儿要写日、月龄，必要时要注明体重。

药师调剂小儿处方时，不但要做到"四查十对"，还要重视小儿的日龄或月龄及体重等，对小儿的用药剂型和用药剂量要特别关注。许多家长由于缺乏药物的有关常识，为方便患儿服用，擅自改变药物的剂型，将不能分开或研碎的药物（如胶囊、肠溶片等）研碎给孩子冲服等，所有这些不科学的服药方法，都会影响药物疗效，增加药物的副作用。药师在调剂时，一定要提示家长要按医嘱为患儿服用药品。另外，因特殊情况需超剂量使用时，药师应按国家规定，请医师注明原因并再次签名，以确保患儿的用药安全。

二、注明药品服用方法

小儿的用药剂量因月龄、年龄不同，体重不同而不同，药师在调配处方时一定要将药品服用方法的标签贴在药品包装盒上，以方便患儿家长为患儿服药时使用，避免用药剂量错误。

三、对患儿家长的发药交代

药师在发药时，要对患儿家长进行必要的发药交代：要告知家长药品的使用方法，提醒家长要仔细阅读药品说明书，尤其是药品的用法用量、注意事项、禁忌、药品的贮藏条件等内容；不要自作主张增加小儿的用药剂量和用药次数；用药时，要严密观察小儿的病情变化及治疗中的药物反应，使用药更趋合理，争取早日痊愈，减少或避免药源性疾病的发生；同时要注意增强小儿身体抵抗力，并给予良好的护理，使身体尽快康复；将药品放在小儿不能触及的地方，尤其不能与零食放在一起，由于家庭小药箱存放不当而造成儿童误服的事情时有发生，必须高度重视，避免患儿误服，造成意外。

四、小儿禁用药品

小儿禁用药品如表14-1所示。

表14-1　小儿禁用药品

药物	禁用范围	药物	禁用范围
四环素类	8岁以下儿童	氟哌啶醇	婴幼儿
氯霉素	新生儿	羟嗪	婴幼儿
磺胺药	新生儿	对乙酰氨基酚	新生儿
去甲万古霉素	新生儿	吲哚美辛	14岁以下儿童
呋喃妥因	新生儿	地西泮	6个月以下婴幼儿
氟喹诺酮类	18岁以下儿童	吗啡	1岁以下婴幼儿

续表

药物	禁用范围	药物	禁用范围
苯丙胺	婴幼儿	芬太尼	2 岁以下婴幼儿
左旋多巴	3 岁以下婴幼儿	苯海拉明	早产儿、新生儿
硫喷妥钠	6 个月以下婴幼儿	酚酞	婴幼儿
丙磺舒	2 岁以下婴幼儿	噻嘧啶	新生儿
依他尼酸	1 岁以下婴幼儿	甲氧氯普胺	婴幼儿

第二节　老年人用药的调剂原则

学习准备

老年人的生理特点及病理特点与成人有何区别？如果你为老年人调配药品，会注意些什么？

随着年龄的增长，老年人的组织、器官老化，生理功能衰退，其药动学和药效学与青壮年人有较大差异；而且老年人常患多种疾病，用药种类多，用药频率高，易发生药物的不良反应和相互作用。鉴于老年人的这些特点，药师在调剂老年人处方时应掌握以下原则，以保障其用药安全。

一、认真审核处方

老年患者一般同时患有多种慢性疾病，常涉及多科就诊开药，使用药物较多，极易造成重复用药、发生药物相互作用，从而引起药品不良反应。药师在调剂老年患者处方时，一定要仔细审核处方，尤其对容易引起不良反应的药物（如利尿剂、抗胆碱药、抗抑郁药、抗精神病药物、镇静药、抗高血压药、口服降糖药、地高辛和华法林等）要格外谨慎。

二、注明药品服用方法

老年患者由于记忆力减退、智力下降，容易多服、误服药物。药师在调剂处方时，除应对老年患者进行必要的口头交代外，还应在药品的外包装上详细注明药品的用法用量，以提高患者用药的依从性。建议药师对记忆力差又无人照看的老年人采用单剂量调配，以保证患者不漏服、错服药物；也可使用药品分装格，将每日药品事先分装好，以免老年患者忘记。

三、发药交代及用药指导

药师对老年患者的合理用药可发挥非常重要的作用。在调剂工作中，药师可建议服用多种药物的患者记录自己的病史、治疗措施、药物过敏史、药物的用法用量、服药时间、发药数量，以对药物治疗安全性和合理性进行考察，判断老年患者服药的情况和下一次取药的大概时间。另外，药师应对老年患者进行药物知识的宣传，教育老年患者不要轻信广告宣传，迷信新药、贵药，避免盲目使用药品；提醒患者要经常检查所用药品，对已过期失效或变质的药品禁止使用。对自理能力差的老年患者，药师要对家属进行特别交代，嘱咐家属要督促检查其用药情况，保证其能够按时、准确服药，保证药物治疗的安全性和有效性。

第三节　妊娠期/哺乳期妇女用药的调剂原则

学习准备

想一想，妊娠期/哺乳期妇女的生理有何特点？很多药物对于妊娠妇女都禁用，如果你为妊娠期/哺乳期妇女调配药品，你会注意些什么？

妊娠期和哺乳期是女性的特殊阶段，自身生理功能变化对药物的吸收、分布及消除带来很大影响，而且很多药物可以由胎盘将母亲体内的药物转运到胎儿体内，或药物经过乳汁排泄，通过母乳喂养将药物传入婴儿体内。如妊娠早期妇女服用沙利度胺后导致胎儿出现异常，造成"海豹胎儿"，因此妊娠期和哺乳期妇女的用药是一个非常重要的问题。药师在调剂过程中，对于妊娠期和哺乳期妇女用药安全应该更加关注。

一、认真审核处方

由于药品的调配直接关系到下一代的身心健康，因此调配妊娠期和哺乳期妇女药品时，药师要高度重视，除严格按照必需的调剂流程工作外，尤其对于药品说明书中"妊娠期和哺乳期妇女禁用的药物"更要格外谨慎，在调配中如发现妊娠期和哺乳期妇女使用禁用药品，必须及时与开具处方的医师沟通，了解患者的用药目的，避免患者服用禁用药品，防止药品不良反应的发生。

二、用药指导

药师对于妊娠期和哺乳期妇女的用药指导是非常必要的。由于缺乏妊娠患者的药动学和药效学试验，绝大多数药品说明书都标明"怀孕妇女服用本品是否安全尚不明确"。对于孕妇，应权衡利弊决定是否服用这些药品。只有当潜在利益高于危险性，才可使用，否则怀孕期及哺乳期内不应使用。因此，为保障妊娠期和哺乳期患者及其下一代的用药安全，药师应告知患者不要随意使用药物，更不能自行用药；如需用药，要选用已有一定依据证明对婴儿无明显损害的药物，并告知患者药物可能对胎儿和婴儿产生的不良影响；鼓励患者向医师寻求建议，一旦发生不良反应应及时向医师报告。

三、美国药品和食品监督管理局的妊娠期药物安全性分类

美国药品和食品监督管理局（Food and Drug Administration，FDA）为贯彻实施"妊娠和哺乳期标示规则（Pregnancy and Lactation Labeling Rule，PLLR）"，于 2014 年 12 月发布了供企业用的"人用处方药和生物制品说明书妊娠、哺乳期和生殖潜能的内容和形式"指导原

则。该原则删除了之前施行的 5 级妊娠字母（A、B、C、D 和 X）分类方法。FDA 认为之前的 5 级妊娠字母分类较混乱，并且会不准确或不一致地传递胎儿风险程度的差异，可导致不明智的临床决策。该原则要求在说明书中描述妊娠期间的药物风险摘要和对支持这些摘要数据的讨论，可给临床医师提供更多有意义的信息。

四、妊娠期禁用药品

妊娠期禁用药品如表 14-2 所示。

表 14-2　妊娠妇女禁用药品

类别	药物
抗感染药物	链霉素、依托红霉素、琥乙红霉素、氯霉素（孕晚期禁用）、米诺环素、多西环素、吡哌酸、诺氟沙星、环丙沙星、氧氟沙星、左氧氟沙星、培氟沙星、依诺沙星、洛美沙星、司帕沙星、莫西沙星、加替沙星、氟罗沙星、磺胺嘧啶（临近分娩禁用）、磺胺甲噁唑（临近分娩禁用）、磺胺异噁唑（临近分娩禁用）、甲硝唑（前 3 个月禁用）、呋喃唑酮、伊曲康唑、利巴韦林、伐昔洛韦、膦甲酸钠（注射剂禁用）、甲苯达唑、左旋咪唑（孕早期禁用）、阿苯达唑、乙胺嘧啶
神经系统用药	左旋多巴、溴隐亭（孕早期禁用）、卡马西平、扑米酮、夸西泮、咪达唑仑、苯巴比妥、异戊巴比妥、水合氯醛、地西泮（前 3 个月禁用）、奥沙西泮、氟西泮、氯硝西泮、三唑仑、艾司唑仑、赖氨酸阿司匹林（孕晚期禁用）、尼美舒利、双氯芬酸钠/米索前列醇、金诺芬、阿明诺芬、别嘌醇、麦角胺、丁丙诺啡、戊四氮、贝美格、吡拉西坦、他克林
循环系统用药	地尔硫䓬（注射剂禁用）、美托洛尔（孕中晚期禁用）、索他洛尔（孕中晚期禁用）、比索洛尔、丁咯地尔、阿托伐他丁、洛伐他丁、普伐他丁、氟伐他丁、非诺贝特、辛伐他丁、阿昔莫司、普萘洛尔（孕中晚期禁用）、吲达帕胺（妊娠高血压患者禁用）、卡他普利、依那普利、咪达普利、贝那普利、培哚普利、福辛普利、西拉普利、阿罗洛尔、卡维地洛、尼群地平、非洛地平、缬沙坦、赖诺普利（孕中晚期禁用）、厄贝沙坦（孕中晚期禁用）、特拉唑嗪、肼屈嗪、利血平、呋塞米、布美他尼（孕前 3 个月禁用）
呼吸系统用药	厄多司坦、喷托维林、氯哌斯汀、非诺特罗、曲尼司特
消化系统用药	雷贝拉唑钠、三甲硫苯嗪、哌仑西平、枸橼酸铋钾、胶体果胶铋、碱式碳酸铋、胶体酒石酸铋、米索前列醇、罗沙前列醇、恩前列素、甘珀酸钠、吉法酯、醋氨乙酸锌、奥沙拉嗪钠、生长抑素、复方铝酸铋、匹维溴铵、托烷司琼、甲氧氯普胺、茶苯海明（孕早期、晚期禁用）、硫酸钠、蓖麻油、欧车前亲水胶体、地芬诺酯、复方樟脑酊、硫普罗宁、甘草酸二胺、甲磺酸加贝酯、乙型肝炎疫苗注射剂、非布丙醇、曲匹布通、羧甲香豆素、鹅去氧胆酸、西布曲明、奥曲肽、阿糖腺苷、柳氮磺吡啶（临近分娩禁用）、特利加压素、醋酸兰瑞肽、托烷司琼
泌尿系统用药	布美他尼（孕前 3 个月禁用）、醋甲唑胺、醋羟胺酸、鞣酸加压素
皮肤科用药	维 A 酸、异维 A 酸、阿达帕林

续表

类别	药物
血液及造血系统用药	血凝酶、云南白药、依诺肝素（孕早期禁用）、华法林、双香豆素、双香豆素乙酯、醋硝香豆素、茴茚二酮、苯茚二酮、东菱精纯克栓酶、去纤酶、羟乙基淀粉（孕早期禁用）、西洛他唑、沙格雷酯、吲哚布芬、伊洛前列素、氯贝丁酯
激素有关药物	曲安奈德、雌二醇、戊酸雌二醇、炔雌醇、雌三醇、尼尔雌醇、己烯雌酚、甲羟孕酮、尿促性素、氯米芬、亮丙瑞林、曲普瑞林、甲地孕酮、左炔诺孕酮、孕三烯酮、氯地孕酮、羟孕酮、米非司酮、卡前列素、卡前列甲酯、甲苯磺丁脲、格列本脲、格列吡嗪、格列齐特、格列喹酮、格列苯脲、苯乙双胍、二甲双胍、瑞格列奈、降钙素、碘化钾、重组人生长激素
抗过敏药物及免疫调节药物	苯海拉明（孕早期禁用）、西替利嗪（孕早期禁用）、依巴斯汀、左卡巴斯汀、曲尼司特、青霉胺、环孢素、他克莫司、硫唑嘌呤、咪唑立宾、抗人淋巴细胞免疫球蛋白、来氟米特、麦考酚酯、雷公藤总苷、基因工程干扰素 β-1a、重组人白细胞介素 II
抗肿瘤药	氮芥、苯丁酸氮芥、美法仑、氧氮芥、异环磷酰胺、甘磷酰芥、雌莫司汀、卡莫司汀、洛莫司汀、司莫司汀、尼莫司汀、福莫司汀、噻替哌、卡培他滨、氨甲蝶呤、巯嘌呤、硫鸟嘌呤、硫唑嘌呤、氟尿嘧啶、氟尿苷、卡莫氟、去氧氟尿苷、氟尿脱氧核苷、替加氟、阿糖胞苷、吉西他滨、丝裂霉素、平阳霉素、柔红霉素、多柔比星、表柔比星、阿柔比星、伊达比星、长春新碱、长春地辛、长春瑞滨、依托泊苷、替尼泊苷、拓扑替康、伊立替康、紫杉醇、他莫昔芬、托瑞米芬、福美坦、依西美坦、氨鲁米特、来曲唑、阿那曲唑、甲羟孕酮、甲地孕酮、亮丙瑞林、戈舍瑞林、曲普瑞林、丙卡巴肼、达卡巴嗪、顺铂、卡铂、奥沙利铂、羟基脲、利妥昔单抗、三氧化二砷、靛玉红、米托蒽醌
生物制品	森林脑炎灭活疫苗、冻干黄热病活疫苗、冻干流行性腮腺炎活疫苗、流行性出血热灭活疫苗（I型、II型）、水痘减毒活疫苗、冻干风疹活疫苗、斑疹伤寒疫苗、霍乱疫苗、甲型肝炎活疫苗、伤寒菌苗、伤寒副伤寒甲乙菌苗、伤寒VI多糖菌苗、钩端螺旋体菌苗、冻干鼠疫活菌苗、冻干人用布鲁杆菌病活菌苗、霍乱菌苗
生化制品	降纤酶、促红细胞生成素、阿糖腺苷
维生素，营养及调节水、电解质和酸碱平衡药物	丙氨膦酸二钠、羟乙膦酸钠、氯屈膦酸钠、阿仑膦酸钠、伊班膦酸钠、葡萄糖酸锌

第四节　肝、肾功能不全患者用药的调剂原则

学习准备

想一想，你为肝、肾功能不全患者调配药品时，应该注意些什么？

一、肝功能不全患者用药的调剂原则

肝脏是药物代谢的主要器官，很多药物的体内过程都与肝脏有关，所以肝脏又是药物损害的主要脏器。当肝功能不全时，药物的吸收、代谢都会发生改变，药物生物转化减慢，血中游离型药物增多，从而影响药物的疗效并增加毒性。药物致肝脏损害的发病率很高，可致肝脏损害的药物非常多，几乎涉及各类药物。因此药师在调配肝功能不全患者处方时，要严格按照操作规程调剂处方，做到"四查十对"。除此以外，还要对肝功能不全患者进行用药教育，告知患者尽量避免使用对肝脏有损害的药物。如使用对肝脏有损害的药物后，要注意临床观察及定期进行检查；注意药物的相互作用，避免或减少肝毒性药物的合并使用；养成良好的生活习惯，避免烟酒给身体带来的危害。初始用药时剂量应小，尽量做到用药方案个体化。常见的对肝脏有损害的药物如表14-3所示。

表14-3　常见的对肝脏有损害的药物

种类	药　　物
抗感染药	四环素、灰黄霉素、异烟肼
解热镇痛药	对乙酰氨基酚、阿司匹林、保泰松
抗肿瘤药	卡莫司汀、苯丁酸氮芥、氨甲蝶呤、巯嘌呤、硫鸟嘌呤、博来霉素、门冬酰胺酶
抗癫痫药	丙戊酸钠
抗精神失常药	氯丙嗪、氟奋乃静、乙酰丙嗪、丙咪嗪、氟哌啶醇
心血管药	胺碘酮、卡托普利
麻醉药	氟烷、安氟醚
性激素	睾酮、达那唑

二、肾功能不全患者用药的调剂原则

肾脏是人体的主要排泄器官，也是药物代谢的器官之一。由于很多药物及其代谢产物都是通过肾脏排泄，所以当肾功能不全时，药物的代谢和排泄都可能受到影响，甚至由于药物的蓄积而产生毒性反应，加重对肾脏损害。因此药师在调配肾功能不全患者处方时，必须做到"四查十对"，严格按照操作规程调剂处方。除此以外，还要对肾功能不全患者进行必要的用药教育，告知患者用药时要仔细阅读药品说明书；尽量避免使用对肾脏有损害的药物，如使用药物，应尽量采用对肾损害较小的药物来替代，切不可滥用。在使用药物时，要注意调整患者的用药剂量：可用减少剂量法，即首剂用量不变，给药间隔不变，但维持剂量减少；也可用延长间隔法，即药物用量不变，但给药间隔延长。注意药物的相互作用，尽量避免多种药物长期大量合并使用，以减少药物对肾脏的损害。用药期间要注意临床观察及定期进行检查，必要时进行TDM。

值得注意的是，大多数药物及其代谢产物都通过肾脏排泄，特别是抗菌药物使用频率很高。肾功能不全患者在使用这类药物时，如果不重视这些患者用药剂量的调整，往往会造成药物蓄积中毒而给患者带来严重不良反应。因此肾功能不全患者使用抗菌药物时应注意，氨基糖苷类、万古霉素等主要通过肾脏排泄，对肾脏毒性较大，应调整剂量或监测血药浓度，必要时选择其他药物替代；青霉素、头孢菌素、林可霉素和异烟肼等药物虽然通过肾脏排泄，但毒性较小，可酌情调整剂量，一般无须测定血药浓度。因此，药师在发药时，要对患者进行必要的发药交代，以保障患者用药安全，减少不良反应的发生。

第五节　精神疾病患者用药的调剂原则

学习准备

你为精神疾病患者调配药品时，应该注意些什么？对患者家属应该怎样进行用药交代？

精神疾病是指由于各种生物、心理和社会环境因素影响下，以大脑功能失调，导致认知、思维、情感、意志和行为等精神活动出现不同程度障碍为临床表现的疾病。精神疾病主要分为轻型精神疾病与重型精神疾病。轻型精神疾病主要表现在感情障碍（如焦虑、忧郁等）和思维障碍（如强迫观念等），但患者思维的认知、逻辑推理能力及其自制力都基本完好。而重型精神病患者的认知、逻辑推理能力将会变得很差，自制力也几乎全部丧失。药师在为精神疾病患者调剂药品时，除严格按照常规的"四查十对"以外，要重点做好发药交代，主要应强调以下几点：

第一，根据处方向患者或其家属交代药物的详细用法用量和服用时间（如餐前、餐后、晨服、睡前服用等）；第二，要交代处方中药物常见的不良反应，告知患者如何避免或减少不良反应以及出现不良反应后如何处理；第三，由于精神疾病患者用药个体差异较大，告知患者遵医嘱定期对需要血药浓度监测的药物进行监测；第四，告知患者家属要帮助妥善保管药物，防止患者一次大量服用或漏服，要严格遵照医嘱，按量服用，服药期间不能自行停药、减量；第五，告知患者或其家属，服药期间尽量避免烟酒及饮用茶、咖啡、可乐等，以提高治疗效果；第六，很多精神病患者往往不知道或不认为自己有病，常常拒服药物，容易导致用药依从性较差，药师在调剂时应对患者及其家属特别强调要按时用药，以保证治疗效果；第七，对于需要特殊条件（如避光、冷藏等）保存的药物，药师要向患者及其家属提示，以保证药品的质量。

第六节　运动员用药的调剂原则

学习准备

想一想，为什么运动员用药需特别关注？你知道运动员禁用的药物有哪些吗？

兴奋剂在英语中称"dope"，原意为"供赛马使用的一种鸦片麻醉混合剂"。由于运动员为提高成绩而最早服用的药物大多属于兴奋剂药物——刺激剂类，所以尽管后来他们使用的其他类型药物并不都具有兴奋性（如利尿剂），但国际上对体育运动中的违禁药物仍习惯沿用兴奋剂的称谓。如今通常所说的兴奋剂不再是单指那些起兴奋作用的药物，而是对体育运动中违禁药物的统称。

随着体育赛事不断增多，特别是北京奥运会的举办，我国对运动员禁用药品的管理越来越严格，要求生产企业应当在含有兴奋剂的药品包装标识或者药物说明书上必须注明"运动员慎用"字样，以加强对含兴奋剂药品的安全警示和使用风险管理。

药师要熟悉运动员用药范围种类。在调剂处方时，如发现处方中有含兴奋剂药品且患者为运动员，要加强对处方的审核，并必须进一步核对且确认无误后，方可调剂该类药品。药师在发药时还要为运动员提供详细的用药指导，避免运动员因用药不当而导致的严重后果，确保运动员的用药安全。

思 考 题

1. 小儿用药的调剂原则是什么？
2. 老年人用药的调剂原则是什么？
3. 妊娠期/哺乳期妇女用药的调剂原则是什么？
4. 肝、肾功能不全患者用药的调剂原则是什么？

第十五章

特殊调剂与药品分装

通常情况下，药房调剂工作是根据处方或医嘱直接调配，处方或医嘱上的药物是单一成分或成品药。但有时由于患者个体化用药的需要，比如要求特殊剂型或剂量，这时就需要药师在药房中进行临时调配，如稀释液体、磨碎片剂并分包、分装胶囊、制备临时合剂、调制软膏等；有时又需要将大包装药品分装成患者所需剂量，或将药品按每次剂量独立包装后发给患者。处方或医嘱的临时调剂是药师通过教育、训练和经验取得的特定资格的活动，是一种特殊调剂业务。

特殊调剂是医疗机构药学服务由简单药品供应型向知识和技术服务型转型的重要工作内容之一，也是调剂提供个体化药物治疗服务的重要技术性工作，应积极地倡导并创造条件开展。尤其是设置了儿科、皮肤科、耳鼻喉科的医疗机构，特殊调剂有大量的临床需求，医院药房应积极地响应，给予满足。

除普通调剂业务以外，医疗机构的急诊药房和传染药房的调剂有很多的特殊性，其操作流程和技术除了须遵循普通调剂业务的规范，还有一些特殊的规定，需要特别注意。

学习目标

◇**重点掌握**：稀释、研磨、混合与装填胶囊的操作，分装片剂的操作。

◇**一般掌握**：急诊药房和传染药房的调剂业务。

◇**基本了解**：特殊调剂与药品分装的场所和设备，调制软膏与协定处方的调剂。

第一节 特殊调剂与药品分装的场所和设备

药房内应设立单独的临时调剂室（图15-1）或药品分装室，应有适宜的面积。因为有裸药的暴露，需要具备一定的净化级别，一般在10万~30万级，温度25 ℃以下，相对湿度45%~55%，以保证药品在操作和存放过程中的质量。应严格划分出清洁区和污染区，杜绝药品在处置过程中受到污染；改变药品分装条件和方式，应使用一次性口服药杯或药袋，拆零药品调剂时，应保证使用工具的洁净；有条件的医院应采用全自动单剂量药品分包机。临时调剂室或药品分装室应配备必要的临时调剂设备，如净化工作台、天平、量杯、量筒、乳钵、粉碎机、加热装置、药匙、软膏刀、搪瓷盘、数片板、药袋等。

临时调剂室的顶棚、墙壁、地面应平整、光洁、防滑、便于清洁，不得有脱落物。水池、地漏位置应适宜，不得对临时调剂室造成污染。临时调剂前应对房间进行消毒清洁，室内以紫外灯灭菌30分钟，工作人员做好个人卫生，穿戴工作衣、帽、手套和口罩。所使用的量器、衡器、乳钵、净化工作台等应先清洁、调试，经检查无异常后才能使用。容器和包装材料不能影响药品稳定性，容器用前须洗涤、沥干、烘干或灭菌。瓶子的内外盖应配套，能达到密闭或密封的目的。瓶塞用前须清洁、灭菌、烘干。临时调剂结束后应做好所使用的量器、衡器、乳钵、净化工作台等的清洁工作和室内卫生工作，同时做好工具的维护工作，使临时调剂室保持整洁卫生。

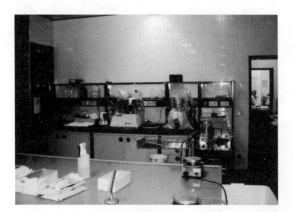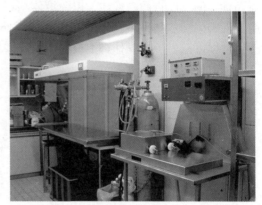

图 15-1　门诊药房临时调剂室

第二节　特殊调剂操作

学习准备

学习本节需要很多药剂学的知识。回忆一下什么是剂型？固体剂型、半固体剂型和液体剂型各有什么特点？天平的结构是怎样的？量杯和乳钵各有什么用途？用于稀释固体的分散剂有哪些？如何正确调制软膏？

一、稀释

当溶液的量和浓度已知时，通过计算稀释后溶液的量，然后从中减去原溶液的量，这样经计算就能得知加入多少稀释剂可获得所需要的稀释浓度。具体做法：利用临时调剂室内的量杯或量筒量取一定量的原溶液，放入合适的容器中，再量取计算好量的稀释剂，缓慢加入容器中，边加边搅拌，混匀，即得。如果是酸的稀释，则量取计算好的浓酸的量缓慢加入已知量的溶剂中，边加边搅拌，混匀，即得。

选择合适的量器并正确地使用它，对完成临时调剂工作至关重要。通常，调剂工作中使用较多的是量杯（图 15-2），但如果使用不当的话，量杯造成的误差比量筒大。无论选择哪一种量器，都要注意以下几点：

（1）读数时，视线应与液体凹液面最低点水平相切。

（2）读数时，量器应垂直摆放，否则将出现误差，尤其是使用量杯时误差会更大。

（3）倾倒液体时，尽量倾尽量器中的液体。如果液体黏度很大不易倾尽，可以用溶剂多次荡洗，合并荡洗液并加溶剂至计算量即可。

（4）量取已知体积的液体，应选择比已知体积稍大的量筒，否则会造成误差过大。如量取 15 mL 的液体，应选用容量为 20 mL 的量筒，不能选用容量为 50 mL 或 100 mL 的量筒。能用一个量器一次性量取就不要分次使用两个或更多个量器，否则会增加误差。

为了保证调剂工作的质量，量取液体还应注意下列两条原则：①用手握住盛装原溶液容器贴标签的一面再倾倒液体，以免液体顺着容器壁流下而污染标签，尤其当液体是深色的或腐蚀性的。标签一旦污染须立即更换。②倾倒液体时，尽量用小拇指和手掌夹住容器的盖子，这样可以避免当操作台上放置了多种需要量取的溶液时盖错盖子而造成污染。

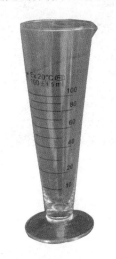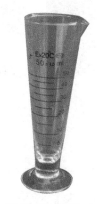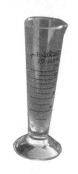

图 15-2　量杯

量杯除了可用于稀释液体外，也可用来分装大瓶的液体，每次量取所需的体积后再倒入分装的瓶中。但这样效率会比较低，如果要大量、快速分装，可以用一个带刻度的容器，将一根软管的一头放在里面，每次需要时，打开软管的另一头往外放，看着容器上的刻度即可。

一个 10 mL 的量杯可以量取的最小体积是 1 mL，当需要准确量取更小体积的液体时，药师会用到移液管和吸耳球，移液管的量程为 0.1 ~ 5 mL。注意不要用嘴来吸移液管，移液管也不要放入液体面太深以免外壁黏挂较多液体造成误差，同时也要注意吸耳球的捏放不能太猛，以免液体直接冲入吸耳球内。

二、研磨

当充分考虑固体制剂的含量以及填充剂、黏合剂、分解剂等的含量后，可称取计算好的固体制剂，放入清洁的研钵中研磨，有时还需加入一定量的稀释剂（如乳糖），研磨好后混匀，按处方要求分装或制成混悬液、溶液剂等。

分装通常通过天平进行均分。天平是临时调剂室最常用到的一种衡器，主要有架盘天平（图15-3）和电子天平（图15-4）等。电子天平具有结构简单、方便实用、称量快速准确等特点，应用越来越广泛。

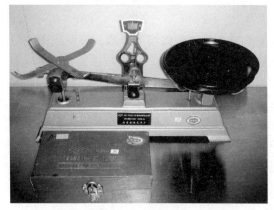

图15-3　架盘天平

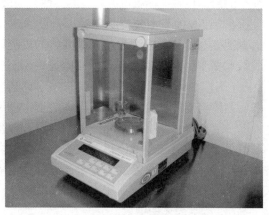

图15-4　电子天平

用于研磨的研钵一般是玻璃或瓷质的，应按被研磨固体的性质和粗细程度选用不同质料的研钵。比如玻璃研钵适用于易碎的、少量的固体（如晶体）以及混合少量的细粉或混合易吸附在瓷质研钵的成分。瓷质研钵（图15-5）适宜研磨一般的固体以及混合固体和液体，比如制备混悬液和乳剂。大块的固体只能压碎，不能用研杵捣碎，否则会损坏研钵、研杵或将固体溅出。固体应该先研磨好后再准确称量，而不能反过来操作，否则在研磨过程中会造成损失。自动研磨分包机（图15-6）可以将片剂或其他固体药剂进行研磨粉碎，并按规定剂量进行分包，是一种自动化的研磨粉碎和分剂量的装置。

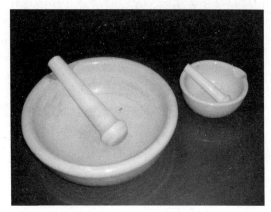

图15-5　瓷质研钵

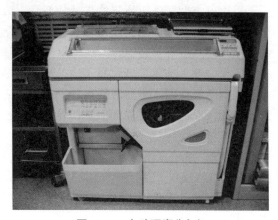

图15-6　自动研磨分包机

三、混合

（一）液体与液体的混合

液体与液体混合时一般经过搅拌或振摇即可。搅拌或振摇的程度根据液体的黏度而定，黏性小的液体轻微搅拌就可混匀，而黏性大的液体则需要比较大的搅拌力量才能保证混合均匀。

（二）液体与固体的混合

液体与固体的混合为了加速溶解的过程以及使溶质在液体中的均匀分布，应设法先使溶质颗粒变小。制备溶液剂时可使用玻棒，制备混悬液时可使用研钵。

（三）固体与固体的混合

固体与固体混合时要考虑固体的量，如果两个或多个固体的量不多且所占比例也均衡，可以一起放入一个合适的研钵混匀即可。如果需要混合的两个固体的量相差太大，则必须采取等量递加的方法分步进行：先将量较少的固体放入研钵，然后放入等体积的另一个固体，用研杵混匀，接下来再放入与研钵内混合物等体积的另一个固体进行混匀，以此类推，直到量较大的另一个固体被加完为止。

（四）半固体的混合

半固体的混合通常是在制备软膏或混合两个或多个软膏基质时用到。当所用的基质是柔软的半固体，不需加热即能调制均匀时，或药物不宜受热时，可在软膏板上用软膏刀直接研和调制均匀。如果需要混合的各种成分数量差距较大，可采取等量递加分步进行的方式，也可采取熔和法。熔和法的具体做法：先将熔点较高的基质放入瓷质蒸发皿，水浴加热至熔融，再加入熔点较低的基质，如有杂质趁热用纱布或筛网过滤，再加入液体成分和能在基质中溶解的药物。不溶性药物可筛入熔融或软化的基质中，也可先用液体成分研磨后加入，注意要不停地搅拌混合均匀，直至冷凝。

（五）制备临时合剂

采用可溶性固体药物制备临时合剂时，应先用适量蒸馏水溶解，必要时过滤，然后与其他液体药物混合，加溶剂至全量，摇匀、过滤、分装，即得。对不易溶解的药物，应先研细，搅拌使其溶解，必要时可加热促使其溶解。如果是易挥发性药物或芳香水剂等，则应用冷蒸馏水调配，且宜在最后加入，以免挥发损失。

采用不溶性固体药物调配临时合剂时，应先研细，如为亲水性药物或质地疏松者，可不加助悬剂，取适量溶剂共研，使其混合均匀；如为疏水性药物或质地较重者，应加适宜助悬剂，使其分散均匀。

两种药物配伍产生沉淀时，一般可分别溶解，稀释后再混合，亦可酌加甘油、糖浆等，以避免或延缓沉淀产生。

凡采用水溶性或醇溶性药物制备临时合剂时，宜先将其溶于水或醇，然后缓慢混合，以防止或减少沉淀。

四、装填胶囊

有时为了掩盖药物不适宜的臭味或便于服用等，需要将粉末状、颗粒状、丸状、小片状的药物装于胶囊中，也可以两种状态的混合形式装于胶囊中，以适应临床不同的要求。临时调剂室内一般采用市售的空心胶囊手工法填充药物。市售的空心胶囊有普通型和锁口型两类，锁口型又分单锁口和双锁口两种，见图15-7。普通型由帽节和体节两部分组成；锁口型的囊帽、囊体有闭合用槽圈，套合后不易松开。从节约成本考虑，多使用普通型空心胶囊。

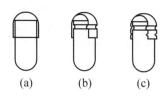

图 15-7　空心胶囊类型

（a）普通型；（b）单锁口型；（c）双锁口型

　　空心胶囊的规格从大到小分为：000、00、0、1、2、3、4、5 号共 8 种，如图 15-8 所示，0～5 号为常用型号。胶囊规格的选择一般通过试装或凭经验来确定。通常选用一个剂量能使胶囊装满的最小规格，亦可从图 15-8 中找到所需空胶囊的号码。如果已知药物的堆密度 $\rho(g/mL)$ 和质量 $m(g)$，在密度和质量的刻度值之间作虚线连接，该虚线与斜线相交点所对应的胶囊号即为应选择的规格。例如，某固体药物 0.7 g，密度为 1.8 g/mL，连接虚线，交点即对应于应选择的 2 号胶囊。

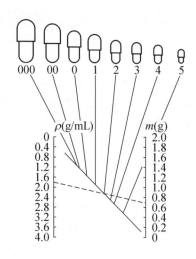

图 15-8　空心胶囊规格与体积关系

　　由于药物填充多用体积控制，而药物的密度、晶态、颗粒大小等不同，所占的体积也不同，故应按药物剂量所占体积来选用适宜大小的空心胶囊。填充药物时先将固体药物平铺在适当的平面上，轻轻压紧，其厚度为囊体高度的 1/4～1/3，然后戴指套捏取囊体体节，切口向下插入物料层，使药粉嵌入胶囊内，反复多次至体节装满，套上帽节即可，如图 15-9 所示。

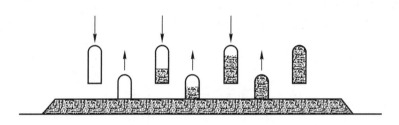

图 15-9   手工填装空心胶囊

五、调制软膏

调制软膏一般是指按照医师处方将少量固体或液体成分加入软膏基质中，调匀、装盒并分发给患者使用。药师调制软膏时要考虑所加入的药物成分，固体成分要精确称量后置乳钵中研成细粉，必要时过筛。软膏基质的选择应考虑处方要求和药物的性质，油脂性基质有凡士林或凡士林、羊毛脂加少量水制成的含水软膏基质；乳化型基质有水包油乳膏基质和油包水乳膏基质，水包油乳膏基质使用较多。调制软膏多使用软膏板和软膏刀进行操作。调制时须遵循等量递加原则，即按处方量精确称称取一定量的基质，按加入药物量的多少，取适量基质在软膏板上与药物调和、混匀，依次逐步加入与前一步等量的基质，继续调和、混匀，直至全部基质加入混匀后即得。调制软膏前应对所使用的器具做清洁和消毒处理，以保证软膏的卫生质量。

六、协定处方调剂

协定处方是医疗机构为了提高药房调配效率、减少患者候药时间或方便患者服用，经临床医师和药学部门协商，经医院药事管理委员会研究审定，事先调配的方剂（多见于中药饮片配方）。此方可用于调剂或制剂，按协定处方制备成制剂的，必须进行制剂注册，依法取得制剂批准文号。按医院的协定处方配制的制剂，为"非法定制剂"或"非标准制剂"。

协定处方必须完整写出药品成分、规格、剂量、用法等，处方中不能使用编制的缩写名称，如"胆石一号""流感二号"等。很多协定处方是为应对季节性流行病或大面积突发性群体疾病而协商制定的，应注意不能大量调配和贮藏，以免造成浪费。按协定处方调配药品，应有明确分工，认真进行检查核对，做好记录。发出协定处方药品，应按处方要求做好必要的用药交代，嘱咐患者正确使用药品。

七、单剂量门诊处方调剂

单剂量门诊处方调剂是指药师按照药品一次使用剂量密封在单一包装中配发给患者服用（相互间无配伍变化的可以放一起），可保证患者用药安全、有效、杜绝错误。单剂量配药制度（unit dose distribution service，UDDS）是指药师将患者所需的每一种药品按每次剂量独立包装后发给患者。需要单剂量包装的药品大部分是固体口服制剂。药师手工将患者需要的单种或多种药品（配伍无变化）按一次使用剂量包装在单一药袋中（药品包装材料须符合药用规格），药袋上除注明患者姓名、药品名称、规格、数量、分包时间等，还应注明服用时间，如早、中、晚、睡前、餐前、餐后以及必要的注意事项等。为了使患者在服药时容易辨别，不易发生重复服用的现象，还可按星期几标注为周一早、周一中、周一晚，周二早、周二中、周二晚，等等。这些操作过程应在清洁环境中进行，应使用专用的分装工具，不可用手直接接触药品。药师或助理药师须做好记录，记录的内容包括药品名称、规格、数量、生产厂商、批号、有效期、调剂日期、调剂药师等。

由于国内传统的单剂量摆药一般缺乏层流的环境，单剂量调剂难免造成药品污染，同时药房调剂工作繁重，因此已有部分医院像一些发达国家一样，在药房引进了全自动药品单剂量分包机。这种机器是通过医院计算机系统传送处方（医嘱）信息，将一次服用剂量的药片或胶囊自动包入同一个药袋内，并在上面打印患者用药信息的设备，但存在成本较高、国产药品未解决大包装等问题亟待解决。

第三节　药品分装

学习准备

药品分装是为了适应患者疗程的需要，减少药物滥用和药品浪费，将处方常用药品与医师协商后，对药品进行拆零、预包装的工作。想想看，药品预分装有哪些好处？分装药品要注意些什么？

医疗机构药房经常要将大包装药品进行拆分，装成小袋供患者使用。药品分装是药房提高调剂工作效率，缩短患者候药时间，防止差错与忙乱的重要工作。通过分装药品也能对药品质量进行监督。

一、药品分装的要求

（一）药品分装的环境和卫生要求

《药品管理法》规定：药品经营企业分装药品，必须具有与所分装药品相适应的设施和卫生条件。按照相关规定，药房须有独立、洁净的药品分装间，室内设有紫外线灯、分装台、凳子、分装用具等。分装间应定期进行消毒，防止污染。在门诊药房，药师可以在临时调剂室进行药品分装工作。在临时调剂室或药品分装间内不得进行与药品分装或临时调配无关的工作。

分装药品的用具要定期进行消毒，分装完一种药品后应清场，将用具清洗干净，再分装另一种药品。绝不能在同一台面上同时分装两种药品。

待分装的药品，须对外包装进行清洁，以免瓶子外面的灰尘混进分装的药品中，对液体药品也要将瓶子擦干净再分装。

药品分装人员在分装室工作应穿戴洁净、整齐的工作服，佩戴帽子、口罩；分装人员应定期进行体检；分装药品前应洗手，不能用手直接接触药品。患有皮肤病或其他传染性疾病的人员不得从事药品分装工作。

（二）药品分装的规程与记录

药品分装须建立标准操作规程和分装记录，须严格执行双复核制度。分装人和复核人均应在记录上签字备查。

《药品经营质量管理规范》规定，拆零药品必须建立拆零记录，以便及时掌握拆零药品的生产单位及销售去向，确保拆零药品的安全使用；应记录包括品名、规格、生产批号、生产厂家、有效期、拆零日期和拆零操作人员等内容，并保存至药品使用完毕；在原医院内部使用的标有患者姓名、服用方法等字样的药袋和标签上增印药名、规格、有效期、注意事项等内容，统一在口服药净化工作台内分装同一批号的药品。《药品管理法》指出：未注明或更改有效期的，不注明或者更改生产批号，超过有效期的按劣药论处。

（三）药袋须符合法规要求

药品分装须使用符合国家直接接触药品内包材标准的药袋。药袋应洁净、卫生，有一定防潮性能，出厂前应经环氧乙烷消毒。

药袋要标注下述信息：药品名称、规格、数量、生产批号、有效期、生产厂商和分装日期等。药品的有效期是指在规定的包装和贮藏条件下，能保证质量的期限。由于药品的包装是针对药品理化性质选定的，是保证药品质量的重要因素，药品分装后其包装改变，稳定性受到影响，有效期、批号已不能反映真正的药品质量指标。比如维生素 C 片分装后 2 周即可发生颜色变黄的现象，而此时的维生素 C 仍在有效期内，如果按药品分装上的有效期服用有可能会导致疗效下降和不良反应。因此药袋除须注明原药品有效期外，还应标注下述文字"本品为分装药品，分装日期××天后不得使用"，以保证分装药品质量，维护患者用药安全。

二、药品分装的准备

药品分装人员在分装前应穿戴好工作衣帽、口罩，洗手，清洁台面，将需分装的药品、药袋、印章及分装器具等置于台面；分装之前必须检查药品外观质量，发现变质或质量可疑则不得分装；分装前应登记分装日期、原包装药品的名称、数量、规格、出厂日期、有效期等。药品须经两人核对无误后方可开始分装。

三、药品分装操作

为保证分装工作的质量，须制定合理的工作制度及操作规程，如建立双人核对制度、分装工作登记制度、分装工作操作规程等。

药品分装操作应注意：通常是先将药品名称、规格、数量、生产批号、分装日期、药品有效期等用准备好的印章印制在药袋上，用干净的药匙或定制的数片（粒）板（图 15-10）将数好的片剂或胶囊装入药袋。分装时必须全神贯注，保证装量准确，防止错混药，一种药品分装完毕后须及时清场，分装时装量要准确，分装完毕查对无误后方可封口，装在防潮贮藏箱或盒内备用；分装前后药品总量应相符，如出现数量差异，应寻找原因并妥善处理；分装数量依据每种药品消耗情况来定，由于分装后药品稳定性降低，故对一般药品而言，一次分装量以 1～2 周消耗量为宜，以利于药品的贮藏保管和组织供应；药房分装药品应有严格的分装登记制度，以备万一有质量问题有据可查，便于追踪和处理，登记的内容包括药品名称、规格（剂量）、原包装规格、生产厂家、批号、生产日期、有效期、分装规格、分装数量、分装日期、分装人、复核人等；发给患者经分装的药品时，应尽量提供必要的书面信息。

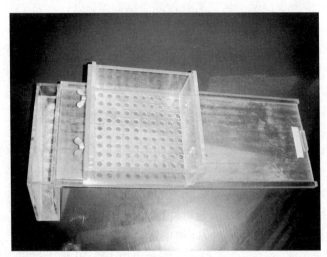

图 15-10　数片（粒）板

第四节　急诊药房和传染药房的调剂业务

学习准备

你去过医院的急诊药房吗？了解什么是传染病吗？想想看，急诊药房和传染药房有哪些特殊性？了解一下医院急诊患者的状况和急诊药房的工作状况。

一、急诊药房的调剂业务

急诊药房是医院急诊业务流程中必不可少的部门，应 24 小时服务，主要负责急诊患者治疗用药的供应及用药咨询。由于药品调剂工作是药学技术服务的重要组成部分，所以急诊药房的调剂业务是急诊药房的核心工作，一般按药品的临床使用可分为常规急诊药品调剂、急诊用麻醉和精神药品调剂、常见抢救药品调剂等。

（一）常规急诊药品的调剂

药师应按照急诊药房操作规程调剂处方药品，相关要求参见第七章。

急诊处方开具当日有效，特殊情况下需延长有效期的，由开具处方的医师注明有效期限，但有效期最长不得超过 3 天。急诊处方用量一般不得超过 3 日用量。急诊处方中输液用的盐水、葡萄糖或其他液体，有的医院是在急诊治疗室备药，以方便患者使用，药师须发放输液卡片。

急诊药房可根据医院实际设双人同时上岗，也可单人值班。对于调配和发药的双核对和双签字，必须按规定完成，即使单人值班也要按规定核对，两次签名或盖章，以避免和减少差错事故的发生，保障患者的用药安全。单人值班时，可采取两阶段调配的措施。药师完成审方后，按处方顺序调配，把每种药品放到一处台面上集中，此为第一阶段；接下来将台面上的药品按照处方一一核对，确认无误后发给患者，这是第二阶段。这种措施条理清晰，步骤明确，不易在匆忙中发生混乱，可以有效地减少调配差错。

（二）急诊用麻醉和精神药品的调剂

药师除遵循普通调剂业务操作规程外，还要注意麻醉药品、第一类精神药品注射剂处方为一次用量；其他剂型处方不得超过 3 日用量。麻醉药品、第一类精神药品注射剂不能发给患者带回，一般做法是发给患者使用该注射剂的治疗卡片，由给药护士持治疗卡片到急诊药房取药后在急诊时给患者注射治疗。

（三）常见抢救药品的调剂

急诊药房的工作任务主要是提供急诊患者所需的各种药物，而中毒的解救或其他疾病的抢救是随时可能遇到的，因此，急诊药房的药师要熟悉常见解毒剂与治疗药物，以更快更准的速度在急需、必要时提供药学的专业咨询。

常见的中毒类型包括药物中毒、天然毒性物质中毒、日用化学品及农药中毒、工业原料与金属中毒等。天然毒性物质中毒包括食物中毒、中草药中毒、昆虫与动物叮咬中毒等。《中毒与解救速查手册》收录了 200 多种常见临床药物、约 50 种天然毒性物质、近百种日用化学品及农药，还有 120 余种工业原料与金属引发的毒性反应或中毒，可作为药师学习和工作时速查的工具和参考，以帮助药师提供药学的专业咨询、配合急诊遇到中毒患者时进行审方并合理调配药物，从而使患者得到及时救治。

中毒与抢救药品的调配强调的是快和准，因此，药师除需按常规药品的调配程序完成调剂业务外，还要尽可能地快速完成。如发现医师的处方有不适宜用药，应尽快与医师取得联系，按普通调剂业务的要求尽快完成。如遇特殊的抢救药品无货或无库存，应尽快通知采购设法联系解决，同时，还要报告上级药师或科主任需抢救人群的数量与程度，以便判断是否需启动应急预案。

二、传染药房的调剂业务

传染药房的设置和分布一般要根据医院的业务类型等具体情况而定。有的综合性医院因不同程度地诊治各种传染病，也会设传染药房。有的传染药房要同时针对不同传染途径的患者服务，如消化道传染病患者和呼吸道传染病患者，这时在药房的设计上必须考虑周全。一般可根据诊室布局和流程采取双向开窗口的措施。这样既可节约药房面积和人力资源，又能避免造成流程混乱和患者交叉感染的危险。为了更好地保护药师和环境，同时满足特殊患者群的用药需求服务，传染药房的调剂应遵循如下操作规程。

（一）岗前准备

药师上窗口工作时除应着装规范、佩戴胸牌、确保工作台面整洁、无任何遗留药品外，还应佩戴口罩和手套，或备用适宜的工具拿取处方。具备计算机信息系统的药房，在开窗口前，要打开计算机，进入医院信息系统门诊药房子系统，输入用户名及口令，进入系统正常使用状态。

（二）收方、审方和调配

传染药房调剂的药品类别与普通药房类似，会涉及普通药品、毒麻精等特殊药品，其调剂的特点是治疗传染病的用药调配更加频繁。因此，药师对不同类别的传染病用药知识要更加熟悉，针对用药与诊断的相符性，要协助医师把好合理用药关，使患者得到有效治疗。

（三）发药交代

由于传染病患者多敏感，非常在意他人的态度，因此，药师更应以关爱之心进行细心的用药交代，不能表现出丝毫的嫌弃或厌恶情绪，使其具有较好的用药依从性。

（四）处方的放置和保管

由于传染药房的处方多经过传染病患者的手进行传递，因此，所有的处方应被视作污染物，药师在收方、调配、发药交代及在药房完成工作后，应及时对处方进行清点并按相应要求存放，以避免对环境的污染，中止传染源的播散。

（五）环境与卫生

由于传染药房的特殊环境，需特别注意消毒与环境卫生的保持。一般每日下班前应使用含氯消毒液擦拭台面和桌面，同时喷洒地面；也可采用紫外线照射 30 分钟的方法进行环境消毒。

思考题

1. 特殊调剂操作包括哪些内容？
2. 特殊调剂对场所和设备有哪些要求？
3. 什么是协定处方调剂和门诊单剂量调剂？
4. 药品分装有哪些要求？
5. 急诊调剂业务包括哪些方面？
6. 传染药房的调剂业务应遵循的操作规程是什么？

第十六章

中药调剂业务

中药调剂是以中医药理论为基础，根据医师或者患者要求，按照配方程序和原则，及时、准确地将中药饮片或中成药调配给患者使用，是一项负有法律责任的专业操作技术。中药调剂必须符合《药品管理法》《中国药典》《炮制规范》及其他管理法规的有关规定，以保证临床医师辨证论治、组方遣药的意图，充分发挥药物的有效性和安全性。

学习目标

◇**重点掌握**：中药的计量与常用饮片调剂工具，中药处方常用术语、处方应付，中药饮片调剂常规。

◇**一般掌握**：中药的配伍禁忌、妊娠禁忌、饮食禁忌，斗谱编排原则，常用斗谱的编排方式，特殊中药的存放，中药处方的特点。

◇**基本了解**：中药房的组成，中成药的分类，中成药调剂常规。

第一节 中药处方基本知识

学习准备

通过复习前面关于处方的相关知识，思考西药处方与中药处方的区别。收集几张中、西药处方，对比一下，找出中药处方的独特之处。

一、中药处方的特点

中药处方在形式上与西药处方没有区别，但在内容、书写及调剂方面有较大区别，尤其是中药饮片处方更有其特点。

（一）组成复杂

中药饮片处方单味药比较少见，多为几种、十几种甚至几十种。一个完整的中药处方一般由君药、臣药、佐药、使药组成。君药是针对主病或主证起主要治疗作用的药物，是每个方剂中必不可少的，且药味较少，用量较大。而在简单方剂中，臣、佐、使药则不一定全都具备。中成药处方与西药处方基本相同，不复杂，所列品种不得超过 5 种。

（二）药名繁杂

中药饮片品种较多、处方用名称繁杂，同名异物、同物异名、名称相似等现象常见。

（三）附有脚注

脚注是医师根据治疗的需要和饮片的性质，在处方药名右上角或右下角提出的简单嘱咐或要求，如先煎、后下等。

二、中药处方常用术语

（一）正名

中药正名以《中国药典》一部，局、部颁《药品标准》或《炮制规范》为依据，以历代本草文献作参考，如大黄、金银花等。中药正名一般都有一定的来历和解释。

（二）别名

除正名以外的中药名称。由于地区不同，习惯各异，一种中药除正名外，往往有别名、地区用名、简化名称等。如大黄与庄黄是一种药、锦纹，白果与银杏是一种药等。同一药名的药物可能来源于不同植物，如中药地丁，在京津地区为罂粟科的苦地丁，在华北地区为豆科的米口袋，在华东地区为堇菜科的犁头草等。

（三）处方全名

一般在中药正名前冠以说明语而构成中药的处方全名。说明语多表示对中药饮片的产地、来源、采收季节、性状特征、净制加工、炮制、体质、新陈程度、气味和色泽等方面的要求。

（1）产地。中药材历来讲究"道地药材"，产地对药材的疗效影响很大。如川芎、淮山药等。但由于近年来药材资源需求量大增，原产地分布已有扩大。

（2）来源。如山豆根、乌头、附子、车前草等。

（3）采收季节。如绵茵陈、冬霜叶、夏枯草等。

（4）性状特征。如玉蝴蝶、全当归、紫油厚朴等。

（5）净制加工。如光杏仁、枣皮、明天麻等。

（6）炮制。如炙黄芪、熟地黄、焦山楂等。

（7）体质。如子黄、枯等。

（8）新陈程度。如陈皮、陈艾、鲜地黄、鲜芦根等。

（9）气味。如香白芷、甜桔梗、苦杏仁、酸乌梅等。

（10）色泽。如黑元参、青川椒、紫草等。

（四）并开药名

并开药名，即一名多药，是将2~3种疗效基本相似或有协同作用的饮片缩写在一起而构成的药名，如二冬（天冬、麦冬）、苍白术（苍术、白术）、生熟地（生地黄、熟地黄）、炒三仙（炒神曲、炒麦芽、炒山楂）等。

（五）脚注

中药处方脚注是指医师开汤剂处方时，在某味药的右上角或右下角处所加的注解，简明的指示调剂人员对饮片采取不同的处理方法。脚注的内容一般包括炮制法、煎法、服法等。常见的脚注术语有先煎、后下、包煎、另煎、烊化、冲服、打碎、炒制等。调剂人员在调剂这些药物时单独包装后再与群药同包，在发药时要特殊交代，若为患者煎药要严格执行煎煮操作常规。《中国药典》对需特殊处理的品种都有明确规定。

1. 先煎

先煎是将需先煎的饮片经武火煮沸，改用文火煎煮保持微沸 10 ~ 15 分钟后加入群药，再按一般煎煮法煎煮。如生石膏、龟甲等质地坚硬，有效成分不易煎出的需先煎；某些泥沙多的药物如灶心土、糯稻根等，以及质轻量大的植物药如芦根、夏枯草等，宜先煎取汁，再以其药汁代水煎其他药物。

2. 后下

后下是在其他群药文火沸腾煎煮 15 ~ 20 分钟后，再放入需后下的饮片煎煮沸腾 5 ~ 10 分钟即可。如薄荷、苏叶等含挥发性有效成分的饮片需后下。

3. 包煎

包煎是将需包煎的饮片应装入白色纱布袋内，扎紧袋口与群药同煮。如车前子、菟丝子等可致药液混浊，或对咽喉有刺激，或易于粘锅的饮片需包煎。

4. 另煎

另煎是将需另煎的饮片单独煎煮 30 ~ 40 分钟后，药渣并入群药同煎，滤取的煎液兑入群药的煎液同服，如人参、西洋参等贵重中药需另煎。

5. 烊化

烊化是将需烊化的饮片置锅内加水适量，加热熔化或隔水炖化后再兑入群药煎液中同服。如阿胶、鹿角胶、饴糖、蜂蜜等胶质、黏性大且易溶解的药物需烊化。

6. 冲服

冲服是将药物细粉用温开水或群药的汤液进行冲化。如牛黄、麝香、琥珀等芳香或贵重药物不宜加热煎煮，需冲服。如紫雪、沉香粉、生藕汁等散剂、药物的粉末、药物鲜品的自然汁亦需冲服。

三、中药处方应付

处方应付是指调剂人员根据医师处方的要求，选用符合规格标准的药物，进行处方调配。处方应付一般包括中药别名应付、并开药名应付、炮制品应付。

（一）中药别名应付

尽管处方要求写正名，但少数医师开处方时仍沿用传统习惯使用别名。因此，调剂人员在掌握药物的正名同时还应熟悉本地区常用的药物别名，结合审方，以保证正确调配药物。

（二）并开药名应付

对于并开药名，调剂时，应分别应付。

（三）炮制品应付

由于各地区的用药习惯和炮制方法的差异，处方炮制品应付一般分为两类：① 处方中书写药名或炮制品名称时给付炮制品，写生品时才给付生品。此类饮片一般须经炮制后使用，很少生用，因此，只要写药名就可以付炮制品。如写"酸枣仁"，应付清炒酸枣仁；写"生枣仁"则付生品等。② 处方中书写药名时给付生品，写炮制品时才给付炮制品。此类饮片炮制品与生品的治疗作用有较大不同。如写"甘草"给付生甘草，写"炙甘草"给付蜜炙甘草等。

第二节 中药用药禁忌

学习准备

中药具有毒性小、副作用少等特点，但是如果用药不当，不但效果不好，甚至会导致严重的后果。因此在使用时一定要注意用药禁忌。

一、配伍禁忌

配伍禁忌是指某些药物合用时，会降低或丧失药效，或会产生剧毒、副作用。包括"十八反"和"十九畏"。

（一）"十八反"配伍禁忌

① 乌头类药物（包括川乌、草乌、附子）不宜与半夏（包括清半夏、姜半夏、法半夏）、瓜蒌（瓜蒌子、瓜蒌皮、天花粉）、贝母（川贝母、浙贝母、伊贝母、平贝母、湖北贝母）、白蔹、白及同用；② 甘草不宜与甘遂、大戟、海藻、芫花同用；③ 藜芦不宜与参类药物（包括人参、党参、苦参、丹参、玄参、南沙参、北沙参）、细辛、赤芍、白芍同用。

附：十八反歌诀

本草明言十八反，半蒌贝蔹及攻乌，藻戟遂芫俱战草，诸参辛芍叛藜芦。

（二）"十九畏"配伍禁忌

① 硫黄不宜与芒硝（包括玄明粉）同用；② 水银不宜与砒霜同用；③ 狼毒不宜与密陀僧同用；④ 巴豆（包括巴豆霜）不宜与牵牛子同用；⑤ 丁香不宜与郁金同用；⑥ 芒硝不宜与三棱同用；⑦ 川乌、草乌（包括附子）不宜与犀角①（包括广角）同用；⑧ 人参（包括各种人参与参须、参芦）不宜与五灵脂同用；⑨ 官桂（包括肉桂、桂枝）不宜与石脂（包括赤、白石脂）同用。

附：十九畏歌诀

硫黄原是火中精，朴硝一见便相争，水银莫与砒霜见，狼毒最怕密陀僧，
巴豆性烈最为上，偏与牵牛不顺情，丁香莫与郁金见，牙硝难合京三棱，
川乌草乌不顺犀，人参最怕五灵脂，官桂善能调冷气，若逢石脂便相欺，
大凡修合看顺逆，炮炙煿莫相依。

从《中国药典》规定的不宜同用药品来看，没有突破中药"十八反""十九畏"的范畴。其不同之处是硫黄与朴硝、甘草与海藻、人参与五灵脂未做不宜同用的规定。

---

① 犀角，即犀牛角，属于严格管控药物，因医学研究或临床救治危急重症、疑难杂症管需要利用犀角的，仅限从除动物园饲养、繁育之外的人工繁育犀牛获取，并在符合条件的医院，由符合条件的处方医师实施。

二、妊娠禁忌

能影响胎儿的生长发育、有致畸作用，甚至造成堕胎的中药为妊娠禁忌用药，妇女在怀孕期间应禁止使用。一般具有毒性的中药，或具峻下逐水、破血逐瘀及芳香走窜功能的中药均属妊娠禁忌用药。《中国药典》将妊娠禁忌分为妊娠禁用药、妊娠忌服药、妊娠慎用药三种。

（一）妊娠禁用药

妊娠禁用药为毒性中药，凡禁用的中药绝不能使用，其中，属于中药材或中药饮片的有三棱、土鳖虫、川牛膝、马钱子、巴豆、巴豆霜、水蛭、甘遂、玄明粉、芒硝、芫花、阿魏、附子、京大戟、闹羊花、牵牛子、轻粉、益母草、莪术、猪牙皂、商陆、斑蝥、雄黄、蜈蚣、麝香等；属于中成药的有七厘散、九分散、小金丸、小活络丸、马钱子散、三七伤药片等。

（二）妊娠忌服药

妊娠忌服药大多为毒性较强或药性较猛的中药，应避免使用。其中，属于中药材或中药饮片的有丁公藤、千金子、千金子霜、天仙子、天山雪莲等；属于中成药的有十香返生丸、三七片、风湿骨痛胶囊、妇科通经丸、祛风止痛片等。

（三）妊娠慎用药

妊娠慎用药一般包括有通经祛瘀、行气破滞以及药性辛热和过于苦寒的中药。慎用药可根据孕妇患病的情况斟酌使用，但没有特殊必要时应尽量避免使用，以免发生事故。其中，属于中药材或中药饮片的有三七、大黄、制川乌、王不留行、天南星、木鳖子、牛膝、片姜黄、白附子、西红花、肉桂、冰片、红花、郁李仁、虎杖、卷柏、草乌叶、枳壳、枳实、禹州漏芦、禹余粮、急性子、桃仁、凌霄花、通草、常山、硫黄、番泻叶、漏芦、蟾酥等；属于中成药的有十香止痛丸、三妙丸、三黄片、万氏牛黄清心丸、万应锭等。

附：妊娠服药禁忌歌诀

蚖斑水蛭及虻虫，乌头附子配天雄，野葛水银并巴豆，牛膝薏苡与蜈蚣，
三棱芫花代赭麝，大戟蝉蜕黄雌雄，牙硝芒硝牡丹桂，槐花牵牛皂角同，
半夏南星与通草，瞿麦干姜桃仁通，硇砂干漆蟹爪甲，地胆茅根都失中。

三、饮食禁忌

饮食禁忌指患者在服药期间不宜同时进食与药性相反或影响治疗效果的食物，注意服药与调养相结合，俗称"忌口"。各种食物与药物一样，具有不同的性能，因此患者在选择食物时，必须考虑疾病的性质和药物的特点，以利于发挥药效、缩短病程、早日康复。

服药时宜少食豆类、肉类、生冷及其他不易消化的食物，原则上忌饮浓茶。服清热药时不宜吃辛辣助热类的食物；服解表透疹药宜少食生冷酸味食物；服温中祛寒药时不宜吃生冷助寒类的食物；服健脾消食药时不宜吃油腻类不易消化的食物；服镇静安神药时不宜吃辛辣、酒、浓茶等刺激和兴奋性的食物；服解毒、收敛药时不宜吃"发物"，如姜、椒、酒、鲤鱼等类的食物；服用滋补药宜少饮茶。此外服用某些药物时有特殊忌口，如薄荷忌鳖肉，茯苓忌醋等。

第三节　中药房概述

学习准备

到附近的中药房参观，观察有哪些设施？它们是如何布局的？购买中药时，销售人员都用到什么工具？

一、中药房的组成及设置

中药房主要由中药调剂室、临方炮制室、煎药室及客料加工室等组成。

（一）中药调剂室

中药调剂室又称中药店堂、营业间，是为患者配方、发药的重要场所，基本设施有饮片斗柜、调剂柜台、货柜等。

1. 饮片斗柜

饮片斗柜又称屉柜、百药斗或百眼橱，主要用于分装饮片，供调剂处方使用。斗柜多为木制多格式组合柜，其规格可根据调剂室的大小和业务量而定，一般中药房设置 3～5 台斗柜。一般斗架高约 2.0 m，宽约 1.5 m，厚约 0.6 m，配备药斗 60～70 个，可排列成"横七竖八"或"横八竖八"等，斗架的最下层设 3～4 个大斗。每药斗中又分为 2～4 格，装 2～4 种饮片。大斗不分格，装体积大而质地轻的药材。一个斗柜可装 150～170 种饮片。

2. 调剂柜台

调剂柜台是调配处方的操作工作台。一般宽为 60～70 cm，高为 90～100 cm，长度可按调剂室大小而定。柜台内侧上层设一排抽屉，供放包装纸、袋等，有的放戥秤或线团。下层为柜橱或分成若干格，放置瓦缸（坛），用来盛装用量大的饮片。

3. 货柜

传统货柜多为木质结构，呈"一"字形，分三层，上层放置瓷缸，中层放置西瓜瓷坛，下层放置冬瓜瓷坛，分别盛放较贵重药品及饮片。目前多采用不生锈的金属和化学性质稳定、无毒的塑料容器。

（二）临方炮制室

临方炮制室承担少数中药饮片的加工炮制工作。由于中药的性能各异，中医临床辨证施治往往一药多用，有的中药炮制品不常用或用量很少，一般中药房不必备各种炮制品，如茯苓拌朱砂、土炒当归等。为满足医师处方用药的要求和患者病情的需要，药剂人员应临时对药物进行加工炮制处理。

临方炮制室一般设在店堂后面，有专人负责，也可由具备中药饮片炮制资格的调剂人员兼任。

（三）煎药室

煎药室承担代客煎药工作。代客煎药或送药上门是中药房为方便患者所采取的一项服务性业务工作，药剂人员应严格按照煎药操作常规和特殊煎煮法的要求，认真做好工作，以保证药物充分发挥药效。送药上门可与煎药紧密配合，并建立必要的相关手续，谨防发生错误。

煎药室为方便顾客，一般设置于店堂的侧面或后面。

（四）客料加工室

客料加工是指中医临床医师对某些疾病根据个人多年积累的经验，为方便服药、加快康复或控制疾病复发而将书写的方剂制成丸、散等剂型，用以巩固治疗效果。这是传统药店必不可少的服务项目，传统称"料药"。

客料加工室一般置于店堂后面，可接近炮制室，加工场地、设备、工具等应符合卫生条件和有关规定，由具备制药经验的技术人员负责。

二、中药的计量与常用饮片调配工具

（一）计量方法

1. 法定计量单位

为促进中医药事业的发展，国务院决定从 1979 年 1 月 1 日起，全国中医处方用药计量单位一律采用以"克"为单位。其单位符号及换算如下：

质量单位：1 千克(kg) = 1 000 克(g)；1 克(g) = 1 000 毫克(mg)；1 毫克(mg) = 1 000 微克(μg)。

容量单位：1 升(L) = 1 000 毫升(mL)；1 毫升(mL) = 1 000 微升(μL)。

2. 旧制、市制计量单位

中药的古代质量计量单位有铢、钱、两等，容量计量单位有斗、升、合等。

目前，我国民间习用的市制计量单位为 10 进位制，1 斤 = 10 两 = 500 g；1 两 = 50 g。

（二）中药饮片常用调配工具

1. 计量工具

在中药调剂中最常用的计量工具有戥秤，其次是盘秤、钩秤、台秤及天平等。戥秤和盘秤、钩秤的构造原理和使用方法基本相同，只有用途和精确度不同。台秤和天平的构造原理和使用方法不同。现将戥秤、台秤介绍如下。

（1）戥秤。戥秤又称戥子，是一种单杠杆不等臂量器。由戥杆、戥砣、戥盘、戥纽、戥星等组成。戥砣是力点，戥纽是支点、戥盘是重点。戥杆上面和内侧面用铜或铅嵌成的两排小点是戥星，用以指示分量。戥盘用来盛放物品。戥纽有两个，靠近戥砣一侧的称"里纽"（也称前毫），用以称较轻的物品，里纽的第一颗戥星是定盘星，为 0 g，从定盘星开始，每前进一颗星，质量增加 1 g，直至杆梢，大多为 70 g。靠近戥盘一侧的称"外纽"（也称后毫），用以称较重的物品。外纽的戥星一般从 50 g 开始（没有定盘星），以后每颗星表示 2 g，直至杆梢，大多为 250 g。

使用戥秤前要进行校对，具体做法：左手移动戥砣挂线，将戥砣定位在定盘星上；用右手拇指与食指提起"后毫"，将戥杆提至与双眼平行，距眼一尺左右的位置（"齐眉对戥"）；查看戥杆是否平衡以及灵敏度如何，戥杆平衡且灵敏方可使用，否则应修理、调校。

用戥秤称取饮片时，左手握戥杆，稳住砣线；右手取饮片放入戥盘内，然后提起戥毫；左手将砣线在戥杆上移动至预称质量的刻度上随即放开，齐眉对戥，适当增减饮片至戥秤平衡，即为预称饮片质量。

如称重 1 g 以下时，需使用"厘戥"。其称量范围为 0.2～50 g，主要用于调配细料、贵重和剧毒药处方。

（2）台秤。台秤又称台磅，是一种放在水平台上使用的不等臂杠杆衡器，有多种规格。台秤左面是托盘，盛放被称物品；右面是标尺，上面有刻度及一个可移动的"游磅"，共同指示质量。标尺上的刻度一般每格 5 g，至 100 g 处标有 100 字样，以此类推，终点刻度为 500 g。在标尺末端挂有一个最小限量的铁磅。每台台秤还配有多枚铁磅，分别为 500 g，1 000 g，5 000 g 等。台秤托盘涂有搪瓷，其余均为铸铁。

台秤使用时，先将标尺上的"游磅"移至起始点，进行校正，至平衡时再进行称量操作。称量 500 g 以内的饮片时，将饮片放入托盘内，移动游磅至标尺预称的数字上取得平衡，即所称质量。如称重超过 500 g，则在标尺末端的最小限量铁磅上，根据称的质量添加铁磅，游磅左面标尺指示的质量与增磅标示质量之和，即为所称饮片质量。

2. 破碎工具

铜冲筒，又称为铜冲子、铜冲钵或铜缸，由筒体、筒盖及棒锤等组成。它是中药调剂中最常用的破碎工具。中药处方中某些矿物、动物甲壳、化石、果实、种子、形体较小的根和根茎类及性质较特殊的药物，由于生用或不便于切片及特殊用药要求，整体应用不利于有效成分的煎出，影响疗效，故需临时捣碎后入煎剂或另包。

铜冲筒使用方法简单，使用前用鬃刷和纱布将筒内刷干净，再将需要捣碎的药物放入，一手拿铜锤，一手按住缸盖，适当用力捣冲，破碎程度以符合用药标准为止。如需要均匀地粉碎到一定程度，则冲捣一定时间后倒出药物至所需大小规格的药典筛内过筛，将不能通过筛的粗颗粒放入冲筒中继续冲捣，如此反复操作至粉碎完成。

══ 第四节　中药调剂 ══

学习准备

中药饮片种类繁多，如何存放中药饮片既便于调剂操作，又避免差错事故？到中药房参观，观察中药饮片及中成药是如何调配的，与西药调配有什么区别？

一、中药饮片调剂

（一）中药斗谱的编排原则

中药斗谱是一组药柜中各斗及斗内前后格饮片存放顺序的规律。由于中药品种繁多，而且其质地坚松不一、用药量有多有少、药性有相须相反之别，如果不辨药性，零乱杂陈，任意安排饮片存放顺序，不仅给调剂人员在操作上带来诸多不便，也易出现不应有的差错事故。斗谱编排的目的是便于调剂操作，减轻劳动强度，避免差错事故，提高调剂质量，确保患者用药的安全。

1. 斗谱编排原则

斗谱编排一般是根据中医处方配伍规律和中药性能而设置的。尽量将处方中经常配伍的饮片存放在相邻处，便于调剂时查找。

（1）常用饮片放在斗架的中层，便于调剂时称取。如当归、白芍与川芎；黄芪、党参与甘草；金银花、连翘与板蓝根；防风、荆芥与白芷；黄芩、黄连与黄柏等。

（2）不常用者、质量较轻且用量较少的饮片应放在斗架的高层。如月季花、白梅花与佛手花；玫瑰花、玳玳花与厚朴花；络石藤、青风藤与海风藤；密蒙花、谷精草与木贼草等。

（3）较常用者装入前两者之间的斗格中。如焦麦芽、焦山楂与焦神曲；酸枣仁、远志与柏子仁；肉苁蓉、巴戟天与补骨脂；附子、干姜与肉桂等。

（4）质重饮片（包括矿石类、化石类和贝壳类）和易于造成污染的饮片（炭药类）应放在斗架的低层。质重饮片如磁石、赭石与紫石英；龙骨、龙齿与牡蛎；石决明、珍珠母与瓦楞子等。炭药类如藕节炭、茅根炭与地榆炭；大黄炭、黄芩炭与黄柏炭等。

（5）质地松泡且用量大的饮片应放在斗架最下层的大药斗内。如灯芯草与通草；芦根与茅根；茵陈与金钱草；白花蛇舌草与半枝莲；竹茹与丝瓜络；薄荷与桑叶；荷叶与荷梗等。

2. 常用斗谱编排方式

根据几种常用的编排方式，将中药饮片编排在同一药斗或相邻的药斗内。

（1）按常用方剂编排。如四物汤（熟地黄、白芍、川芎、当归），四君子汤（人参、白术、茯苓、甘草），麻黄汤（麻黄、桂枝、杏仁、甘草）等。

（2）按配伍编排。如党参、黄芪；当归、川芎；麻黄、桂枝；荆芥、防风；法半夏、陈皮等。

（3）按处方常用"并开"药物编排。如二术（苍术、白术）、二冬（天冬、麦冬）、龙牡（龙骨、牡蛎）、乳没（乳香、没药）、焦三仙（焦三楂、焦麦芽、焦神曲）等。

（4）按功用相似编排。如羌活、独活，川牛膝、怀牛膝，制川乌、制草乌等。

（5）按同一品种的不同炮制品编排。如生地黄、熟地黄，生大黄、熟大黄，生山楂、炒山楂，生柴胡、醋柴胡等。

（6）按药用部位或来源编排。如果实、种子、矿物、动物等。

3. 特殊中药的存放

（1）形态相似、易于混淆的饮片不能排放在同一药斗内，以免发错药。如山药片与天花粉片；炙甘草片与炙黄芪片；韭菜子与葱子；天南星片与白附子片、血余炭与干漆炭等。

（2）配伍相反的饮片不允许放同一斗或邻近安放。如甘草与京大戟、甘遂、芫花；藜芦与人参、党参、西洋参、丹参、南沙参、北沙参、玄参、苦参、白芍、赤芍、细辛等。

（3）配伍相畏的饮片不允许放同一斗或邻近安放。如丁香（包括母丁香）与郁金（黄郁金、黑郁金）；芒硝（包括玄明粉）与三棱等。

（4）为防止灰尘污染，有些中药不宜放在一般的药斗内，宜存放在加盖的瓷罐中，以保持清洁卫生。如熟地黄、龙眼肉、青黛、玄明粉、松花粉、乳香粉、没药粉、儿茶粉等。

（5）细贵药物（价格昂贵或稀少的中药）不能放在一般的药斗内，应设专柜存放，由专人管理，每天清点账物。如人参、西洋参、牛黄、麝香、西红花、鹿茸等。

（6）毒性中药和麻醉中药必须按《医疗用毒性药品管理办法》和《麻醉药品管理办法》规定的品种和制度存放，绝不能放在一般药斗内，必须专柜、专锁、专账、专人管理，严防意外恶性事故发生。如川乌、草乌、斑蝥等。

（二）中药饮片调剂常规

中药饮片调剂按工作内容分为审方、计价、调配、复核与发药。在实际工作中，审方虽是关键环节，一般却不专门设岗，由计价、调配和复核三个岗位共同完成。即计价人员计价前首先审方，确认处方各项内容齐全、准确、清楚才计价。调配和复核操作开始时再次审方，确认无误后才可继续操作，以确保患者用药的安全、有效。因此，中药饮片处方调配多设计价、调配、复核和发药四个岗位。

1. 审方计价

（1）审方。审方是全面审核处方内容的过程。收方后，应认真逐项检查处方前记各项内容及医师签字是否齐全、饮片名称、剂量、剂数、用法、脚注等是否正确，确认无误后方可计价。审方时应注意以下几点：① 审查处方有无用药禁忌，包括配伍禁忌（十八反和十九畏）和妊娠禁忌；对于需特殊管理的毒麻药、药性峻烈的中药或特殊人群用药的处方，审查每味药是否符合规定、是否超剂量。如存在，原则上不予调配，并向患者解释清楚。必要时应与处方医师联系。如确属病情需要，应请处方医师在此味药旁重新签字。② 处方药名、剂量、用法字迹潦草不清；或漏写剂量；要经处方医师确认，重新签字。对于处方中药名重复的情况，可删去一味。③ 如有临时缺药，应告知患者，请处方医师改药后重新签字。④ 处方日期如超过 3 日，应请处方医师重新签字。⑤ 问清调配剂数，是自煎还是代煎，自取还是送货上门等事项。⑥ 审方时如有自费药，经患者同意后计价。

（2）计价。计价一般由审方人员完成。计价工作要求计价人员不仅要熟悉经营品种的零售价，以及加工不同剂型的价格计算方法，还要具备计算机计价操作技能或熟练的珠算、计算器运算技能。目前，中药房多使用计算机中药计价系统进行计价。

2. 调配

饮片调配俗称"抓药"，是中药饮片调配工作的主要环节，是一项专业性、技术性很强的工作。目前饮片调配主要以手工操作为主。

（1）审方。调配人员接到计价收费后的处方，应按以上审方要求再次审方，确认无误后方可调配。

（2）称取饮片。调剂台面清理干净后，将处方置调剂台上，其左侧压一重物，起固定作用。饮片称量主要使用戥秤，戥秤校对后方可进行饮片称取操作。

在称取过程中需注意：① 称药时随时参看处方内容，不能凭记忆操作，以免漏配和错配。按处方药味所列顺序进行调配。如二人同时调配一张处方时，分别从处方的第一味药和最后一味药开始，同时依次调配，每调完一味药应在处方上加以标记。② 每味药应按处方的先后顺序及药物的外形、质地、颜色，逐味单列排放，不可混放一堆，便于复核，又便于在发现错误时，将错调的药物拣出。③ 分剂量。在调配"一方多剂"的处方时，每味药一次称完，再按"等量递减、逐剂复戥"的原则，准确分配药量，按先后顺序将饮片分放在饮片盛放器物上，不可主观估量分剂或随意抓配。如所称药物质地松泡、剂量较大，或所调处方剂数较多，无法一次全部称完时，按计算公式（称量克数＝单味药物剂量×剂数）分次称量。④ 需特殊处理的饮片，如先煎、后下、包煎、另煎、冲服和烊化等，应分剂量后单包并注明用法再放入群药包内。⑤ 用时需捣碎的饮片，应称取后放入专用铜缸内捣碎，再分剂量，这样既有利于药物有效成分的煎出，又可防止因提前捣碎而致药物有效成分走失或变质。注意放入铜缸前要检查铜缸是否干净、有无残留物；捣碎有特殊气味或毒性饮片后应及时将铜缸洗刷干净。⑥ 对于鲜药，如鲜薄荷、鲜芦根等分剂量后单包，注明用法后另包，不与群药同包，便于低温保存，也避免干湿相混，防止霉烂变质影响疗效。⑦ 需要临时炮制加工的饮片，应在称取生品后交专人依法炮制。

（3）自检核对。配方完毕，需按照处方仔细逐味核对，经自检确认无误并签名后，即可转入复核环节。

3. 复核

复核是调剂工作的把关环节，除对所调配药品按处方逐项核对外，对处方的内容也要逐项审查。

（1）按审方要求审阅处方，确认无误后再按处方内容逐项复核。

（2）注意调配的饮片是否符合处方所开药味与剂数，有无多配、漏配、错配或掺混异物等现象。

（3）检查饮片有无生虫、发霉及变质等现象，有无以生代制、生制不分的处方应付错误，有无应捣未捣的情况。

（4）检查是否已将先煎、后下、包煎、烊化等需特殊处理的饮片单包并注明用法；贵重药和毒性药是否处理得当。

（5）发现有与调剂要求不符的情况时，要及时请原调剂人员更改。复核无误后在处方上签字，包装药品。包装袋上应写清患者姓名和取药号。包装时注意外用药要有外用标志，先煎、后下等特殊处理的中药要放在每一包的上面，以便发药人员提醒患者注意。将处方固定在捆扎好的药包上。

4. 发药

发药是调剂工作的最后一个环节，发药人必须认真核对、详细交代并耐心解释，以保证患者用药安全、有效。

（1）认真核对患者姓名、取药凭证和汤药剂数。

（2）向患者交代用法用量、用药禁忌或饮食禁忌，特别要注意需特殊处理的中药的用法、是否有自备药引、鲜药的保存等。

（3）回答患者提出的有关用药问题。

（4）发药人签字。

二、中成药调剂

中成药调剂是根据医师处方调配各种中成药，或根据患者的轻微病症来指导患者购买中成药非处方药的过程。

（一）中成药的分类

中成药品种繁多、功效广泛，为便于应用、经营与管理，提高调剂工作效率，常采用不同方法进行分类。

1. 按功能主治分类

按功能主治分类的方法概念清晰，便于与西药接轨；便于调剂人员学习掌握中成药知识，减少调配差错，适用于大型或综合型医院及大型社会中药房。具体可按方剂目录，按科别、病症进行分类。

（1）按方剂目录编排分类。中成药可分为解表剂、和解剂、清热剂、温里剂、补益剂、理血剂、祛湿剂、祛痰剂、消导剂等。

（2）按科别、病症分类。中成药可分内科用药（包括感冒类、咳喘类、中暑类、泄泻类等）、外科用药、妇科用药、儿科用药、五官科用药、骨伤科用药及皮肤科用药等。

2. 按剂型分类

中成药均有一定的剂型，如丸剂、散剂、颗粒剂、片剂、胶囊剂、煎膏剂、糖浆剂、酒剂、酊剂、软膏剂等。中药房按剂型分类，便于中成药的陈列、贮藏和养护，适用于中成药零售药房。

3. 按管理模式分类

根据药品安全、有效、使用方便的原则，依据品种、规格、适应证、剂量、给药途径的不同，分别按处方药和非处方药进行管理。

（二）中成药调剂常规

药师应熟悉常用中成药的处方组成、功能主治、用法用量、注意事项及剂型特点等知识，准确调配处方，并科学指导患者合理用药。中成药调配中应注意以下几点：

（1）中成药是中医药学的重要组成部分，它的合理应用必须坚持辨证施治的基本思想。根据临床诊断及病情，选择合适的中成药。切忌不分证候类型，仅凭药名想象用药。

（2）调剂中成药仍应遵从中药饮片调剂工作的有关规定，严格按收方、审方、计价、调配、复核和发药程序进行。整个操作过程要执行"三查"（审查处方、调配、发药），"七对"（核对姓名、性别、年龄、药名、规格、剂量和用法）制度。

（3）应熟悉常用中成药的主要组成、剂型特点、功能主治、用法用量及注意事项，保证用药安全。特别是对孕妇、哺乳期妇女、高龄老年人和婴幼儿等特殊人群的用药应予以充分的重视。当患者在药店自行购买非处方药时，执业药师或药师对患者负有指导选用安全、有效药物的责任。

（4）中成药的调剂还应注意药品的有效期问题。超过有效期的药品一般疗效会降低或毒性增加，都不能使用。因此药品调剂人员应熟悉药品有效期的判断方法。此外，为了防止药品存放时间长而过期，确保用药安全、有效，调剂人员应加强管理，定期检查。在调剂出售时应先将更接近有效期的药品出售；对在有效期内的药品也要注意检查药品的包装和外观形状，发现异常也要及时适当处理，对在有效期内变质的药品一律不得调剂、销售和使用。

思考题

1. 与西药处方比，中药处方有哪些特点？
2. 什么是"并开药名"？请举例说明。
3. 请解释"十八反"和"十九畏"。
4. 中药妊娠禁忌有哪些？
5. 中药饮食禁忌有哪些？
6. 中药斗谱的编排原则是什么？
7. 常用斗谱编排方式有哪些？
8. 特殊中药应如何存放？
9. 中药饮片调剂的基本程序有哪些部分？请简要说明。
10. 中成药调配时需要注意什么？

第十七章

调剂业务的信息化与智能化

随着医务人员和广大患者对药学信息需求的不断增长，药学人员对药学信息依赖的日益增加，药学信息服务已经成为药学服务的重要业务。药学信息服务的特点主要表现在以患者为中心，强调服务的最终受益者是患者。药学信息服务既有其自身的特点，又具有一般信息服务的共性，它强调信息的可靠性、实用性、新颖性、及时性、公开性和先进性。

调剂业务的发展要求减少调剂差错、提高调剂效率、改善服务质量、降低人力资源成本，这些都需要通过自动化、智能化来实现。因此，信息化和自动化已经成为调剂技术发展的方向。调剂智能化系统（automatic dispensing system）是指通过计算机调控，与其他智能化发药设备配合，替代人工作业迅速完成药品调配的操作系统。其应用能提高发药速度，减少调剂差错，增加工作效率。根据调剂发药系统安置地点、服务对象、方式的不同，所选用的智能化调剂设备也各有不同，用于整包装药品调剂的设备是整包装药品发药机（automatic whole pakaging drug dispensing machine），用于单剂量药品调剂的设备有口服药品单剂量分包机（automatic single dose oral drug dispensing machine）。

学习目标

◇ **重点掌握**：药学信息服务新模式，调剂业务信息化系统的构成。
◇ **一般掌握**：调剂智能化的意义，调剂智能化系统的构成和工作流程。
◇ **基本了解**：药学信息服务的内容和功能。

第一节 药学信息服务和调剂业务信息化系统

学习准备

什么是信息？什么是信息系统？计算机系统的基本构成和工作流程是怎样的？思考一下你在工作中是怎样利用药学信息为顾客或患者提供药学信息服务的？

一、药学信息服务的内容和功能

在药学服务的基本任务中，信息服务的内容和功能相当广泛，主要包括：

（1）以安全性、有效性和经济性以及患者因素为科学依据，建立医院基本药物目录和协定处方集，参加制定和修订与药物有关的方针政策。

（2）向患者、家属、医疗专业人员和公众提供药学信息服务。

（3）参与药品不良事件的报告和分析。

（4）建立和维护药学信息检索系统。

（5）出版《药讯》，就药品的使用等对医师、护士、药师进行合理用药宣传。

（6）对各类药学专业人员进行在职教育和培训。

（7）对药品的使用进行评价。

二、医院药学信息服务新模式

（一）服务对象的扩展

医院药师开展药学信息服务，首先，要立足于医院这一基础阵地。不仅要全心全意为患者服务，为他们解决有关药物使用的问题，还要重视为临床医务人员服务；其次，应该改变过去被动回答医务人员咨询的方式，主动深入临床，针对医务人员的实际需要提供相应的信息服务；再次，不仅要面向临床治疗，还应为医院运营和管理决策服务，如为药品供应管理、医疗成本管理等服务；最后，也不能忽视为药学部（科）内部人员服务，建立科室内部信息平台，承担为药师日常工作沟通和继续教育提供信息技术支持的责任。

（二）信息传播渠道的增加

向患者、医务人员和社会公众传播药学信息是药学信息服务的基本任务之一。因此，在药师–患者、药师–医师之间建立更广泛、更畅通、更方便、更及时的交流渠道，显得尤为重要。可以在医院信息系统平台上建立医院内部药学网站，设立 BBS、聊天室和电子信箱，为全院所有医师提供实时药学信息服务。

（三）信息储存方式的变革

提供药学信息服务的前提之一是拥有大量的药学信息储备，仅仅依靠药师个人所掌握的信息量是远远不够的，必须充分借助外界信息资源。利用现代数据库技术，结合本单位实际需要，建立各种药学数据库是非常值得推荐的做法；将图书、期刊等纸质信息源转换为数据库等数字化信息源，不仅可节省信息储存空间，而且大大加快了信息查询速度；在智能化移动电话日益普及的前提下，充分利用移动电话这一移动式通信和信息存储工具可以大大拓展和延伸药学信息服务的功能。

（四）临床医疗决策信息平台

药师临床参与药物治疗方案的制定是药学服务的一项基本工作。药师可以通过与计算机研究人员及临床医师合作，构建临床药物治疗决策支持系统，从而为药师参与临床医疗决策打开一个新的突破口。

（五）医院药事管理决策信息平台

在我国现行医疗体制下，药品供应管理是医院管理的重要组成部分，而利用数据挖掘技术，分析医院药品供应的既往数据，找出临床用药背后隐藏的规律，提高药品供应管理的科学性，将为医院创造更大的经济效益。

（六）开发医药信息产品

可以采用知识工程的方法，分析整理有关药物相互作用的文献，建立药物相互作用智能提示系统；可以在医院信息系统之上，甚至是在互联网上建立电子病历和电子药历系统；可以综合利用数据挖掘和循证医学的方法，建立药物不良反应监测智能系统等。

三、电子处方系统

（一）电子处方系统的概念

电子处方系统是指通过医院信息系统实现的数字化和无纸化处方。电子处方系统按流程包括挂号、就诊、收费、配药四部分。患者初诊挂号时就会在系统中登记个人信息等基本资料，获得 IC 卡（现在很多医院对有医疗保障卡的患者已不须 IC 卡，患者直接持自己的医疗保障卡即可挂号、缴费），医师对患者进行诊察后直接在计算机上开具电子处方，患者就诊完毕即可持 IC 卡缴费取药。电子处方系统在门诊药房的运行方式与传统的方式一样，只是将许多人工手续计算机化，从而加快各科室的工作效率，方便患者。

（二）电子处方系统的特点

综合目前应用电子处方系统的现状，主要有以下特点。

1. 输入方便

医师在输入电子处方时，只要通过刷卡即能调出患者的基本信息，大大节省了医师和患者的时间，提高了录入数据或信息的准确率。需要注意的是，医师开具处方后必须进行检查确认，以避免录入数据时操作失误，造成处方错误。

2. 规范了药品管理

医生在输入药品时，只需输入药品代码，调出药品名称，系统会自动给出其常用的规格、单位、剂量、用法、途径等，特殊情况医师可以自行修改，这样大大减少了医师的输入项，不仅减轻了医师的工作量，还可以有效降低处方的差错率。

3. 可灵活多样地选择药品

医师输入药品的选择方式也有多种，除了拼音码外，系统中还可以设置按药品分类、某种疾病常用药品，以及按套餐选择等输入方式。按套餐输入是比较简捷的一种方法，医师可以设置好各种常用疾病的套餐（包括个人、科室和全院公用的套餐），需要时可以全部选中或选其中的几个，非常方便。

4. 有效地控制了药品的使用范围

如果是医保或公费患者，系统会自动显示其所用药品的费用类别和自付比例，供医师参考。目前很多医保或公费可用的药品都是有限量的，可以通过计算机设定其限量，严格把关。

5. 开具处方时具有提示和预警性

针对不适合使用的药品，事先在药品的属性中做好维护，可以避免一些用药错误。例如，只要在门诊诊断中有"早孕"或"孕×周"等相关信息，医师在开具处方时，系统会自动弹出提示框，提醒医师这种药是否禁用或慎用。其他病生理信息也可同样以这种方式警戒和提示医师，做到安全、合理用药。

6. 工作流程更加优化

患者缴费费后，后台药师即能看到患者的处方并开始准备药品，调配好后交给前台药师，同时将患者姓名发送到 LED 电子显示屏通知患者到相应窗口取药，增加了工作的主动性，缩短了患者等候的时间。

7. 处方内容清晰、规范

以往手写处方存在医师字迹潦草、处方不规范等弊病，容易造成配药差错。采用计算机打印的处方字迹清晰、格式规范，大大减少了差错的发生。

8. 患者的知情权得到最大体现

手写处方多数使用拉丁文或英文，加上字迹潦草，患者不知道医师开的是什么药，药品的价格、公费比例等也要到收费时才知道。使用电子处方，药品的价格一目了然，患者有一定的选择权。

9. 改善处方质量，提高工作效率

使用计算机联网管理药品，只要输入药品代码，药品名称、规格、包装库存数量等立刻显示，医师只需输入数量，有效地减少了书写差错，提高了工作效率。

10. 有利于对用药的控制和监督

以往医院门诊用药种类和总量等方面的统计依靠人工完成，不仅工作量大，还容易出差错。使用电子处方以后，能准确、实时地了解整个门诊各类药品的使用情况，以便医院的决策者及时进行宏观调控。

11. 患者用药记录全，方便查询

每个患者的每一张处方都存储在系统中，形成患者的药历，如果需要，可以很方便地查询到患者以前的用药情况，作为医师用药的参考。

（三）电子处方系统的问题

1. 技术层面的问题

如何保证电子处方在存储和传输中的保密性，以及对电子处方数据输入者身份的有效识别是电子处方面临的主要技术问题。单纯的口令验证显然无法满足其保密要求，这就需要将电子签名技术应用于电子处方系统。处方的电子签名就是将医师开具的处方信息、手写体签名以及得到认可的第三方提供的个人数字证书绑定，通过安全的加密算法，生成新的签名信息，电子签名与物理签名具有同等的效力。

2. 法律问题

根据 2019 年全国人民代表大会常务委员会修正的《中华人民共和国电子签名法》和国家卫生健康委员会、国家中医药管理局 2018 年颁布的《互联网医疗管理条例（试行）》，医师处方的电子签名具有法律效力。近年来国内医疗机构已普遍采用电子处方系统，并大多采用电子签名。

四、合理用药监测系统

合理用药监测系统（prescription automatic screening system）是根据临床合理用药工作的基本特点和要求，采用计算机数据库组织原理和技术，对科学、权威和更新的医学、药学及其相关学科知识进行信息标准化处理，实现医嘱审查和医药信息查询，帮助医师、药师等临床专业人员在用药过程中及时有效地掌握和利用医药知识，预防药物不良事件的发生，促进临床合理用药工作的应用软件系统。该系统既可在单机上独立应用，也可作为医院信息系统的组成部分，嵌入医院信息系统的医师工作站、护士工作站、临床药学工作站和静脉用药调配中心工作站等子系统中，使其具有医嘱审查和医药信息查询功能。其主要的功能如下。

（一）合理用药监测功能

合理用药监测系统可以对药物医嘱中可能存在的药物相互作用、注射液体外配伍、重复用药、过敏药物、禁忌证、副作用、用法用量和特殊人群用药等潜在不合理用药问题进行及时监测，将监测信息提示给医师或药师，使其更好地考虑用药方案、防范用药风险，达到合理用药的目的。药物相互作用审查界面如图17-1所示。

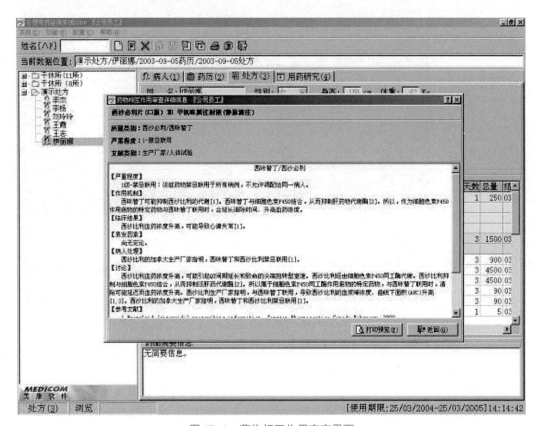

图17-1　药物相互作用审查界面

（1）进行药物过敏史审查。系统能够在获取患者既往过敏药物信息的基础上，提示患者用药处方中是否存在与患者既往过敏药物相关的、可能导致类似过敏反应的药品。

（2）注射剂配伍审查。依据注射剂配伍的国内、外文献资料，提示在同时进行输注的处方药品间可能存在的体外配伍问题。

（3）特殊人群患者用药审查。当患者为老年人、儿童、妊娠期或哺乳期妇女时，检查其处方药品中是否存在应禁忌或慎用的药品。

（4）禁忌证、不良反应、重复用药等审查。提示处方药品是否存在与患者病生状态相关联的禁忌证、不良反应。提示处方中的两个或多个药品是否存在相同的药物成分，可能存在重复用药问题。禁忌证审查界面如图17-2所示。

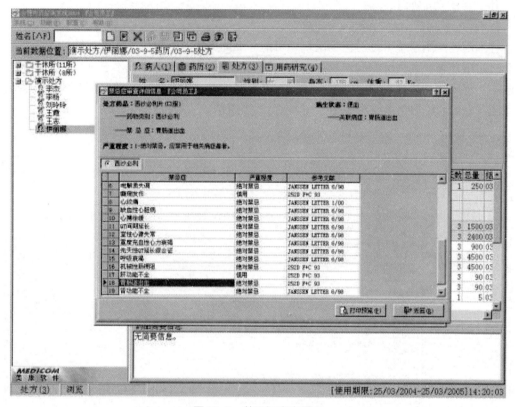

图17-2　禁忌证审查界面

（二）药物信息查询功能

合理用药监测系统一般都提供医药专业信息的在线查询功能。它包括药物临床信息参考，药物说明书（内容涉及药物的名称、药理、临床应用、注意事项、不良反应、相互作用、给药说明、用法用量、制剂与规格等），以及药物评价的专论、患者用药教育资料、临床实验室检查值的意义、医药学常用计算公式、医药法规等。

（三）统计分析功能

合理用药监测系统在进行用药监测时可对监测结果数据进行采集和保存，并提供全面的药物监测结果统计分析功能，用户可根据需要对"科室""医师""药品""时间""监测项目""监测级别"等任意条件范围内的患者用药处方进行监测结果的全方位统计。

五、处方审核与点评系统

处方审核与点评系统是根据《处方管理办法》和《医疗机构处方审核规范》的要求，结合医院实际工作的需要，依靠数据化的医药知识库，以提高医疗质量、降低医疗风险为主要目的研制的软件系统。

系统用人机对话的方式，由浅入深地进行"处方审核与点评"。经过自动提示而最终被系统自动记录的处方（医嘱），需要资深药师再次进行人工审核，确定是否为不合理处方（医嘱），并根据严重程度标识关注度。最终自动生成《医院处方点评管理规范》要求的一系列报表，其工作流程如图 17-3 所示。

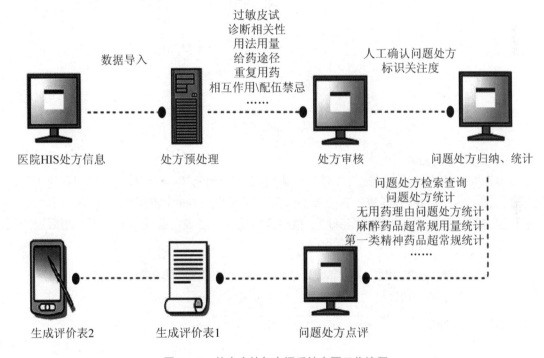

图 17-3　处方审核与点评系统主要工作流程

（一）系统预处理

将医院信息系统中的某些数据复制到中间库，进入中间库的数据被软件（系统知识库）按照《医院处方点评管理规范》和《医疗机构处方审核规范》的要求自动审核过滤，过滤结果是不规范处方、用药不适宜处方及超常规处方和正常处方分离。

（二）处方审核

对于软件系统知识库自动审核结果为不规范处方、用药不适宜处方及超常规的处方，并不能确定为不合理处方，需要资深药师进行——审核合理与否，对不合理处方再确定关注度，资深药师审核问题外方工作界面如图 17-4 所示。在这个审核过程中，软件系统提供的患者基本信息、医师用药信息、药品说明书、软件系统自动审核信息等可以作为审核人的参考。

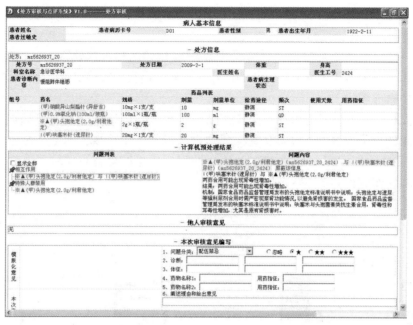

图 17-4　资深药师审核问题处方工作界面（上半部分）

（三）问题处方归纳

按照医院管理的需要，系统可以随时生成归纳、分析图表：各个科室不同问题处方的比例图表（图 17-5）和趋势图表；各个级别医师不同问题处方的比例图表和趋势图表；医师无填写理由的超常规处方，超规定麻醉、精神药品处方，超规定药品数量处方，超限定药品金额处方。

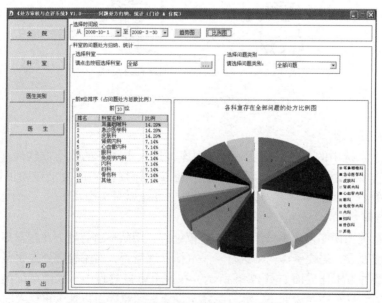

图 17-5　所有科室问题处方比例图表

（四）处方点评

在处方审核的基础上，对关注度高的不合理处方提出一个合理化的用药建议，以更好地帮助医师提高治疗质量、降低用药风险，同时按照国家相关卫生管理部门要求自动产生处方评价表，处方点评工作界面如图 17-6 所示。

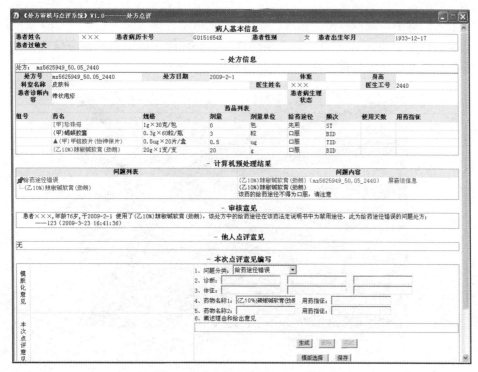

图 17-6　处方点评工作界面（上半部分）

第二节　医院门诊药房与住院药房的调剂智能化系统

学习准备

在制造业的很多领域中，自动化和智能化的设备操作已经代替了人的手工操作。想一想你接触过或看到过的智能化设备，如汽车生产流水线，再看看药房工作人员的调配操作，思考一下，这些调配操作能用智能化的设备替代吗？为什么要替代呢？这种替代能给药师工作和服务带来哪些好处？

一、门诊药房调剂智能化系统

（一）系统组成

门诊药房是医院药学工作中药师直接面对患者提供服务的窗口，是医院医疗服务链条中的一个重要部门。目前，门诊药房简单供应型的工作模式已经不能满足患者对合理用药的需求，药房窗口服务应该更加体现药师知识和技术的价值。门诊药房智能化建设从"以患者为中心"为出发点，通过提高调剂工作的技术含量和效率，将药师从繁复的手工性劳作中解放出来，使他们有更多的时间与患者交流，进行用药指导服务，进而使药房的药学服务功能得到拓展和深化。

整包装药品发药机通常安置在门诊药房，机器中的计算机控制系统与医院信息系统对接后，即组成了门诊药房调剂智能化系统，如图17-7所示。该系统通过医院信息系统传送门诊处方信息，将整盒/瓶药品自动从储药系统弹出，经传送系统输送到相应窗口。设备主要包括计算机控制系统、大容量的储药系统和药品传送系统。

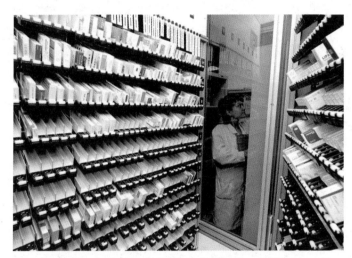

图17-7 门诊药房调剂智能化系统（局部）

（二）工作流程

门诊医师利用计算机系统完成电子处方录入、打印，患者缴费后发药窗口药师收取患者处方后进行审核，提取电子处方信息，进行确认，传至整包装药品发药机系统进行自动调配，不适合进入机器的药品可选择人工摆药。调配好的药品从设备中送出，药师根据处方信息核对药品，准确无误后发给患者。信息数据确认后自动存入数据库，进行处方药品消耗统计。门诊药房调剂智能化系统进行整包装自动发药的工作流程如图17-8所示。

（三）系统应用特点

1. 提高调剂质量

传统药房由药师人工调配发药，容易出现人为原因导致的差错事故。而整包装药品发药机无论是上药还是出药，都能够借助智能化系统的定位提示与控制功能，可在很大程度上提高调剂品种的准确性，最大限度地保证患者的用药安全。

2. 提高工作效率

门诊药房调剂智能化系统应用后，每个发药窗口都兼有收方、核对、发药的功能，而且智能化快速出药系统的取药时间较传统手工取药方式大为缩短，能够显著减少患者的等候时间，提高药品调配工作效率。

3. 改善服务质量

门诊药房引进使用整包装药品发药机后，前台人员的工作不再是单纯的核对、发药，其工作重心由原来传统的单纯配方发药转移到向患者提供合理用药及健康咨询等药学服务上，提高了药房的服务质量。

4. 减轻劳动强度与改善工作环境

智能化的快速出药系统解放了传统药房中药师的双手，有效地减轻了药师取药、调剂药品等工作的劳动强度。门诊药房调剂智能化系统由封闭、一体化的设备代替了高低错落的药架，工作环境变得整洁而美观。

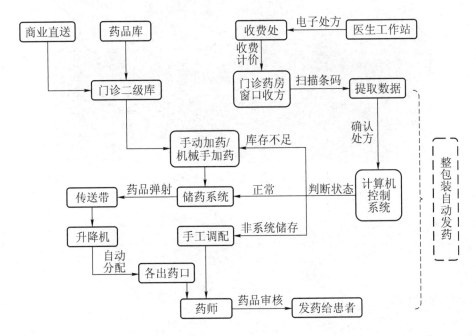

图 17-8　门诊药房调剂智能化系统进行整包装自动发药的工作流程

二、住院药房调剂智能化系统

（一）系统组成

在住院患者用药的调剂、配制、发药等各个环节中，口服药物的摆药操作被认为是医院药学工作各环节中比较复杂、易出差错且风险性较大的环节，成为信息化和自动化进程中关注的重点。住院药房调剂智能化系统（automatic dispensing system in inpatient pharmacy），其设备称为自动摆药机，主要包括口服药品单剂量分包机以及相关辅助设备。

口服药品单剂量分包机是通过医院计算机系统传送医嘱信息，将一次服用剂量的药片或胶囊快速自动地包入一个药袋内的设备。其主要构成分为三部分：用于显示设备状态及诊断测试信息的控制中心；用于药品储存分发的药品盒及药品装载柜，其中药品转接器用于投放非整片（如半片）药品及非机摆药品；用于封装药品及药袋打印的机械部分。药品装载柜大小决定了全自动药品分包机单机能够容纳的品种数量，药盒需要根据药品的大小形状定制。

自动摆药机的应用极大地改变了传统的药房摆药模式，如图17-9和图17-10所示。

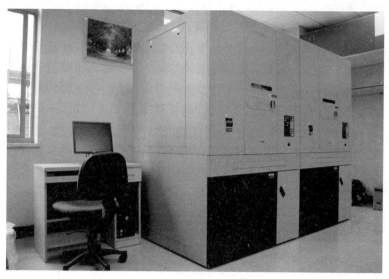

图17-9　住院药房自动摆药机

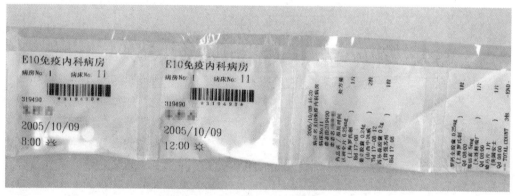

图17-10　自动摆药机包装袋及打印信息

（二）工作流程

病区医嘱下达后传至住院药房，药师通过医院信息系统提取医嘱进行审核后，医嘱数据拆分进入不同处理程序，需要进入机器摆药程序的医嘱数据即传至控制系统进行自动摆药。进入口服药品单剂量分包机摆药程序的医嘱数据，先打印口服药品医嘱摆药单，系统自动记账，经由片剂摆药机将患者一次服用的药品密封至同一药袋中，药袋上打印患者信息、药品信息及服药信息。医嘱中非整片的药品或非机摆药品可根据系统提示的加药信息通过手工操作添加至药品转接器中，添加的药品可与同时服用的其他药品密封至同一药袋中。不适合分包装的口服药品可选择人工摆药。摆药机按照护理单元、病床号、患者服药时间等顺序自动摆药，药品以流水排列的药包形式从设备中送出。药师根据摆药单信息核对药包中的药品，无误后送至病区。

（三）系统应用特点

1. 改善卫生状况，减少药品污染

应用自动摆药机后，药品储装盒内有干燥剂，具有较好的密封性和避光性，药品封装变开放药杯为密封药袋，减少了人工、手工的多个开放式环节，最大限度地减少了污染机会，显著地改善了口服药摆药的卫生状况，同时也保证了药品在运送途中及在病区保管期间的卫生。

2. 提高摆药速度和准确性

摆药机用于分包的速度最快可达到每分钟 60 袋，药师在药品准备及药品转接器加药过程中与摆药机提供的加药信息进行核对，同时摆药机控制系统可协助药师把关，当向药盒加药发生错误及药品转接器加药位置发生错误时，摆药机会在分包过程中提示。计算机中设有补充药品的最低储药量，当药盒中药量低于该药量时，可以自动提示药量填装，以免在摆药过程中出现缺药，影响摆药速度。摆药机自动分包过程可避免投药差错，且机器完成摆药后由药师再次进行核对，因此可提高口服药摆药的准确性，保证患者用药安全。

3. 用药标注清晰，增强患者用药依从性

自动摆药机将 1 次药量的药片或胶囊自动准确地装入同一个药袋内，并在药袋上打印患者 ID 号、姓名、科别、药品名称、服用方式和时间等内容，方便患者了解用药信息，满足患者知情权，能增强患者的依从性，防止用药错误。

4. 提升药学服务的技术含量，促进合理用药

自动摆药机应用于药房调剂后，由原来的药师摆药、核对，变为药师进行合理用药审核，机器摆药，药师核对，药师从简单重复性劳动中解放出来。传统住院药房摆药模式的改变，也促进了药房内部的管理，通过人力资源的再分配，可以安排更多的人员、时间和精力投入临床药学服务等更深层次的工作中，有效地提升了药师的知识价值，提高了药学服务水平。

5. 提高药品管理水平，有效减少浪费

摆药机控制系统可实现机摆药品的动态管理。药品装入摆药盒时，控制计算机可计入装药量，并随着药品使用，自动记录并减掉用量；操作人员利用机器的计算机统计查询功能提供的药盒内剩余药品查询，能很方便地完成药品清点工作，统计单位也可由盒、瓶等细化到药品的最小单位片。

6. 改善工作环境和条件

摆药机采用触摸屏操作模式和实时控制方式，操作简单易于掌握，有指令的可纠正和可回复性；所有的操作维护简单、方便、易学，提示系统简洁明了，随时呈现摆药机的工作情况。而且系统在提供全自动控制模式同时，也提供必要的手动模式，工作压力适度缓解，工作环境更为人性化。

（四）住院药房调剂智能化系统的相关问题

1. 改变管理工作模式

药房要充分发挥智能化设备作用，切实提高工作效率与质量，必须有严谨的信息化配套环境，同时药房各个环节的管理应有更高的要求，通过规范化、制度化的管理，开展相关培训，强化药学人员分工和职能，最大限度地发挥智能化药品设备的优势。

2. 涉及药品包装的相关问题

由于分包机药剂盒内的药品必须以散片的形式加以补充，而多年来形成的市场供应主打方式以小包装为主，除了瓶装可以直接装入药盒外，其中绝大多数都必须拆除包装。如果生产厂商能够直接提供单剂量分包机专用的大包装量药品，就可以很好地解决这一问题。

3. 涉及成本支出的相关问题

药品智能化调剂系统发挥了智能、高效、安全、卫生等诸多优势，实现了更好的药品供应和药学服务，但同时也存在先期投入成本高、后期耗材成本尚无法收费等问题。

（五）结语

药房调剂智能化系统设备不仅为患者和临床提供了高质量的药学服务，同时也改善了工作环境，提升了药师工作的价值。虽然目前智能化系统设备的应用还存在一定的问题，不同单位引进时尚须权衡对比智能化设备各自的特点，完善使用方法，以发挥其最佳作用。但是随着医院药学的快速发展，药房调剂智能化系统必将成为今后医院药房建设的趋势。

思考题

1. 药学信息服务包括哪些内容和功能？
2. 药学信息服务新模式是怎样的？
3. 电子处方比传统手写处方有哪些优势？
4. 安全合理用药监测系统有哪些功能？
5. 简述门诊药房调剂智能化系统整包装自动发药的工作流程。
6. 住院药房调剂智能化系统有哪些特点和优势？

第十八章

药品管理

随着医药科学的发展，人们对药品的重要性有了进一步了解，药品的质量管理被人们越来越重视，药品资源更加被人们珍惜。药品管理是一个复杂的体系，在我国，由国家药品监督局制定了一整套药品质量管理规范和制度，它包含药品的研究、生产、经营、使用和药品上市后的再评价，构成了药品质量管理的完整链环，标志着我国药品质量管理已经进入标准化、法制化的管理阶段。

学习目标

◇**重点掌握**：药房药品的管理（调剂现场管理），特殊药品的调剂管理，抗菌药品的调剂管理，高警示药品的调剂管理。

◇**一般掌握**：含运动兴奋剂药品的调剂管理，抢救药品的调剂管理，药品的经济管理，药品召回。

◇**基本了解**：药库药品的质量管理。

第一节　药库药品的质量管理

学习准备

药品进入医院或社会药房后，应采取哪些措施保障药品质量，以保证患者拿到合格的药品？

药库药品的质量管理主要包含药品经营企业资质档案的建立、药品的采购管理、药品的验收，以及药品的储存和养护等。

一、药品经营企业资质档案的建立

药品经营企业资质档案要具有真实性、有效性、时效性、完整性，须由专人负责保管、归档。

二、药品的采购管理

采购中，必须严格按照规定，对药品经营企业进行资格审查和认定。要求药品经营企业须取得药监部门发给的《药品经营许可证》、中华人民共和国组织机构代码证、法人授权委托书、质量保证协议。

三、药品的验收

（1）药房应明确质量验收人员。医院药库验收人员应具有中专以上药学学历，药品经营零售企业药库验收人员应具有高中以上学历，并取得岗位合格证书后方可上岗。

（2）验收员应根据要求，对到货药品进行逐批验收。

（3）验收药品应在待验区内进行，在规定的时限内及时验收。

（4）验收时应对药品的包装、标签、说明书、有关证明文件及数量逐一进行检查；验收进口药品，其内外包装的标签应有中文注明药品的名称、主要成分以及注册证号，其最小销售单元应有中文说明书；进口药品应凭《进口药品注册证》及《进口药品检验报告书》或《进口药品通关单》验收。

（5）验收药品时应检查有效期，一般情况下有效期不足 6 个月的药品不得购进。

（6）应做好"药品质量验收记录"，验收记录应保存至超过药品有效期 1 年，但不得少于 3 年。

四、药品的贮藏和养护

1. 严格色标管理

库房管理区域色标划分的统一标准如下。

（1）黄色：待验药品库（或区）、退货药品库（或区）。

（2）绿色：合格药品库（或区）、中药饮片零货称取库（或区）、待发药品库（或区）。

（3）红色：不合格药品库（或区）。

三色标牌以底色为准，文字可以白色或黑色表示，防止出现色标混乱。

2. 分类贮藏管理

（1）按照药品的管理要求、用途、性状等进行分类贮藏。

（2）可贮藏于同一仓间，但应分开不同货位的药品有：药品与食品及保健品类的非药品、内用药与外用药。

（3）应专库存放、不得与其他药品混存于同一仓间的药品有：易串味的药品、中药材、中药饮片、特殊管理药品以及危险品等。

3. 温湿度条件

（1）按药品的温、湿度要求存放于相应的库中，各类药品贮藏库均应保持恒温。

（2）对每种药品，应根据药品标示的贮藏条件要求，分别贮藏于冷库（2 ~ 10 ℃）、阴凉库（20 ℃以下）或常温库（0 ~ 30 ℃）内，各库房的相对湿度均应保持在 45% ~ 75%。

（3）对于标识有两种以上不同温湿度贮藏条件的药品，一般应存放于相对低温的库中，如某一药品标识的贮藏条件为：20 ℃以下有效期 3 年，20 ~ 30 ℃有效期 1 年，应将该药品存放于阴凉库中。

第二节　药房药品的管理

学习准备

想一想你自己的工作环境，药房或者药店空间相对狭小，但却担负着繁重的药品分发工作，你所在的药房或是药店的药品是如何管理的？是否有不安全因素？哪些方面需要改进？

药房是集管理、技术、经营、服务等于一体的综合性技术部门，药房不仅要保证提供给患者准确、质量合格的药品，而且要保证患者安全、有效地使用药品，确保医疗费用更为经济合理，除此之外药房还负责药品的计划预算、领发保管、药品统计等，因此药品管理是药房工作的核心内容之一。

一、药品请领

药品从药库到药房，需要药房专人请领，并注意以下环节：

（1）根据门诊药品的使用情况调整请领的药量。

（2）做到少量多次请领，尽可能地增强门诊药品的周转率，避免药品积压。

（3）对于有效期在半年内的药品，药师应建立预警目录，尽快与临床沟通，加快使用速度，尽量在有效期内使用完，对于临床沟通无效的，应及时和药库联系，减少医院的损失。

二、药品货位摆放原则

药房药品摆放以干净整齐、标识明确、工作方便为原则。包装相似的药品应分开放置，以免混淆。药品分类、分区摆放有以下几种方式：

（1）按照药品的给药途径分区摆放，分为注射剂药品区域、外用药品区域和口服药品区域。

（2）按药理作用分类摆放与按专科用药分类摆放相结合。

（3）按药品名称拼音首字分类排序摆放药品。在分类、分区摆放的基础上，可建立坐标定位，如库位码，以方便药品的查找、调配，也利于药品库存的清点和管理。

（4）按药品使用频率摆放。使用频率高的放在离窗口较近处，以提高调配效率。

三、药品保管原则

（一）分类贮藏

化学药品、中成药和饮片应分别贮藏。易燃、易爆、强腐蚀性等危险性药品必须另设仓库，单独存放，并采取必要的安全措施。对麻醉药品、精神药品、医疗用毒性药品、放射性药品必须按国家相关规定进行管理，并监督使用。需冷藏的药品，应置于冷藏柜中，随用随取，减少它们与室温接触的时间，以保证其活性和有效性。对遇光后易变色、变质的药品，应尽量带原包装进行摆发。高警示药品应设置专门的存放区域，单独存放并设有醒目的警示性提示牌。

（二）药品效期管理原则

药房应有专人负责对药品有效期进行严格管理和查对，领药上架时，核对药品批号，有效期近的摆放在前面，有效期远的摆放在后面。并在不同有效期的药品之间做出醒目标记，严格执行"先产先出，先进先出，近期先出，易变先出"的原则。

第三节　抗菌药品的调剂管理

学习准备

为什么对抗菌药品要进行管理？如果管理不善会造成什么后果？

一、抗菌药品管理的目的与意义

抗菌药物（antibacterial drugs）是指对病原菌具有抑制或杀灭作用，主要用于防治细菌感染性疾病的一类药物。合理应用抗菌药物，能有效控制感染，减少抗菌药物的毒副作用，避免产生耐药菌株和正常菌群失调，防止药物浪费。抗菌药物合理应用的管理，直接关系到医疗质量，而医疗质量的优劣反映了医院的管理水平和医德医风，良好的医疗质量是治病救人的根本保证。

二、抗菌药物分级使用原则

按照《抗菌药物临床应用指导原则（2015 年版）》要求，根据抗菌药物特点、临床疗效、细菌耐药、不良反应以及当地社会经济状况、药品价格等因素，将抗菌药物分为非限制使用、限制使用与特殊使用三类进行分级管理。

（一）分级原则

（1）非限制使用：经临床长期应用证明安全、有效，对细菌耐药性影响较小，价格相对较低的抗菌药物。

（2）限制使用：与非限制使用抗菌药物相比较，这类药物在疗效、安全性、对细菌耐药性影响、药品价格等某方面存在局限性，不宜作为非限制药物使用。

（3）特殊使用：不良反应明显，不宜随意使用或临床需要倍加保护以免细菌过快产生耐药而导致严重后果的抗菌药物；新上市的抗菌药物；其疗效或安全性任何一方面的临床资料尚较少，或并不优于现用药物者；价格昂贵药品。

（二）作为"特殊使用"类别管理的药物

根据抗菌药物临床应用监测情况，以下药物作为特殊使用类别管理。医疗机构可根据本机构具体情况增加"特殊使用"类别抗菌药物品种。

（1）第四代头孢菌素。头孢吡肟、头孢匹罗、头孢噻利等。

（2）碳青霉烯类抗菌药物。亚胺培南/西司他丁、美罗培南、帕尼培南/倍他米隆、比阿培南等。

（3）多肽类与其他抗菌药物。万古霉素、去甲万古霉素、替考拉宁、利奈唑胺等。

（4）抗真菌药物。卡泊芬净，米卡芬净，伊曲康唑（口服液、注射剂），伏立康唑（口服剂、注射剂），两性霉素 B 的含脂制剂等。

特殊使用抗菌药物须经由医疗机构药事管理委员会认定、具有抗感染临床经验的感染或相关专业专家会诊同意，由具有高级专业技术职务任职资格的医师开具处方后方可使用。医师在临床使用特殊使用抗菌药物时要严格掌握适应证，药师要严格审核处方。

第四节　高警示药品的调剂管理

学习准备

什么是高警示药品？平时发放药品时，对高警示药品你留意了吗？你们单位的高警示药品有醒目的标示吗？

一、概述

药理作用显著且迅速，若使用不当会对患者造成严重伤害或死亡的药物称为高警示药品（high-alert medication）。这类药品的特点是一旦发生使用差错，后果非常严重，如导致患者死亡或严重器官损伤。

2003 年美国用药安全研究所（Institute for Safe Medication Practices，ISMP）第一次公布了高警示药品目录，并分别在 2007 年和 2008 年进行了更新。2008 年目录含 19 类高警示药品和 13 种特殊高警示药品。

二、高警示药品的调剂管理

（1）高警示药品存放药架应标识醒目，设置黑色警示牌提醒药学人员注意。
（2）高警示药品使用前要进行充分安全性论证，有确切适应证时才能使用。
（3）加强高警示药品的效期管理，保持先进先出和安全有效。
（4）高警示药品调配发放要实行双人复核，确保发放准确无误。
（5）定期和临床医护人员沟通，加强高警示药品的不良反应监测，并定期总结汇总，及时反馈给临床医护人员。
（6）新引进高警示药品要经过充分论证，引进后要及时将药物信息告知临床，促进临床合理应用。

第五节　特殊药品（毒性药品、麻醉药品和精神药品）的调剂管理

学习准备
特殊药品的调剂管理是我们日常工作的重点，想一想毒性药品、麻醉药品和精神药品的调剂管理原则你是否熟记在心了？

一、概述

依据《药品管理法》，国家对医疗用毒性药物、麻醉药品、精神药品、放射性药物，实行特殊管理。

二、医疗用毒性药物

1988 年 12 月 27 日国务院发布第 23 号令《医疗用毒性药物管理办法》。医疗用毒性药物（toxic drug，以下简称毒性药物），系指毒性剧烈、治疗剂量与中毒剂量相近，使用不当会致人中毒或死亡的药物。毒性药物的管理品种，由卫生部会同国家医药管理局、国家中医药管理局确定。《医疗用毒性药物管理办法》规定了 39 个品种，分毒性中药物种（28 种）和西药毒药物种（11 种）进行管理。

三、麻醉药品和精神药品

麻醉药品是指具有依赖性潜力，不合理使用或者滥用可以产生身体依赖性和精神依赖性（成瘾性）的药品、药用原植物或者物质，包括天然、半合成、合成的阿片类、可卡因、大麻类等。

精神药品是指作用于中枢神经系统使之兴奋或者抑制，具有依赖性潜力，不合理使用或者滥用可以产生药物依赖性的药品或者物质，包括兴奋剂、致幻剂、镇静催眠剂等。精神药品分为第一类精神药品和第二类精神药品。

2013 年，国家食品药品监督管理总局、公安部、国家卫生和计划生育委员会联合公布了《麻醉药品品种目录》和《精神药品品种目录》，其中麻醉药品共 121 种，精神药品共 149 种。

麻醉药品目录中，我国生产和使用的麻醉药品有芬太尼、可卡因、美沙酮、福尔可定等 22 种。精神药品目录中，第一类精神药品有 68 种，我国生产和使用的有氯胺酮、三唑仑等 7 种；第二类精神药品有 81 种，我国生产和使用的有咖啡因、阿普唑仑、曲马朵等 29 种。

（一）麻醉药品、第一类精神药品的购用

购买麻醉药品和第一类精神药品，首先应当办理麻醉药品、第一类精神药品购用印鉴卡（以下简称印鉴卡，印鉴卡分为电子印鉴卡和纸质印鉴卡），并凭印鉴卡到指定的麻醉药品和第一类精神药品供货商处购买。办理印鉴卡申请，需提交下列材料：

（1）印鉴卡申请表。

（2）医疗机构执业许可证副本复印件。

（3）麻醉药品和第一类精神药品安全贮藏设施情况及相关管理制度。

（4）市级卫生行政部门规定的其他材料。医疗机构负责人任命、学历、职称证明文件；医学部负责人学历、职称证明文件复印件；药学部门负责人学历、职称证明文件复印件；采购人员学历、职称证明文件复印件、身份证复印件（采购人员相关人员证件原件同时提供以便核对）；证明材料真实性保证说明。

（二）麻醉、第一类精神药品的贮藏、保管制度

（1）药库、药房、病区必须将麻醉、第一类精神药品贮藏在具有报警装置的专用保险柜内，且由双人开启。

（2）病区麻醉、第一类精神药品专用保险柜的钥匙由专人管理。

（3）对进出专库的麻醉、精神药品，建立专用账册，专人负责，专库加锁。

（三）麻醉药品和精神药品使用制度

依据《处方管理办法》，对麻醉药品和精神药品的使用，制定如下规定：

（1）应按照医嘱使用麻醉药品和精神药品，不得擅自更改使用剂量。

（2）注射剂和贴剂使用后，应将空安瓿及废贴交回药房。

（3）当患者死亡时，依据国家卫生行政部门有关规定，剩余药品要无偿交予药学部门。

（4）在使用麻醉药品和第一类精神药品注射剂过程中，若出现空安瓿丢失现象时，应由当事人（当班护士）书写事件发生全过程说明、科护士长签字，并报护理部审批。此说明附于处方背面，作为再次领取麻醉药品和第一类精神药品注射剂时的空安瓿处理。

（5）在使用麻醉药品和第一类精神药品注射剂过程中，若出现由于操作失误而导致的药品无法使用（玻璃安瓿破碎）等现象、当事人再次取药时，经门诊办公室批准，医师应在处方注明"药品破碎"字样，并将破碎安瓿拿回药房。该处方在药房以新编号进行登记。

（四）麻醉药品、精神药品处方管理制度

1. 处方书写规则

处方书写应当符合下列规则：

（1）麻醉药品和第一类精神药品处方为淡红色，处方右上角标注"麻""精一"，医师处方以"√"标注区分；第二类精神药品处方为白色，处方右上角标注"精二"。

（2）患者的一般情况、临床诊断填写清晰、完整，并与病历记载一致。

（3）每张处方限于一名患者的用药。

（4）字迹清楚，不得涂改；如需修改，应当在修改处签名并注明修改日期。

（5）药品名称应当使用规范的中文通用名称书写，书写药品名称、剂量、规格、用法用量要准确规范，但不得使用"遵医嘱""自用"等含混不清字句。

（6）患者年龄应当填写实足年龄，新生儿、婴幼儿写日、月龄，必要时要注明体重。

（7）药品用法用量应当按照药品说明书规定的常规用法用量使用，特殊情况需要超剂量使用时，应当注明原因并再次签名。

（8）处方医师的签名式样和专用签章应当与院内药学部门留样备查的式样相一致，不得任意改动，否则应当重新登记留样备案。

2. 处方开具要求

（1）为门（急）诊患者开具的麻醉药品、第一类精神药品注射剂处方为一次常用量；其他剂型处方不得超过 3 日用量；缓控释制剂处方不得超过 7 日用量。哌甲酯用于治疗儿童多动症时，每张处方不得超过 15 日常用量。

（2）第二类精神药品处方一般不得超过 7 日用量；对于某些特殊情况，处方用量可适当延长，但医师应当注明理由。

（3）为门诊癌痛，中、重度慢性疼痛患者开具的麻醉药品、第一类精神药品注射剂，每张处方不得超过 3 日常用量；缓控释制剂，每张处方不得超过 15 日常用量；其他剂型，每张处方不得超过 7 日常用量。

（4）盐酸哌替啶处方为一次常用量，药品仅限于院内使用，注射剂用后，空安瓿交回药房。

（5）为住院患者开具的麻醉药品和第一类精神药品处方应逐日开具，每张处方为一日常用量。

3. 处方保存

（1）药师应对麻醉药品、第一类精神药品处方，按照年、月、日逐日编制顺序号。

（2）麻醉药品、第一类精神药品处方保存期限为 3 年，第二类精神药品处方保存期限为 2 年。专用账册保存期限为 3 年。

（五）第二类精神药品的安全管理规定

（1）第二类精神药品的采购。必须从药品监督管理部门批准的具有第二类精神药品经营资质的企业购买；其余同"普通药品采购"。

（2）药房每月对第二类精神药品的消耗量进行统计，统计结果报西药库。

（3）第二类精神药品单张处方规定为一周常用量。超过规定用量的特殊情况，必须由处方医师注明理由并签字后，方可调配。对于用药不合理的处方应拒绝调配。

（4）对过期、损坏的第二类精神药品按照"麻醉药品、精神药品报残损制度"办理。

（六）麻醉药品、精神药品报残损制度

库房或药房的麻醉药品专管员发现药品有以下情形须报残损处理：药品名称或生产批号模糊不清；药品原包装安瓿、片剂、贴剂有破损、残缺；已过期的麻醉药品、精神药品。

报残损时须由专管人员填写麻醉药品和第一类精神药品报残单，内容包括药品的名称、规格、剂型、批号、数量、报损理由，并由专管人员及组长双人签字。药房麻醉药品专管人员将报残单及原药盒或药袋、药品的残留物一同交到药库，与药库麻醉药品专管人员当面清点交接后，装封，并注明装封人及日期。存放于药库保险柜内，等待统一销毁。

（七）麻醉药品、一类精神药品销毁制度

（1）药库专管员填写麻醉药品、第一类精神药品销毁登记表，并由相关人员签字，加盖医院公章。

（2）将盖章后的销毁登记表传真至区县卫生局医政科，并与区县卫生局医政科联系申请销毁。

（3）待区县卫生局审核批准后，确定销毁日期。

（4）由区县卫生局、医院保卫科监督销毁。

第六节　抢救药品的调剂管理

学习准备

提到抢救就会联想到"快""准"，想一想应该如何管理抢救药品？

一、抢救药品的调剂管理

社会上"突发事件"时有发生，如新型冠状病毒肺炎、非典型肺炎、禽流感、食物被细菌污染或加入非法添加剂引起的食物中毒、药物中毒、各种创伤、危重疾病的抢救等，无不时刻不在考验医院药房工作的服务质量，医院药房面临重大挑战，"抢救药品的调剂管理"应运而生。

所谓"抢救药品的调剂管理"是指医院药房为适应当前的临床抢救治疗，尤其是为应对临床突发中毒事件或急救病症抢救治疗，建立的由制度保证、信息支持、人员素质、药品保障等组成的体系，其核心是以患者为中心，简化取药程序，在最短时间内，为临床抢救患者全面提供"绿色通道工作模式"。

二、药房抢救药品调剂管理

（一）应急预案建立

由专业能力强的资深副主任药师和主管药师负责对突发事件的应急预案建立和人员的紧急召集。配备高素质的药剂人员和充足的抢救药品，保证24小时绿色通道的畅通。

（二）人员培训

平时深入开展急救药品调剂演练和急救职业道德规范的培训工作，熟悉药品的用法用量、注意事项、配伍禁忌，使医护人员在实际的抢救工作中，能准确使用急救药品，做到忙而不乱，镇静有序地为患者争取抢救时机。

（三）药品供应

1. 药品品种与基数合理

药学部门应与医务科、护理部共同协商制定《医院抢救药品基本目录》，再根据临床各科室收治患者的特点备用药品品种与基数，一般科室应以心血管用药和过敏性休克、失血性休克、中毒性休克、感染性休克用药为主，固定基数，随时补充。

2. 醒目的药品有效期管理

护士站制定科学可行的效期药品的管理制度、交接班制度，并指派专人负责检查落实。坚持近期先用、先进先用的原则，失效前6个月到住院药房更换。建立醒目的药品有效期标识卡片。

3. 药品贮藏

（1）抢救药品做到"四固定"，即定品种、定数量、定位放置、定人管理，保证随时取用、用后及时补充。急救药品标签应规范、完整、清晰。各药房的抢救药品应根据需要保持一定基数。病房小药柜须有专人管理，药品使用原装盒，定量、定位存放，保持清洁，用后及时补充。

（2）毒、麻、精药品，应设专屉（柜或箱）加锁存放，保持一定基数，并建立专用账本，在抢救用药后，由具有麻醉处方权的医师开出处方，向药库领回。每日交接清楚，如有剩余药液，须经第二人核对后方可丢弃。

（3）药房工作人员应随时对病房小药柜进行检查、核对与管理，确保各种抢救药品无过期现象。

4. 发药管理

各种抢救药品发出时须经双人核对，以避免差错发生。

（四）信息支持

充分利用医院信息系统的局域网网络资源，构筑以网络技术为基础的信息支持系统。在抢救药品调剂实践工作中，借助一些有临床应用价值的信息，提供优质的药学服务（包括药物选择、药物使用知识），实现改善与提高患者生命质量的目标。

第七节　含运动兴奋剂药品的调剂管理

学习准备

运动员使用兴奋剂会有什么后果？哪些药品属于运动员禁用药品？哪些药品属于运动员慎用药品？

一、概述

（一）运动兴奋剂的定义

运动员为提高成绩而服用的药品大多属于兴奋剂药品，尽管后来运动员被禁用的其他类型药品并不都具有兴奋性（如利尿剂），甚至有的还具有抑制性（如 β 受体阻滞剂），国际上对运动员禁用药品仍习惯沿用兴奋剂的称谓。因此，通常所说的兴奋剂实际上是对运动员禁用药品的统称。国际奥林匹克委员会（以下简称国际奥委会）规定：竞赛运动员应用任何形式的药品或以非正常量或通过不正常途径摄入生理物质，企图以人为和不正当的方式提高他们的竞赛能力即为使用兴奋剂。

（二）国际奥委会规定的兴奋剂药物分类与目录

2000 年，国际奥林匹克委员会在《奥林匹克运动反兴奋剂条例》中，公布禁用物质与禁用方法清单。从 2004 年起，又改由世界反兴奋剂机构每年在《世界反兴奋剂条例》中公布最新的《禁用清单》。《禁用清单》中禁用药品包括蛋白同化制剂、肽类激素、麻醉药品、刺激剂（含精神药品）及其他运动禁药等。

运动禁药包括：使用禁用的药品和/或使用某些禁用的方法。相关药品按禁用范围分为 4 部分 9 类物质。

1. 所有场合禁用的物质和方法

（1）禁用物质。蛋白同化制剂、肽类激素和相关物质、β_2 受体激动剂、激素拮抗剂与调节剂、利尿剂和其他掩蔽剂。

（2）禁用的方法

禁用以下方法提高输氧能力：使用血液兴奋剂，包括自体、同源或异源血液或使用任何来源制成的血红细胞制品；人为提高氧气的摄入、运输或释放，包括但不仅限于使用全氟化合物、乙丙昔罗及经修饰的血红蛋白制剂（如以血红蛋白为主剂的血液替代品、微囊血红蛋白制剂）。

非治疗目的而使用能提高运动能力的细胞基因、遗传构件或调控基因表达。

化学和物理篡改：禁止改变兴奋剂检查所收集样品的完整性和合法性，篡改或企图篡改样品，包括但不仅限于导管插入术、置换和/或变更尿样，非医学用途的静脉注射。

2. 赛内禁用物质

刺激剂、麻醉剂、大麻（酚）类、糖皮质激素。

3. 特殊项目禁用物质

酒精、β 受体阻滞剂。

4. 特定物质

禁用药品清单中的特定物质，因属于通用医药产品而引起非故意触犯反兴奋剂条例或不大可能被成功地滥用为兴奋剂。只要运动员能证明并非为提高运动成绩而使用，可从轻处罚。例如：所有吸入型 β_2 受体激动剂（沙丁胺醇浓度大于 1 μg/mL 时，克仑特罗除外）；所有皮质类固醇、大麻、麻黄碱类、丙磺舒、甲基安非他明、酒精和所有的 β 受体阻滞剂。

（三）我国兴奋剂目录的分类

参照国际奥林匹克委员会规定的兴奋剂药品分类，我国《2020 年兴奋剂目录》禁用物质分为 7 类 349 种。

我国广泛使用的中药中，也多有含禁用成分的药品。据不完全统计，含有兴奋剂目录所列物质的中药、化学药有 1 994 个，其中含麻黄碱成分的中药、化学药制剂有 590 多个，含士的宁成分的中药品种有 174 个，含普拉睾酮成分的中药品种有 533 个。

二、含运动兴奋剂药品的调剂管理措施

（一）含兴奋剂药物的标识

药物生产企业应当按照《2020 年兴奋剂目录》，凡含兴奋剂目录所列物质的药品，应当在药品标签或者说明书上注明"运动员慎用"字样。

（二）治疗性用药特许

治疗用药豁免是指运动员因治疗目的确须使用兴奋剂目录中规定的禁用物质或方法时，按规定提出申请，获得批准后予以使用。这对运动员的健康而言，是一种人性化的制度。

《禁用清单》提示个别局部用药，如肾上腺素与局麻药合用或局部使用（如鼻、眼等），不禁用；糖皮质激素治疗皮肤（包括电离子透入疗法/超声波疗法）、耳、鼻、眼、口腔、牙齿和肛门疾患的局部用药制剂不禁用，也不需要任何治疗用药豁免。

（三）含兴奋剂药品的调剂

1. 合理的医疗需要是运动员使用含兴奋剂药品的唯一理由

医师在为运动员选择药品时，应当首先选择不含兴奋剂目录所列禁用物质的药品；只有当医师认为，使用不在禁用清单之列的替代药品将得不到满意的疗效或对运动员的身体健康会造成明显损害时，才可考虑使用含兴奋剂药品。要结合运动员的伤病情况、赛内或赛外状态，按规定获得特许治疗性用药。运动员有义务确保自己所接受的任何治疗没有违反反兴奋剂规则。

2. 认真告知用药风险

药师应了解并掌握禁用清单的分类和物质成分，这对于运动员合理用药是非常必要的。治疗用药要明确成分，要了解哪些常用的感冒药含有麻黄素类成分、哪些抗高血压药含有利尿剂成分、哪些中药制剂含有天然的违禁成分等，并向运动员说明药品性质和使用后果，避免疏忽或错误用药。

3. 建立患者职业身份识别系统

在医疗机构信息管理系统中，应增加识别职业身份的功能，以便在医疗诊治中能准确识别运动员身份。

4. 规范发药流程

药师在调剂处方时要加强对处方的审核，发现处方中有含兴奋剂药品且患者为运动员时，须进一步核对并确认无误后，方可调剂该类药品，并提供详细的用药指导。

第八节　药品经济管理

学习准备

日常工作中我们都做过盘点，盘点就属于药品经济管理的范畴，你思考过药品经济管理的意义吗？

在医学科学日益发展、医疗技术不断提高的情况下，药品消耗在医疗服务过程中占医院各种物资消耗的比例最大，药品的储备和周转是医院资金运行的重要组成部分，加强药房药品经济管理具有非常重要的意义。

一、药品经济管理原则

药品经济管理的指标包括金额管理与数量管理。药品数量管理比药品金额管理更严格、更准确。药品金额管理适用于财务对医院药品的总体管理与控制；药品数量管理适用于药房内部对药品的管理，账物相符是药品数量管理的核心。

二、药品经济管理目标

对药品实行经济管理，通常采用账物相符率作为管理目标。贵重药品及特殊管理的药品账物相符率应达到100%；普通管理的药品考虑破损等情况，其金额账物相符率应控制在（100%±0.2%）以下。随着目标管理工作的深入，要求不断提高，实现动态管理。

三、药品经济管理周期

药品实施分级、分类管理，并按不同管理级别实行每日、每周和每月盘点制度。贵重药品和特殊管理的药品（如毒性药品、麻醉药品和精神药品等）应做到每日盘点。

四、加强医院药品领域的经济管理

（一）加强对药品购入环节的成本控制

药品收入在医院总收入中占据很大的比例，然而目前国家规定医院最多只能加价15%，因此购入成本的控制是药品经济管理中最重要的环节。药品购入成本与药品质量实际上是直接相关的，有些药品技术含量高、信誉度好、质量稳定，物价部门就会遵循优质优价的原则为其制定较高的价格。所以医院在品种选择上应选择购入质价比最优化的药品，而不是价格最低的药品；在购药数量上，应根据本院的医疗需求量确定适宜的库存量和各调剂部门的周转量并进行定时、定量补充。不同类别的药品或不同品种的药品，其库存量不可能是相同的；应考虑库存量对药品经济管理的影响，特别是近期可能降价的药品，应尽量减少库存，或与供应商达成一定的补偿协议，将经济损失的可能性降低到最小。

（二）加强对库存药品的管理控制

加强对库存药品的管理控制的核心目标是提高在库药品的完好率，药品购进入库后，在库期间实际是成本已经发生但利润尚未实现的过程，而这个过程中又要付出管理成本和保管成本。所以这个过程需要通过加强质量监控、数量控制等方法提高在库药品完好率，杜绝质量损坏、杜绝存放过期。

（三）加强药品周转率控制

在医院内部的药品管理中，应在保证临床药品供应的前提下尽量有效地提高周转率、降低管理成本，尤其对于有效期较短、价格较高、需特殊条件贮藏的药品，更应通过提高周转率来减少成本。

（四）加强对药品付款的管理控制

医院制订付款计划时要综合考虑各方面因素：国家卫生行政部门关于药品集中招标采购的规定明确规定了在采购合同中必须约定付款时间的时限，这无疑增加了对医院（买方）的约束，所以，有必要通过一个双方约定的合理的付款期限来平衡买卖双方的利益，尽可能使药品售完再向卖方支付货款，以帮助医院降低成本。

（五）加强对各调剂部门（药房）领药的控制

各调剂部门（药房）领药的多少必须科学合理，每个药房无论是药品还是金额都始终处于动态变化中，而一般医院的统计与盘点至少也要1个月才进行一次，这其中的差错较难发现与追踪，因此，有必要建立一个控制系统和标准化的领药操作程序来保证调剂室的药品经济核算准确，可以采取逐级核对、互相制约的方式进行各药房领药的核算。

（六）退库药品和退药的管理控制

在医院的实际药品管理过程中，退换药品的情况经常发生，如临床使用缓慢、对药品质量有疑问、近效期药品、药品调价等情况都需要退换货，而每次退换货均可能造成账目或药品的错误，所以必须健全相关手续，保证账、物、金额相符。

（七）药品报残与报损控制

在药品流通和使用的过程中，一定的损耗是正常的和难免的，但是从药品经济管理的角度来看，必须最大限度地减少损耗；每一项损耗都应由相关人员写出申请，说明损耗原因，由相关领导审批后方可报损。

（八）药品调价管理控制

在药学部门的日常工作中经常会遇到药品调价，而且调价涉及多个部门。因此，对调价的管理应注意：① 应由专人负责，以保证畅通渠道及时接收物价部门发布的调价信息及有关政策，然后核对规定的调价品种和医院现用品种是否相吻合后，下发调价单；② 药库和各调剂室同一时间调价；③ 如遇调价的品种，无论是上调还是下调，都应该办理相关的退库和领入手续，但是，医院作为药品使用单位，由于国家调整药品价格而造成一定的降价损失也是正常的，但在药品管理的过程中必须严格手续。

第九节　药品召回

学习准备

我们对汽车的召回可能比较熟悉，药品召回是什么意思？药品召回与其他商品的召回有什么不同？药品召回分几类几级？

一、《药品召回管理办法》出台的背景

药品召回制度是国际上盛行的、非常成熟的一种针对缺陷药品管理的有效模式。2007年，国家食品药品监督管理局依据《药品管理法》《药品管理法实施条例》及《国务院关于加强食品等产品安全监督管理的特别规定》制定了《药品召回管理办法》。

二、药品召回的目的与意义

《药品召回管理办法》标志着我国药品召回管理进入了一个新的阶段，对保障广大人民群众用药安全，规范药品市场秩序，促进行业发展具有重大意义并发挥重要作用。国家对已经上市销售的存在安全隐患的药品实施召回，以最大限度地减少可能对消费者造成的伤害，体现了政府对百姓用药安全的一种负责态度，有利于消费者权益的保护；同时这也将促进药品生产企业不断加强药品原辅料的进货及生产流程的管理，促使药品经营企业及医疗机构规范进货渠道，有利于促进药品生产经营企业加强管理，增强质量意识。

三、《药品召回管理办法》的内容

《药品召回管理办法》共5章40条，适用在中华人民共和国境内销售的药品的召回及其监督管理。其主要内容可概括为以下几方面。

（一）药品召回的定义

药品召回是指药品生产企业（包括进口药品的境外制药厂商）按照规定的程序收回已上市销售的存在安全隐患的药品。安全隐患是指由于研发、生产等原因可能使药品具有的危及人体健康和生命安全的不合理危险。对发现有可能对健康带来危害的药品及时采取召回措施，有利于保护公众用药安全。已经确认为假药、劣药的，不适用召回程序。

（二）药品召回的等级分类

药品召回分两类三级。两类即主动召回和责令召回。其中，责令召回是指药品监管部门经过调查评估，认为存在安全隐患，药品生产企业应当召回药品而未主动召回的，应当责令药品生产企业召回药品。三级是根据药品安全隐患的严重程度来区分的。一级召回是针对使用该药品可能引起严重健康危害的；二级召回是针对使用该药品可能引起暂时的或者可逆的健康危害的；三级召回是针对使用该药品一般不会引起健康危害，但由于其他原因需要收回的。

（三）药品召回程序

第一步，药品生产企业（包括进口药品的境外制药厂商）发现药品存在安全隐患的应

当决定召回。第二步，对决定召回药品，制订召回计划并在规定的时间内通知有关药品经营企业、使用单位停止销售和使用，同时对召回效果进行评价，并将调查评估报告和召回计划提交给所在省、自治区、直辖市药品监督管理部门备案。省、自治区、直辖市药品监督管理部门应当将收到的一级药品召回的调查评估报告和召回计划报告国家药品监督管理部门。第三步，省、自治区、直辖市药品监督管理部门对报告进行审查，并对召回效果进行评价，必要时组织专家进行审查和评价。审查和评价结论应当以书面形式通知药品生产企业。对召回不彻底或者需要采取更为有效措施的，药品监督管理部门应当要求药品生产企业重新召回或者扩大召回范围。

思考题

1. 国家对哪些药物实行特殊管理？
2. 简述抗菌药品管理的意义。
3. 简述抗菌药物的分级使用原则。
4. 冷库、阴凉库及常温库的温度要求是什么？
5. 简述麻醉药品、精神药品的定义。
6. 含兴奋剂药品应如何标识？
7. 简述药品经济管理原则。
8. 药品召回的都是不合格产品吗？为什么？

第十九章

调剂差错与风险控制

患者安全是一个严肃的全球性公共卫生问题。提高用药安全已被包括我国在内的许多国家列入患者安全工作目标。调剂业务工作是药物治疗过程的重要组成环节，同样存在着发生差错的风险与可能，有些差错可能会对患者造成更为广泛或严重的不良影响。因此，调剂人员必须提高用药风险防范意识，建设"以患者为中心"的先进的用药安全文化；积极采取有效的风险防范措施，严密控制影响调剂安全的主要环节；发挥药师的专业技术服务作用，努力降低调剂用药错误的发生率，提高患者用药安全性。

学习目标

◇**重点掌握**：调剂安全的主要控制环节，用药错误的主要防范措施。
◇**一般掌握**：影响调剂安全的主要风险因素，调剂相关用药错误的主要类别。
◇**基本了解**：用药安全文化，用药错误的概念和分类。

第一节 用药安全文化

学习准备

想一想，你有过一时粗心大意的状况吗？在药物治疗中，任何人的一次粗心疏失都有可能导致用药错误，严重时甚至危及生命。那么，我们应如何看待用药错误，如何提高用药安全，如何建设先进的用药安全文化呢？

药物使用是一个十分复杂的过程，需经历多个人员、多个环节、多个步骤，每个工作疏失，都可能导致差错的发生。因此，所有医务人员都应将患者安全置于首位，加强沟通、相互纠正、共同创建以患者为中心的用药安全文化。其宗旨就是要确保为患者提供安全的药物治疗。

一、用药错误的概念和分类

（一）用药错误的概念

1. 用药错误的定义

当医务人员、患者或消费者在使用药物时，所发生的任何可造成或导致药物不合适使用或患者伤害的可预防的事件，统称为用药错误。用药错误可能涉及医务人员的专业知识和实践工作经验、药品本身、工作流程、工作环境以及整个药物治疗系统。用药错误可以发生在开具处方或医嘱、药品调剂和分发、药品调配和给药、药品包装和贴签、交流沟通和患者教育、药物治疗监测等各个过程。

2. 用药错误与药物不良反应的关系

用药错误和药物不良反应都会导致患者的损害甚至危及生命，两者是引发药物不良事件的主要风险，都是事关用药安全的核心问题，但是两者既有关联又有差别。用药错误和药物不良反应之间有一定的关联性，如图 19-1 所示。

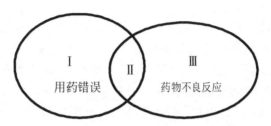

图 19-1　用药错误和药物不良反应的关系

（1）用药错误并未导致药物不良反应的发生，未造成患者损害。如图 19-1 中 Ⅰ 的区域。有些用药错误并未造成患者损害，或者是用药错误有导致损害的潜在可能，但是在发生前被及时发现并阻止了。如肾衰患者用药剂量计算错误，但在给药时被发现并更正了。此时，可称为"存在隐患"。系统一旦存在隐患，随时可能发生用药错误导致患者损害。

（2）用药错误导致药物不良反应的发生，造成患者损害。如图 19-1 中 Ⅱ 的区域。有些用药错误可直接造成患者损害，例如抗癫痫治疗的药品调剂出现差错，造成药物控制失败，导致患者癫痫大发作。有些用药错误导致药物不良反应的发生，造成患者损害。如给有胃溃疡病史的患者开具非甾体抗炎药，导致患者胃出血。

（3）仅仅是药物不良反应所造成的患者损害，与用药错误无关。如图 19-1 中 Ⅲ 的区域。药物不良反应不是用药错误的产生结果。这包括可预见的或已知的药物副作用。如一位肿瘤患者在化疗后出现的脱发现象。

同时，用药错误和药物不良反应之间具有本质不同。药物不良反应是药品固有的自然属性，只发生在患者实际用药的环节；而用药错误则受多种因素影响，包括人的影响、系统的影响、政策的影响、文化的影响等，整个药物治疗系统的每个人员、每个环节、每项操作都有可能出现差错，但是大多数差错都没有到达患者实际用药环节或者没有造成患者损害，因而很容易被忽略。然而，有些用药错误可能导致严重不良反应的发生，造成患者的损害甚至危及生命。用药错误的定义注重强调它是可以预防的，即可以通过采取有效的措施，对药物治疗系统进行控制、跟踪评估和持续改进，以防范用药错误发生。因此，防范用药错误是医疗组织提高用药安全的重要任务和使命。

（二）用药错误的分类

1. 用药错误的含义

用药错误通常包括五个方面的含义：

（1）用错患者。这类差错容易发生在药房药师发药和护士给药环节中，药师和护士通常在短时间内处理多个患者的发药和给药工作，流程的遗漏和个人疏忽都可能导致药物用错患者。

（2）用错药物。用错药物指给患者用了与其治疗无关的或对于患者不适宜的药物。这类差错常发生在医师开具医嘱时，由于不了解药物特性或患者其他相关疾病特点可能导致医师开错药物，其中禁忌证用药对患者可产生严重危害。药师调配时看错药名，或护士误读医嘱，也可能产生用错药的后果。

（3）用错剂量。用错剂量指用药剂量过大造成中毒或剂量过小延误治疗时机。这类差错可发生于所有环节，计算错误、书写错误、转抄医嘱错误、理解错误等都是常见原因。

（4）用错给药途径。用错给药途径指口服、注射、外用等给药部位或方法错误。医师、药师、护士及患者都可能错误理解给药途径，医务人员不了解新药的剂型特点也是常见原因。

（5）用错时间。用错时间指错误的用药时间、间隔和疗程。处方医师没有清楚地交代，药师没有给予必要的书面及口头指导，护士不重视严格的给药时间，患者不了解按疗程治疗的重要性等，均可导致用药时间错误。

2. 用药错误的分类

（1）按药物治疗环节分类。用药错误按药物治疗环节分为处方/医嘱开具差错、处方转录差错、处方调剂差错、给药差错。

（2）按技术类型分类。美国卫生系统药师协会防止医院用药错误指导原则中按差错发生的技术类型进行分类，分为处方差错、遗漏、给药时限差错、越权、剂量差错、剂型差错、制备差错、服用差错、药品失效、监测差错、依从性差错和其他差错等。最可能造成患者伤害的包括服药方式不当，例如错误地粉碎药片，给药途径不当（混淆静脉注射和肌内注射）或给予错误的药品等。

（3）按用药错误的严重程度分类。美国用药错误报告系统依据差错引起后果的严重程度将其分为 9 类：A 类，客观环境或条件可能引发差错（差错未发生）；B 类，发生差错但未发给患者；C 类，差错发给患者但未造成伤害；D 类，需要监测差错对患者的后果，并根据后果判断是否需要采取措施预防和减少伤害；E 类，差错造成患者暂时性伤害，需要采取预防措施；F 类，差错对患者的伤害可导致或延长患者住院；G 类，差错导致患者永久性伤害；H 类，差错导致患者生命垂危；I 类，差错导致患者死亡。

二、建设用药安全文化

医疗安全与医药文化息息相关。建设用药安全文化就是要建设以患者为中心、以提高用药安全为目标的文化，包括从个人思想认识到组织行为理念；从系统设计、运行、监控机制到政策管理措施等，都渗透着"用药安全文化"。

（一）树立差错风险防范意识，营造人人尽责、相互协作的工作氛围

1. 用药错误随时都可能发生，必须树立风险防范意识

据报道，美国每年约有 1.8% 的住院患者遭受差错伤害，造成的死亡超过 7 000 例；澳大利亚的研究显示约有 0.8% 的住院患者遭受有害的用药错误。实际上，药物使用过程受到

多种因素的影响，用药过程的每个步骤都有可能产生差错，如诊断、选药、处方、转抄医嘱、审核处方、调配、核对、发药、保存、计算剂量、稀释配制、按时按疗程用药、观察效果、监测体内浓度、监测不良反应、调整用药方案等，不同环节发生的差错概率、类型和严重程度不同。美国医疗机构认证联合委员会曾有报告：49% 的用药错误发生在处方（医嘱）下达阶段，26% 发生在处方转录阶段，25% 发生在药品配制和发放阶段。

在此，用经典的奶酪图（图 19-2）来比喻差错在药物治疗过程中产生和传递的过程。其中，每一片奶酪相当于一个药物治疗环节，理想的状态是奶酪没有洞，是完美的安全屏障。但是在实际工作中，每个人的行为变化是参差不齐的，经常会有波动和变异，从而产生"洞"。如当医师在给一名有青霉素过敏史的患者开具阿莫西林胶囊时由于忙而没有询问过敏史，此时风险从他这个"洞"流出；药师在审核处方时并没有询问患者而只是检查了处方后进行调剂，此时风险又穿过了一个"洞"；当药师将药品交付患者时并未询问患者或嘱咐患者，风险自然又穿过一个"洞"；最后患者尽管有疑问并未咨询药师或医师而直接服用了药物，风险最终穿过了所有"洞"到达患者造成了损害。这一过程说明，差错一旦产生，很容易到达患者。药物治疗系统中的每个人包括医师、护士、药师、患者都应当认识到用药是有风险的，不能过多依赖前一环节的正确性，必须牢固树立防范用药风险的意识。

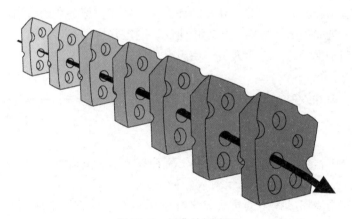

图 19-2　经典的奶酪图

2. 只要人人尽责、相互协作、共同努力，可以最大限度地避免用药错误

药物使用环节中的每个岗位对差错的防范都至关重要，药品使用每一步骤都应当包含对前期步骤的核查，环环相扣，人人尽责，相互协作，共同努力，用药错误是可以最大限度避免的。如前文中所述有青霉素过敏史的患者服用了阿莫西林导致过敏的案例，若医师尽责询问病史就不会产生差错，若药师尽责询问患者即可将差错堵住不会对患者造成伤害。因此，药物治疗系统中的每个人都应当担当起确保患者用药安全的责任，认真工作，降低自身差错的产生；同时应具有防范意识，核查和检识前一环节流入的差错风险，建立一道道用药安全屏障，最终防范用药错误伤害到患者。

（二） 建立药物治疗系统的运行监控和评估改进机制

用药错误从表面上来看常常发生于个人疏忽，但同时更是由于系统结构不佳、操作程序复杂、组织协调较差等引起。医疗过程主要依赖操作者个人的知识、技术和记忆，使医务人员本身就工作在一个极易产生差错的环境中。因此，有必要建立评价用药安全的组织机构，持续跟踪、监控、评估药物治疗系统，对各环节的用药风险因素定期进行分析，收集整理和分析内部变异或差错数据，辨识差错发生原因和评估差错严重性，追踪查找用药错误的高风险环节、高风险药品及高风险人员，积极采取预防措施，消除用药错误的高风险隐患，必要时重新设计和改进药物治疗系统，达到确保用药安全的目标。

（三） 无惩罚用药错误上报系统

建设无惩罚的用药错误上报系统，倡导借鉴和分享经验，提高用药安全。

由于差错是伤害性事件，必然会追究责任人。因惧怕担责，差错的报告和揭示倾向于私下进行，形成一个对用药错误隐患保持沉默的风气。这样，就会导致同样或是近似的错误反复发生。加拿大曾发生由于错误使用5-氟尿嘧啶而导致7位患者在不同时间和地区死亡的事件。其原因就在于错误发生后没有人报告并进行通报，致使类似事件重复发生。这种消极的文化严重阻碍了对用药安全体系的改进。只有当人们可以自由地分享差错的信息而不必担心被惩罚，才能从中吸取教训。建设无惩罚的用药错误上报系统，倡导为医疗体系内部或同行业内人士提供差错经验分享资源，分析和评价这些事件，从个案经验中提炼出系统性问题所在，相互警示，进而提出相应的预防差错建议，制定并执行有效措施，预防和减少差错再次发生。最终有利于保护医务工作人员，使患者用药安全得以保证。

第二节　调剂安全风险因素与控制环节

学习准备

调剂工作安全吗？主要影响因素有哪些？哪些环节容易出错呢？如何预防？

调剂工作是药物治疗过程中的重要环节，它承担着将处方调剂成药品又发给患者（处方→药品→患者）的工作任务。所有的处方医嘱都是经调剂工作后开始药物治疗，所有的药品都是经调剂工作后分发到患者使用，调剂工作服务面是最广泛的。一旦调剂安全工作出现问题，系统失控出现差错，其影响面也是最广泛的，可能造成更多的患者遭受药物损害。因此，调剂安全是至关重要的。

同时，处方、药品在传递过程中，潜在的差错风险肯定也伴随其中在同步传递。影响调剂安全的风险因素不仅来自调剂过程本身的差错风险，而且来自前一工作环节（上游环节）的差错风险，包括处方差错、药品及信息差错等。一旦调剂风险管控疏失，所有的上游风险与调剂差错风险都有可能突破调剂安全屏障流向患者，增加患者受损害的风险。因此，调剂安全控制的责任重大，不仅包括药房内部调剂过程的环节控制，而且包括对上游环节流入的潜在差错风险的检识和纠正。

一、影响调剂安全的主要风险因素

（一）处方因素

一方面，当处方存在错误时，如果药师未审核或没有检识出错误，错误进入调剂环节后就很可能突破防线流向患者，导致用药错误和患者损害。这类差错在本章第三节进行讨论。另一方面，尽管处方本身没有错误，但处方书写潦草、字迹模糊或采用不规范缩写等，导致药师错误理解处方并错误调剂处方，直至患者错误用药造成伤害。国外有典型案例报道，如案例 19-1。

案例 19-1　甲状腺素被错误调剂成氨甲蝶呤事件

一名患者出院时医师为其开具甲状腺素片每日 25 mg，由于处方书写潦草，处方被误读和调剂成氨甲蝶呤 2.5 mg。导致这名患者出现白细胞降低，后因相关感染而死亡。

这是最常见的处方因素导致的调剂差错。因此，美国安全用药实践研究所列举了应禁止使用的缩写形式。很多医疗机构推行采用了电子处方系统，明显降低了此类差错发生。

（二）药物因素

据英国 80 家医院药房跟踪 10 年（1991—2001 年）调剂差错数据分析，共有 7 000 个调剂差错。其中，调配错误药品 23%，同一药品剂量规格错误 23%，错误数量 10%，标签药品信息错误 17%，标签患者姓名错误 7%。说明药物因素是调剂差错的主要诱因。加强药品管理是降低调剂差错的主要措施。药物因素导致的常见差错包括以下几方面。

1. 同一药品不同规格

为了满足临床或患者需求，药房存在同一药品不同规格的情况很普遍，如胰岛素、干扰素、肠内营养液、抗生素等常存在两种以上类别。药师在调配时容易混淆出错。这是最常见的调配差错。类似情况，在国外用药错误报告系统中也有严重案例报道，如案例 19-2。

案例 19-2　吗啡控释片调剂差错

医师给一名患者开具的处方是吗啡控释片 10 mg，药师将其调剂成吗啡控释片 100 mg，当患者服用后妻子不能够唤醒他时，医师才发现了这一差错。

2. 药品名称易混淆

药品名称易混淆，如血栓通与血塞通注射液、参麦与生脉注射液、诺和灵与诺和龙、克拉霉素与克林霉素、氧氟沙星与氟罗沙星、头孢他啶与头孢拉定等，如不仔细分辨很容易看错。

3. 同一药品不同厂家

同一种药品存在不同厂家及价格时，调剂人员需认真核对价格及药品生产厂家后再发药。

4. 同一药品不同剂型或含量

药名相同而剂型及含量不同的药物，如不仔细核对很容易发错。如阿奇霉素有不同含量的片剂、胶囊剂，非洛地平缓释片有 2.5 mg 和 5 mg，硝苯地平片有缓释片和控释片等。

5. 药品的别名误读

对药品的别名等了解不够，药名张冠李戴也会发错药，如螺内酯、异丙嗪、潘生丁、美西律、普萘洛尔、硝苯地平、异山梨酯、地巴唑、甲巯咪唑等。

6. 药品包装易混淆

同一厂家生产的不同药品（包括规格不同），外包装形状及颜色极为相似，如 10 mL 的氯化钠注射液与氯化钾注射液，异丙肾上腺素注射液与去甲肾上腺素注射液，不同规格的低分子肝素钙注射液（图 19-3）等非常容易被混淆而错发。

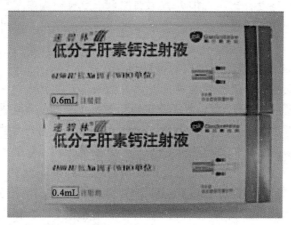

图 19-3　包装极为相似而规格不同的低分子肝素钙注射液

7. 近效期药品管理不到位

在药品调剂过程中不注意检查药品的有效期，尤其是一些短效期的或不常用的药品，可导致已过期的药品发出药房的差错。

（三）影响调剂安全的其他因素

1. 主观原因

（1）药师对专业知识，有关法律法规掌握不扎实，对处方用药适宜性审核出现漏洞。

（2）受个人因素干扰，由于身体状况、生理特点和精神压力等因素，医务人员在岗时心情不佳，注意力不集中，情绪不稳定，未能认真核对，造成疏忽而发生差错。

2. 外界干扰

药学人员在调配、发药时的对话声音，患者问话时的声音或室外的声音都可能影响药师调剂工作，尤其是在为第二个患者调剂药品时，同时回答第一个取药患者的咨询问题时影响较大。

3. 药品摆放位置干扰

摆放过挤，或重叠堆放，或放错药品位置，或上、下层，左、右层互错，或由于发药后所剩药品和补充药品时没有及时、准确归位，被混放在其他药品盒内，以及发药时仅凭位置发药，没有逐支检查，均可能造成错发药。

4. 发药交代工作不到位

（1）发药时不呼叫患者的姓名，张冠李戴地将药品错发患者。

（2）未向患者交代清楚药品的用法、用量或保管方法。如利福平眼药水和卡他灵眼药水应把盖里的药片溶解到溶媒后使用；再如胰岛素注射液和诺和灵笔芯，应冷藏保管，有的患者不注意贮藏方法，或对贮藏方法不理解，保管错误造成药物失效。

总之，影响调剂安全的因素较多，药师必须树立风险防范意识，不断学习知识和积累经验，掌握影响因素的变化情况，提高风险因素识别能力，促进调剂安全。

二、调剂安全的主要控制环节

所谓调剂差错是指处方药品被调剂错了，也就是说药师没有按照处方上开具的药品调配。它包括药品种类错误、规格错误、剂型错误及贴签错误等。当差错发生后，由负责核对的药师发现并及时纠正，此类差错称为内部差错；当差错没有被核对检出，将错误的药品发给患者，就构成了外部差错，也俗称为出门差错。外部差错将可能导致患者用药错误，甚至造成患者身体伤害等严重后果。严格防范出门差错的发生，是药房调剂业务工作的最基本要求。

（一）药房管理

1. 合理设计保证安全的工作流程，科学设置核对环节

由于人不可能永不犯错，人的瞬时行为受到很多因素的影响，差错随时可能发生。在药房调剂工作中，内部差错几乎每天都可能发生，但是经过另外一人核对后，大多数差错能被发现和纠正。从理论上计算，假如一个人犯错误的概率是百分之一，设置了另一个独立岗位的人对他工作进行审核和核对，那么两个人同时犯错误的概率就变成了万分之一。所以必须强调科学设置独立的双人核对环节，即使是一人值班的岗位，也要设置自身进行再次核对和确认的环节，确保最大限度地降低出门差错。

2. 合理安排人力资源，确保调剂工作安全运行

（1）药房工作通常是非常繁忙的，应有充足的人员保证及必要的应急替代补充人员，合理安排工作和调休时间，避免疲劳工作，并应合理配备核对人员以满足双人核对的要求。

（2）调剂人员还应接受预防差错的培训，了解用药错误的危害，掌握外观相似及药名相似药品的区别方法，经常性地学习和研讨防范调剂差错的有效机制，使人人都牢固树立防范差错的意识，并掌握差错风险的检识和纠正的相关工作技能。

3. 良好的工作环境，有利于降低调剂差错的发生

（1）充足的空间保证药品分类存放，不得混放和叠放。

（2）光线明亮，便于药师看清楚处方和药品。

（3）调剂间与发药间相对隔开，避免外界嘈杂的声音对药师工作造成干扰。

4. 严格执行标准调剂操作规程，及时发现和避免工作缺陷

（1）所有工作人员都明确知晓其工作职责和相关工作操作规程。

（2）在必要环节之处，设置提示信息，有助于提醒工作人员注意工作操作要点。

（3）不定期的检查或考核，有助于发现日常工作缺陷和潜在风险因素。

5. 及时信息通报，有助于防患未然

（1）及时向工作人员通报药品相关信息，如新药、近效期药、药品不良反应信息等。

（2）及时通报各类问题反馈信息，如处方问题、患者纠纷、工作疏失、咨询问题等。

6. 收集分析差错及其差错倾向和隐患

收集分析差错及其差错倾向和隐患，提高防范差错意识和检识纠正差错能力。

（1）营造氛围，倡导工作人员主动报告"差一点出错"及其检识纠正的经验。

（2）采取措施，鼓励差错无惩罚上报。

（3）科学分析和检讨出现差错的原因，及时让工作人员了解如何避免类似差错重复发生。

（4）定期召开工作人员会议，接受关于差错隐患的反馈意见，讨论提出改进建议。

（二）药品贮藏管理

药品贮藏管理是降低药品调配差错的重要环节。药品调配差错看起来是发生在调配或发药环节，但事实上很多时候差错风险是由于药品贮藏管理不善而产生的。例如，上药人员将药品上错货位，氧氟沙星滴眼液放到氧氟沙星滴耳液货位，或在维生素 B_6 注射液盒中混入了维生素 B_1 注射液，货架上有潜在过期药存在等，这些都给药品调配工作带来很大风险，甚至容易发生一连串的差错，造成更大范围的不良影响。因此，做好药品贮藏管理，保证所有在用的待调剂药品100%合格，是保证药品正确调配的前提，应予以足够重视。特别提示如下注意事项：

（1）只允许受过训练并被授权的人员往药架上摆放药品，确保药品与药架上的标签（标有药名及规格）严格对应，必要时应核对标签、计算机信息和药品。

（2）药品的摆放应有利于调配，并且货位固定，必须经过一定程序方可变动。

（3）注射剂、口服药品与外用药分开摆放。

（4）包装相似或读音相似的药品应注意分开摆放。

（5）对于不同规格的同一药品应分开摆放，并在货位上有提示信息。

（6）仅供肌内注射的注射剂应与可静脉使用注射剂分开摆放；相同容量或外观相似的针剂（图19-4）应尽量分开存放。

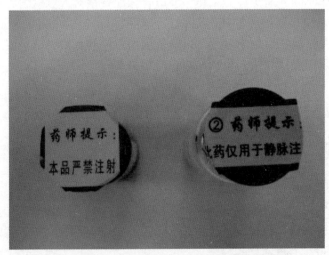

图19-4 两个包装瓶外观相似的针剂
左为贴有"本品严禁注射"的凝血酶冻干粉；
右为贴有"此药仅用于静脉注射"的长春新碱注射液

（7）滴眼液和滴耳液宜分开存放，眼药膏和外用软膏不能相邻存放。

（8）近效期药品在货位处应有明显警示信息并注明存量动态；确保货架上无过期药存在。

（9）儿科药品单独摆放，并特别注意可供 2 岁以下儿童使用的药品和规格。

（10）高警示药品需单独存放。发放高警示药品要使用高警示药品专用袋，其上应有明显的高警示药品标识（图 19-5），并在货位处设警示信息。

图 19-5　高警示药品标识

（三）审核处方

审核处方是检识和纠正处方错误的必要环节，是保证药品准确调配的前提。医疗机构必须配备有经验的药师经审核授权担任审核处方工作。任何有疑问的处方或未经审核的处方不应进入调剂环节。

（四）药品调配

处方必须由经授权的药师审核后才可调剂。

调配时应可清楚读懂处方上所有药品的名称、规格和数量，如有疑问时不要凭空猜测，可咨询上级药师或审核药师，必要时联系处方医师。

（1）严格执行"四查十对"。

（2）注重核对工作，对存在复杂计算时应两次核对。

（3）贴服药标签时再次与处方逐一核对。

（4）应及时记录存在或潜在的调配差错并定期分析和反馈。

（5）如果核对者发现调配错误，应将药品退回调配者，并提醒其注意。

（五）核对发药

核对发药是防范药品调剂差错流向患者的关键环节，是防范内部差错骤变成出门差错的重要屏障，必须高度重视这一环节的有效控制。

（1）必须配备有经验的、高度负责任的药师担任核对工作。

（2）核对者须对药品、处方、患者及其标签等所有信息再次核对。

（3）确认患者的身份，以确保药品发给相应的患者。

（4）对照处方逐一向患者交代每种药的使用方法，可帮助发现并纠正调配及发药差错。

（5）对极易出现差错的品种，如胰岛素等，需用患者易懂的语言与患者反复核对。

（6）对理解服药标签有困难的患者或老年人，须详细说明用法并辅以服药标签。

（7）鼓励患者有用药疑问时找药师咨询帮助解决。

三、药品调配差错的应对原则和报告制度

所有调配差错应有报告制，并应调查差错发生经过及原因，分析危害程度和处理结果。

（一）差错处理步骤

（1）建立本单位的差错处理预案。

（2）当患者或护士反映药品差错时，须立即核对相关的处方和药品；如果发错了药品或错发了患者，药师应立即按照本单位的差错处理预案迅速处理并上报部门负责人。

（3）根据差错后果的严重程度，分别采取救助措施，如请相关医师帮助救治，到病房或患者家中更换、致歉、随访，取得谅解。

（4）若遇到患者自己用药不当、请求帮助，应积极提供救助指导，并提供用药教育。

（二）药品调配差错报告

药房主任对差错应进行调查并填写提交一份"药品调配差错报告"，该报告应包括：差错的事实；药房是如何发现该差错的；确认差错发生的过程细节；经调查确认导致差错发生的原因；事后对患者的处理；对杜绝再次发生该类差错的建议；该处方复印件。

（三）制定改进措施

（1）药房主任应修订工作流程，以利于防止或减少类似差错的发生。

（2）药房主任将所发生的重要差错向医疗机构管理部门报告，由医疗机构管理部门协调相关科室，共同防范严重差错的发生。

（3）将本院发生的差错填报"药品调配差错报告表"（表格格式可参考中国药学会医院药学专业委员会网站），并上报中国药学会医院药学专业委员会，提供借鉴和学习。

第三节　调剂相关用药错误的认识和防范

学习准备

作为一名药师，你知道还有多少差错与调剂工作相关？药师在预防差错中还能做些什么？

在本章第二节中主要介绍了药房内部调剂安全的风险因素和控制环节。实际上，更多差错发生在医师开具处方的环节和护士给药的环节。但是由于调剂过程处在整个药物治疗过程的中间环节，它担当着非常重要的枢纽作用，一方面可以截流住上游环节流入的处方差错风险等，另一方面可预先疏通下游环节帮助筛查出给药差错风险等，在促进整个药物治疗系统改进和提高用药安全工作中，药师扮演着越来越重要的角色。医疗系统也将积极采取有效的差错预防措施，建立用药错误报告系统，鼓励多学科合作，加强沟通和交流，促进患者用药安全。

一、调剂相关用药错误的主要类别

（一）处方差错

处方差错是所有类型差错中最严重的差错，一旦没有被检识出来，将可能反复出现。据报道，在一家英国医院，被药房检识和纠正的潜在的严重处方差错发生率达 0.4%，其中，主要错误是给药剂量错误（54%）。处方差错的发生常常是由于多种原因而引发的，包括对患者情况和疾病状况了解不够、药物知识信息欠缺、计算错误、不规范书写、药品名称混淆、用药史不清，以及个人和环境因素等。

1. 对患者情况和疾病状况不了解

对患者情况和疾病状况了解不够，常常导致处方选药用药决策失误。

这类差错常发生在医师繁忙、问诊不详细的情况下，尤其是对患者过敏史、孕育史等关键信息的疏失，极易导致严重用药错误。如一位消化科医师为腹泻的 27 岁女患者开具了莫西沙星片，医师并不清楚这位患者已妊娠 2 个月；又如医师在开具阿莫西林胶囊时，未看到病历中青霉素过敏的记载，也没有询问患者过敏史，更不了解阿莫西林胶囊药品说明书上明确要求"用前必须做青霉素钠皮肤试验，阳性反应者禁用"，结果导致患者发生严重过敏反应。

针对防范这类处方差错，建议药师在审核处方时应当加强询问患者过敏史、孕育史、禁忌证等关键信息，再次复核，以避免严重差错发生。

2. 药物知识信息欠缺

（1）医师通常更关心药物的适应证，对其他信息有时不太清楚，往往容易导致禁忌证用药的错误。如给糖尿病患者开具了加替沙星等。

（2）医师对药物代谢知识信息的不足，常常忽略给肝、肾功能低下患者调整剂量，易导致剂量差错。如给一名严重肾功能减退患者开具了正常剂量的地高辛，导致患者药物中毒。

（3）医师对复方药物具体成分不清楚易导致的重复用药，增加患者用药风险。如较常见的各类感冒药成分的重复用药等。

（4）医师有时只考虑专科用药，不太注意药物相互作用的危害，易导致用药错误，严重时危及患者生命。如消化科医师给正在服用华法林的患者开具了西咪替丁，增加了患者出血的风险。

（5）医师往往忽略注射剂正确溶媒的选择以及配伍禁忌等问题，极易导致给药差错，较常见的如中药注射剂的溶媒选择和配伍禁忌问题等。

（6）医师往往注重选择药品，没有意识到"只有正确使用药品才能保证药物达到疗效"，对药物给药途径及给药频次未给予关注，极易导致严重用药错误的发生。如案例 19-3。

案例 19-3　环磷酰胺剂量错误

在一家美国医院，一名年轻医师给一名 39 岁患有乳腺癌的患者开具的医嘱环磷酰胺 4 g/m^2 每日一次用四天，而药品说明书中环磷酰胺的剂量是每四天 4 g/m^2。护士执行了医嘱，导致患者由于环磷酰胺的心脏毒性而死亡。

要防范这类处方差错，建议药师首先提高自身专业知识水平，掌握药品的正确用法用量，提高处方审核能力；并及时向临床提供新药信息，以及严重药物相互作用和不良反应等信息；对处方常见差错和严重差错应进行信息反馈和警示，防范差错重复出现。如案例19-4。

案例 19-4　药师审方校正的处方错误剂量

医师为一名住院患者治疗骨质疏松症，应用阿仑膦酸钠70 mg每周一次，但是在患者出院带药处方错误写成阿仑膦酸钠70 mg每日一次，致使患者可能遭受潜在的严重用药损害，最终错误被药师在调剂前检识和纠正。

3. 易混淆的药品名称

由于药品种类繁多，药品名称易混淆情况也时常发生，有时是医师记忆混淆，有时是医师在计算机上点击错行，易导致开具错误的处方药名，如果医师未再复核，很容易将错误的处方调剂成错误的药品，直至伤害到患者，如案例19-5。

案例 19-5　致命的药品名称混淆错误

在一所医院，一名50岁老年妇女发生了由于低血钾导致的心律失常。在评估其病历时才发现是医嘱转抄错误。把想要开具治疗胃溃疡的洛塞克（Losec）护士误读误写成了利尿剂呋塞米（Lasix），并执行了医嘱，导致患者出现严重低血钾。

针对防范这类处方差错，建议药师应加强审核处方诊断与用药相符性，清楚理解处方者的意图，避免错误的药品被调剂。同时，应发挥药师熟悉并掌握药品信息的优势，定期总结易混淆的药品名称，及时向临床提供信息提示，预防此类差错的发生。

4. 药品剂型错误

医师不可能像药师那样熟知同一药品有多种剂型（如控释和速释），不同剂型有不同的治疗目的且用法上也有各自特殊的要求。这就导致潜在的剂型用法错误。通常，剂型相关错误占处方错误的15%。错误风险较高的剂型包括：同一药品有多种剂量，既有片剂又有胶囊剂等；口服控释剂型；不常见的特殊给药剂型；需要调整剂量或稀释的液体制剂；同一药品有多种剂量规格的注射剂；不可静脉给药的注射剂等。

总之，加强药师审核处方是防范处方差错的关键环节，承担审方责任的药师必须具备丰富的经验，掌握药物正确的用法和禁忌证，熟悉特殊患者的用药特点，了解药物配伍和药代动力学特性，才能凭经验审查发现处方错误。有条件的单位应安装合理用药软件，利用计算机自动审查处方，并对计算机提示的处方错误进行判断，提取有效的审方信息。通过计算机审核处方和药师审核相结合，可为防范处方错误流向患者筑起一道屏障，提高患者的用药安全。

（二）护士给药差错

门诊患者的注射用药和住院患者的所有药品都要通过护士给患者，他们必须先将药品与医嘱核对，通常能够发现药师的发药错误，因此，护士是执行医嘱的一道防线，也是用药错误管理的关键环节之一。护士在执行医嘱的过程中可能发生的错误表现在：给错患者；配制输液时加错药品或选错溶媒；用药时间错误，特别是不严格按照给药时间间隔用药；没有发现药师发药错误，继续用给患者；将治疗室存放的过期药品发给患者等。

　　为预防护士给药差错，医院管理学会在患者安全目标中推行"腕带标识"，并要求加强执行医嘱的双人核对制度；加强高危药物病区贮藏管理，规范和减少病区基数药品存放，对患者使用剩余的药品及时处理或退回药房，采取及时到药房请领的发药方式，减少差错隐患。

　　面对此类差错，建议药师一方面定期到病区帮助和指导护士正确贮藏药品，剔除过期药品的隐患；另一方面应定期征求护士建议，了解药房有多少错误流入护士用药环节，药师有多少工作不到位导致护士产生差错倾向等，及时改进药房调剂工作。住院药房药师还可对易混淆药品、细胞毒等高警示药品特殊用法的提示信息提供给护士，帮助降低给药差错，如图19-6所示。

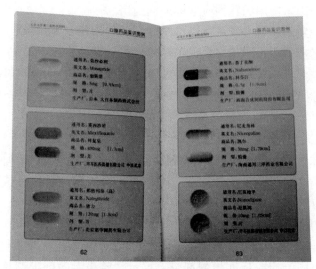

图 19-6　供护士辨识裸剂药品的图册

（三）患者用药依从性相关问题

　　患者正确地遵从医嘱是用药的最终环节。患者用药依从性不佳所致的相关差错，常见于患者不知正确用药方法而误用药物或重复用药、患者不了解用药疗程而在症状缓解后过早停药、患者不了解药品贮藏条件而未正确贮藏药品，导致药品变质和失效等。

　　药师有责任帮助患者了解正确用药方法，采用通俗易懂的方法告知患者如何用药，并加贴服药标签和特殊存放条件标签、提供用药说明等提示信息。帮助患者提高用药依从性，检识和剔除潜在的患者用药错误倾向，防范已知药品不良反应的发生，提高患者用药安全性。

二、用药错误的主要防范措施

（一）完善处方医嘱系统

　　（1）完善处方集制度。药物与治疗学委员会应负责制定药物评价、选择和治疗使用的各项政策，并对处方集和增补的药物安全性进行评价。采用系统性方法评估药物可能的风险概况，如潜在不良反应、用法适宜性、与别的药品名称相似或发音相似的可能性、调配使用的难度等。

（2）规范处方/医嘱开具程序和规则。

（3）运用计算机化医嘱录入系统，可进行电子处方审核。

（二）规范医院药品管理

（1）对易产生严重用药错误或高警示药品要求两人复核。如需稀释的高浓度药品（高浓度利多卡因和氯化钾）等。

（2）药学人员应定期对所有存放药品的区域进行巡检以保证药品完好，包装、标签和存放正确无误。外用药和内服药应分区存放；相似的药品存放间隔应较远，加以明显标识。所有因停药或其他原因未使用的药物应立即退回药房。

（三）采取自限性措施

采取自限性措施是预防医务人员人为疏失的有效办法，即只允许正确的操作得到执行。如将口服灌注器统一保管，避免口服制剂被错误地用于静脉注射；一种药物只保留一种浓度规格，避免了浓度选择差错；预先设定医嘱选项，只能选择限定药物、剂量和给药途径。

（四）关注高风险因素

应特别关注静脉给药环节，注重复杂剂量计算的准确性；关注高风险药物的正确使用，特别是细胞毒药物、麻醉药、阿片类药物、氯化钾注射液、口服抗凝药等，应制定详细的使用规定，并培训所有医务人员使其知晓危害，并遵守操作规范。

（五）加强药学服务工作

应加强临床药学工作；提供 24 小时的药学咨询服务工作；药师参与制定复杂的药物治疗方案，提示医师协同治疗或标准化的剂量，提示特殊患者的剂量调整，核对复杂剂量计算，以减少处方错误。药师参与审核医嘱和校对指导护士给药，特别是高风险药物的使用。药师参与药物治疗监测和药物利用评价。

（六）现代化信息管理技术的应用

为达到安全用药的目标，现代化信息的管理和技能应广泛应用，促进电子病历、电子处方的广泛实施。条形码技术应得到发展，因为它对建立一套完整的、安全的医院合理用药体系起着潜移默化的作用。

（七）发布和共享用药安全信息

为及时帮助和提示医务人员改进工作、防范差错，无论在单位内还是行业内都应倡导发布和共享用药安全信息，相互借鉴经验，避免同类问题重复出现，共同降低用药错误发生率。

（八）用药错误的报告系统

在医疗安全管理系统下，医疗单位普遍要求建立药物不良事件报告制度，应在此基础上建立用药错误报告制度，鼓励医务人员主动自愿报告潜在的或已经发生的用药错误案例，用以集中分析查找整个系统存在的隐患及其改进方法。

思考题

1. 简述用药错误与药物不良反应的关系。
2. 简述用药错误的含义。
3. 影响调剂安全的药物因素有哪些?
4. 为什么说药品贮藏管理是药品调剂安全控制的主要环节? 其注意事项有哪些?
5. 举例说明, 药师如何检识和纠正医师给有过敏史的患者开出过敏药物。
6. 举例说明, 导致处方差错的原因之一是医师对药物知识信息欠缺。
7. 分析探讨药师如何在防范给药错误中发挥作用。

第二十章

用药咨询与患者教育

> 用药咨询和患者教育是药师实施药学服务的最重要工作之一，是保证患者用药安全的有效形式。药师通过开展用药咨询和患者教育，可以直接与患者及其家属和公众交流，解答其用药疑问，介绍药物和疾病的知识，提供正确用药的指导和帮助，从而提高患者对药物治疗的依从性并减少用药相关问题的发生。

学习目标

◇**重点掌握**：开展用药咨询的必要性，用药教育的常见形式和基本内容。
◇**一般掌握**：开展患者用药教育的重要意义，用药咨询服务的工作程序，患者用药教育的基本工作程序。
◇**基本了解**：开展用药咨询的基本条件及主要形式。

第一节　用药咨询

学习准备

人们用药，或多或少会有疑问，去问谁好呢？其实，无论在医院药房，还是社会药房，都有专业的药师可以帮助人们解决用药疑问，还有很多教育材料可随时索取供参考使用。

随着经济的发展和人们对医疗保健需求的提高，药学服务工作也正在由传统的药品保障供应型向为患者提供负责任的药学服务转变，其目的就是要充分发挥药师的作用，使患者能够得到及时、合理、经济和安全的药物治疗。用药咨询和患者教育是药学专业技术服务的重要工作内容之一，已逐步在医院药房、社会药房开展。

一、开展用药咨询的必要性

开展用药咨询服务，就是要建立药师与患者、公众、医务人员及相关工作者的双向沟通和交流平台，从而在多个方面获益。开展用药咨询的必要性主要体现在以下几个方面：

（1）为咨询者寻求药物治疗相关信息提供畅通渠道，及时获得有效的药学服务。现在，越来越多的药物及其纷繁复杂的药物信息很难让医务人员都掌握，患者的自我意识也日益增强，药物治疗的安全性越来越受关注，各方对药物治疗相关信息的需求也随之增加，而这正是药师的专业服务作用和价值所在。开展用药咨询服务可充分发挥药师的专业服务作用，为促进合理用药做出贡献。

（2）作为药学调剂业务的补充服务，可进一步为个体患者提供用药教育和指导；进一步帮助患者掌握正确使用药物的方法，提高药物治疗的有效性和安全性。当药学调剂业务不能满足患者的咨询需求时，或是发药交代仍不能确保患者知晓正确用药方法时，可引导患者到药物咨询处获得进一步咨询和帮助。例如，对首次使用吸入剂的患者，咨询药师可一边示范一边讲解，并辅以使用方法示意图等，以确保患者掌握正确用药方法。这对于存在潜在的用药风险的患者尤为重要。

（3）通过咨询服务，药师可了解和发现药品使用中的相关问题，及时采取干预措施，可降低药品不良事件的发生率。同时，开展用药咨询为患者反馈和报告药品使用中的问题提供了有效途径。药师在咨询服务中，也可通过仔细询问发现患者用药存在的问题，包括患者用药不良行为和习惯、药物与食物的相互作用、重复用药、药物不良反应等。药师咨询服务还为用药心理有疑惑的患者提供帮助，提高患者药物治疗的依从性。药师咨询服务经常遇到用药心理有疑惑的患者，他们通常用药依从性不高。有的因为害怕说明书中所写不良反应而不想用药，也有的患者在用药过程中随意增减品种或自行停药等，这些依从性低的行为都会对治疗造成负面影响。药师应针对患者的心理特点，通过提供周到细致的用药指导，使患者能够正确认识药物不良反应，消除顾虑，同时也可以帮助患者正确认识用药方案的必要性、适用性，及随意增减品种剂量的危害性等，从而提高患者用药依从性。

（4）通过咨询服务，药师可及时获知患者或医务人员的实际需求所在，从而引导药学服务工作的持续改进。咨询药师对咨询问题需记录并定期总结分析，可发现某些共性需求。如当发现医师对注射剂溶媒选择不太清楚时，可将医院所有注射剂说明书资料进行整理，不同溶媒归类列表，制作成医师处方提示单发放至诊室、病区，供医师、护士查询参考，为促进合理用药提供专业技术支持。在用药咨询的基础上可进一步扩展药学服务层面，提高药学服务的主动性，满足患者和医务人员的需要，从而逐步树立药师专业化技术服务形象，不断提高药学服务水平。

二、开展用药咨询的基本条件

（一）设立适宜的药物咨询场所

合理设置药物咨询场所是用药咨询顺利开展的必要条件。药物咨询室（窗口）应毗邻药房，有单独的空间，可排除药房发药干扰，保证相对清静的工作环境；应既便于和患者交谈，保护患者的隐私权，又便于随时了解药房工作动态，并与配发药人员联系、协调工作。

（二）配备综合能力和素质较高的主管药师及以上专业技术人员或临床药师

咨询药师的综合素质是保证咨询服务质量的关键因素。通常应具备以下条件。

1. "以患者为中心"的服务意识

开展用药咨询工作就是要使药师贴近患者，增加交流，推进"以患者为中心"的工作模式。一名合格的咨询药师首先必须具备良好的职业道德和敬业精神，把促进患者安全用药视为己任，尊重患者，维护患者的健康，主动热情为患者提供咨询服务，耐心倾听患者诉求，关心患者疾病治疗状况和生活质量状况，认真细致辨识患者用药问题，科学合理解答患者疑问，真诚帮助患者改善药物治疗效果，提高用药安全。

2. 全面系统的专业知识和技能

用药咨询所涉及的内容非常广泛，包括药物适应证、使用方法、用法用量、不良反应、相互作用、英文名和通用名、库存情况和价位，以及特殊人群（儿童、孕妇、乳母、老年人等）的用药问题等。从事用药咨询工作的人员，必须掌握系统的基础理论和专业知识，包括药理学、药剂学、药物化学、药事管理学等理论知识；还必须掌握一定的临床医学知识，包括疾病诊疗常规、检验数据临床意义、疾病症状和体征表述、药物治疗学等；同时还应当具备资料检索、计算机操作和英文阅读等技能。

3. 良好的沟通能力

用药咨询服务是开放性的，服务对象由于职业不同、年龄不同、文化层次和家庭背景不同，交流方式和咨询需求各不相同。因此，要做好咨询工作，咨询药师还应具备良好的交流沟通能力，掌握一定的语言艺术，善于化解矛盾，以良好的职业行为促进医-患-药的和谐，共同合作，提高药物治疗的有效性和安全性。

（三） 配备咨询所需的参考资料及查询工具等

由于用药咨询所涉及的内容非常广泛，药师的专业知识不可能涵盖各方面，需经常查阅参考资料。最基本的参考资料就是《药品说明书》，其他常用的参考工具书如《中国药典》《新编药物学》《药物治疗学》《国家基本药物及新特药临床指南》《马丁代尔大药典》（*Martindale：The Complete Drug Reference*） 等。同时，应配备计算机等以随时查询药品等信息，广泛获取信息数据，为用药咨询提供便利。

三、开展用药咨询的主要形式

患者在用药过程中随时可能产生疑问、医务人员在实施药物治疗过程中也可能产生疑问，能够及时提供用药咨询服务是药师的责任。因此，药师应采取各种形式和方法，在进行调剂业务服务的过程中，不断宣传药物咨询的有效途径，变被动咨询为主动服务，逐步扩大药学服务的广度和深度。并可运用现代通信和网络技术，为咨询者提供时间上、空间上无障碍的用药咨询服务。

（一） 面对面咨询服务的方式

1. 设立药物咨询室/窗口

在所有提供药品调剂业务服务的地方均应设立相应的咨询场所，为患者及家属随时提出疑问、寻求帮助提供最大的便利条件，以便患者能在相对比较安静的环境中，从容地提出自己的疑问和担心，与药师进行多方位的沟通和深入的探讨。同时，药师也可通过认真倾听、探询，仔细分析，获得患者较为完整的用药信息。药师在解答患者疑问的同时，可即时详细地为患者进行用药教育，并可当面确认患者是否能够掌握正确的用药方法。因此，设立药物咨询室/窗口是开展用药咨询和患者教育的最有效方式。

2. 开设用药咨询门诊

针对长期用药患者，有些药物有效性和安全性个体差异较大，需密切监控用药状况，可开设相对应的用药咨询门诊，如抗凝用药咨询门诊、免疫治疗咨询门诊、疼痛控制咨询门诊等，为复杂的药物治疗方案实施提供更专业、更高水平的用药咨询服务。还可针对特定人群需要等开设专门咨询门诊，如药物致畸性咨询服务，由咨询药师依据孕妇的背景资料及可能的危险因子进行文献检索，取得参考文献数据后，综合评估用药相关的风险因素，报告其相关专科医师后，将资料统筹汇整后再予书面答复，为用药高危人群提供专业的用药咨询服务。

3. 住院患者的床边用药咨询

临床药师对新入院的患者需及时主动进行访视和咨询，对患者既往用药史进行评估，及时发现用药不良行为及潜在的药品相关问题，并进行合理用药宣教和用药指导，告知寻求药师用药咨询服务的途径和方法。在医师为患者制定或调整药物治疗方案后，药师还需及时为患者提供床边用药咨询，解答患者的疑问，指导患者正确使用药物以及药品不良反应的识别和处理办法。患者即将出院前，为保证患者出院后的序贯治疗，药师还需要给予出院患者用药咨询和教育，必要时辅以出院用药指导手册等用药教育资料。最后为了拓展和延伸药学服务，也可给予患者药师联系卡，鼓励患者发现用药问题及时咨询药师，使药师用药咨询服务为患者安全用药提供保障。

（二）全天候咨询服务的方式

1. 固定电话、移动电话咨询

现代通信手段为药师开展全天候的用药咨询服务提供了保障。医院药房和社会药房都可开通 24 小时的合理用药咨询热线，并把咨询电话号码印制在药物包装袋上，以保证患者在急需咨询时能得到及时的服务。还可对部分存在潜在的用药风险的患者，提供重点帮助，发放用药咨询药师名片，开展全天候移动电话咨询服务，鼓励患者发现用药问题及时咨询药师。

2. 网络咨询

网络已成为人们日常生活不可分离的一部分，药师应积极利用现代网络技术，建立网络咨询平台，开设用药咨询专栏，通过邮件、发帖、视频等各种各样现代信息交流方式，对咨询者在网上提出的用药问题进行及时解答。网络咨询的优势在于其使用便捷、传递的信息量大，咨询者可不受地域、时间的限制，随时进行用药咨询。此外，相对于面对面的咨询来说，药师有充足的准备解答的时间，可以在查询文献资料的基础上，针对咨询的问题提供比较详细、确切的解答。

（三）专题咨询服务的方式

1. 社区讲座和用药咨询

药师走入社区，开展合理用药宣传和咨询活动，是提高全民合理用药意识的有效途径，也是提升药师专业形象的社会认可度的最佳途径。医院药房和社会药房都可有计划、有组织地鼓励药师参与合理用药社区讲座和用药咨询活动。通过药师与社区群众的积极参与，可帮助社区居民检查家庭小药箱、帮助分析自我治疗的准确性，及时发现群众用药误区并予以有效教育；在活动中宣传用药咨询服务途径，鼓励患者发现用药问题及时咨询药师，为促进患者安全用药而发挥药师作用。

2. 主题活动日和用药咨询

药师应积极配合临床医务人员，在参与各项义诊服务的同时，开展用药咨询服务；药师还可在取药大厅或候诊区域，围绕合理用药主题有针对性地组织和开展用药咨询和患者教育活动，如戒烟日、糖尿病患者服务日等系列主题活动。利用各种活动机会，宣传合理用药，告知用药咨询服务途径，鼓励患者参与用药问题咨询，变被动咨询为主动服务，逐步扩大药学服务面，提高药学服务水平。

四、用药咨询服务的工作程序

（一）接待咨询

1. 认真倾听

药师接待用药咨询者时，应认真而礼貌地倾听，尊重咨询者的要求，并帮助消除咨询者的紧张情绪。在认真倾听的过程中注重收集重要的信息，把握咨询的问题，理解咨询者的问询意图，搞清楚咨询者所关注的焦点和问询目的。

2. 恰当的语言行为动作

当面对面地接待咨询时，药师应注重恰当的语言行为动作。这包括：恰当的眼神交流；使用患者容易理解的通俗易懂的语言；声音清晰、语调平和；运用肢体语言、体态和手势等去表达自己的想法；保持适宜的交流距离等。

（二）把握咨询过程

1. 主动探询

为了获得较完整的信息，药师需要清楚简洁地询问一些恰当的、有引导性的问题，必要时还可询问一些补充信息。如"您知道您用的这种药是治疗什么的吗？""您平时在什么时间服用这种药？吃几片？""您这种药用了多久？用药后有什么感觉？""您以前还用过什么药？遇到过什么问题吗？""您平时爱喝茶吗？肠胃好吗？"等。

2. 关注重点患者

药师对于存在潜在用药风险较高的患者应给予特别关注，他们是用药咨询和患者教育的重点服务对象。重点患者包括以下几类：

（1）患有多种疾病或药物治疗方案复杂、效果不佳的患者。

（2）特殊病生理条件的患者。如老年人、小儿、孕妇及哺乳期患者；肝、肾功能减退患者；过敏体质患者；有药物不良反应史的患者。

（3）用药依从性差或有不良用药行为习惯的患者等。

（4）使用高风险药物的患者，包括使用治疗窗较窄的药物、严重不良反应发生率高的药物、新上市在监测期的药物、特殊给药途径的药物等。

（5）语言交流障碍或自我药疗困难的患者等。

3. 评估需要

药师需重复叙述咨询问题内容，让咨询者确认，以避免有误解之处；药师须评估任何实际的或潜在的影响患者用药的观念或行为习惯等问题；评估可能影响药物治疗效果和安全性的各项因素；评估解答咨询的时机、方式方法和内容等的适宜性。

（三）解答咨询

1. 准确解答

药师回答咨询问题应认真、及时、准确，应依据药品说明书、药典、法规文件等法律性文书，或权威性的医药学专著、专业期刊、专业指南、专家共识、专业网站信息等，不可擅自阐述个人观点，也不可引用尚未经循证医学证实的个例结论。

2. 及时解答

药物治疗随时关系到患者疾病的发展变化，有时医务人员的咨询就是为了抢救患者，争分夺秒为临床提供咨询帮助是药师的责任。当药师不能立即答复时，也应尽快查阅资料，联合多名药师或请教高级药师共同查询讨论，及时解答。

3. 补充解答

对于不能立即完全解答的咨询问题，药师应记录咨询者的联系方式，经资料查阅或与相关专业人员分析讨论后，在尽可能短的时间内予以补充答复；对于来自医务人员的复杂的咨询问题，必要时可给予书面答复，并附有价值的参考资料；对于存在潜在用药相关问题的患者应采取积极的干预措施，如提出指导性建议、发放用药教育资料等。

（四）完成咨询

（1）对于需要随访的咨询问题，应视具体情况提示随访计划。

（2）咨询交流结束时，药师应对咨询者的信任和积极配合表示感谢，并且药师要留下联系方式，倡导所有咨询者关注用药安全，鼓励发现药品相关问题时及时咨询药师，促进全民合理用药。

（五）咨询记录的基本内容

（1）在征求咨询者同意情况下，记录咨询者的背景资料，如姓名、年龄、联系方式等。

（2）认真记录所咨询的问题，对问题进行适当分类，如药品服用方法、药品价格、药品不良反应及注意事项、联合用药、药品名称、药品作用和用途等。

（3）记录咨询的真正需求，记录交流中所获得的主要相关信息资料与注意事项等。

（4）记录咨询的答复内容和时间，包括所附的参考资料及用药教育资料出处等。

（5）用药咨询记录应有咨询药师签名。

（六）建立咨询档案

将所有的咨询记录和书面答复等按时间进行文件归档管理；采用易于检索的方法保存咨询记录（如将记录内容录入计算机）以便在需要时能调出所需数据；可分别按咨询者信息、疾病信息、药物分类信息、问题分类信息等进行查询，为用药咨询结果分析与反馈及药学服务工作持续改进提供科学依据。

（七）咨询结果分析与反馈

（1）药师需对用药咨询情况定期进行统计分析，写出书面报告。

（2）药师需对用药咨询的典型案例进行学习和讨论，通报患者用药过程中可能存在的潜在的严重问题，提高调剂人员用药安全意识。

（3）药师需根据用药咨询结果分析，了解患者用药所惑，积累经验，制作适宜的用药教育资料，主动为患者提供药学服务。

（4）药师需分析咨询中暴露的潜在的调剂业务流程或制度等方面问题，定期向领导汇报，为处方审核和发药交代等药学服务的改进和医疗整体合理用药管理的改进提出合理建议。

第二节 患者用药教育

学习准备

药师开展患者用药教育工作有何意义？可采用的方式方法有哪些？患者用药教育的基本内容有哪些？

患者用药教育是药师开展的重要药学服务工作之一，是保证患者用药安全的有效形式。"以人为本，关爱人民健康"是药师的工作宗旨。用药教育的目标就是要确保患者了解正确使用药物的重要性及用药的正确方法，提高患者用药依从性，优化药物治疗效果，降低药物不良反应的发生率，提高患者的生命质量。

一、开展患者用药教育的重要意义

药品是治疗疾病的重要手段之一，是否正确使用药品则直接关系到患者的治疗效果和生命安全。实施有效的患者用药教育具有重要意义。

1. 满足患者用药的基本需要

我国的患者用药教育是药品使用的一个薄弱环节。中国非处方药物协会抽样调查结果显示，超过半数的被访者表示能读懂药品说明书中 60% 的内容，15% 的被访者表示仅能读懂说明书中不足 20% 的内容，有 7% 的被访者表示会超剂量服药，4% 的被访者会增加服药次数。因此，亟须用药知识的普及和教育。药师一定要明确自身责任，学习和掌握药品说明书等知识，积极开展患者用药教育，尊重患者对药品及相关知识的知情权，满足患者用药的基本需要。

2. 提高用药依从性、优化治疗效果的有效途径

药物治疗的效果很大程度上依赖于患者的积极配合和参与。患者是否明白治疗目标，是否掌握正确的用药方法，是否愿意遵从医嘱服药，是否有能力承担治疗的经济负担等因素，都将影响药物治疗过程和效果。而药师作为熟悉药品及药品安全性、有效性和经济性的专业人员，应发挥积极作用，参与药物治疗团队和疾病管理，特别是慢性疾病的长期用药和治疗管理，如哮喘、高血压、糖尿病等，药师实施患者用药教育，帮助患者认识正确使用药物的重要性及用药的正确方法，可提高患者用药依从性，优化药物治疗效果。

3. 防范和减少药品不良事件发生的有效措施

根据我国药品不良反应监测部门的统计，在我国每年因用药问题而住院的患者就达 250 多万，其中 50 万人属于严重不良反应，由此而导致死亡的人数每年约有 19.2 万。误用药事件及抗菌药、止痛药、感冒药等滥用问题也时有报道。因此，实施有效的患者用药教育刻不容缓。药师开展安全用药教育是降低药品不良事件发生、促进合理用药的有效措施之一。

二、患者用药教育的常见形式和方法

1. 用药教育展板、宣传栏

在医疗机构、社会药房、社区等公共场所或流动媒体等可开辟用药教育展板、宣传栏等，可吸引就医患者及行人观看阅读，普及教育和宣传合理用药知识。其特点是：自我阅读教育理解有限，但受众面广，适用于大众教育和初级教育，如普及教育安全用药常识等。

2. 用药教育课堂、讲座

医疗机构、社会药房、社区等都有义务定期开展健康教育讲座，其中应当包括用药教育课堂。提供医师、药师与患者及其家属或公众面对面的交流机会，介绍药物和疾病的知识，开展用药教育，并可当面解答患者用药疑问。其特点是：讲解教育利于交流，但组织烦琐，受时间空间约束。它适用于定期的教育活动，如每月一次，每次一个主题的教育活动。

3. 特殊人群教育用药指导手册

药师应关注潜在用药风险高的特殊人群，有针对性地开展用药教育，制作专题教育和用药指导手册等，确保高危人群的用药安全。其特点是：针对性强，但更专业，需药师单个面对面咨询讲解后辅助使用。建议为下列特殊人群提供指定用药指导手册：妊娠期、哺乳期妇女及儿童，老年人和慢性病患者，肝、肾功能不全患者，而且要指导患者正确使用药物。

4. 用药方法教育示意图

示意图、卡通人物图等形式有助于患者对宣传内容的理解，加深印象。如特殊剂型或特殊途径给药的宣介可以采用图示的方式，以保证患者能够掌握正确用药方法，正确实施治疗如图 20-1 和图 20-2 所示。通常有滴眼剂、眼膏剂、滴耳剂、滴鼻剂、喷鼻剂、透皮贴剂、气雾剂、阴道栓剂、直肠栓剂、定量喷雾剂、干粉吸入剂的图文宣传彩页等。

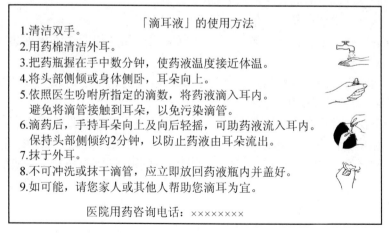

「滴耳液」的使用方法
1. 清洁双手。
2. 用药棉清洁外耳。
3. 把药瓶握在手中数分钟，使药液温度接近体温。
4. 将头部侧倾或身体侧卧，耳朵向上。
5. 依照医生吩咐所指定的滴数，将药液滴入耳内。
避免将滴管接触到耳朵，以免污染滴管。
6. 滴药后，手持耳朵向上及向后轻摇，可助药液流入耳内。
保持头部侧倾约2分钟，以防止药液由耳朵流出。
7. 抹于外耳。
8. 不可冲洗或抹干滴管，应立即放回药液瓶内并盖好。
9. 如可能，请您家人或其他人帮助您滴耳为宜。

医院用药咨询电话：×××××××

图 20-1　正确使用滴耳液的用药教育示意

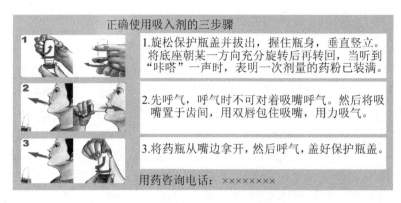

图 20-2　正确使用干粉吸入剂的用药教育示意

5. 慢性病患者用药教育提示单

需要长期用药的慢性病患者，在服药期间很容易受到饮食或合并用药等影响，需长期密切监控药物治疗的效果和安全性。药师对这些患者的用药教育应特别提示日常用药注意事项及不良反应征兆的辨识方法等，帮助患者自我药疗和监控；并在用药教育提示单上给出药师咨询电话等，鼓励患者报告用药情况，确保长期用药安全性和有效性。

总之，用药教育的方式方法多种多样、形式各异，还可多种教育方式相结合或交替使用。

三、患者用药教育的基本内容

（一）用药教育内容

（1）药物（或药物装置）的通用名、商品名或其他常用名称，以及药物的治疗分类、用途及预期效果。

（2）药物的预计起效时间及未起效时的应对措施。

（3）药物剂型、给药途径、剂量、用药时间和疗程。

（4）药物的特殊剂型、特殊装置、特殊配制方法的给药说明，可依据患者的生活方式或环境进行相应的调整。

（5）用药期间应监测的症状体征及检验指标，解释药物可能对相关临床检验结果的干扰以及对排泄物颜色可能造成的改变。

（6）可能出现的常见和严重不良反应，可采取的预防措施及发生不良反应后应采取的应急措施。发生用药错误（如漏服药物）时可能产生的结果，以及应采取的措施。

（7）潜在的药物–药物、药物–食物/保健品、药物–疾病及药物–环境的相互作用或禁忌。

（8）药物的适宜贮藏条件，过期药或废弃装置的适当处理。

（9）如何做好用药记录和自我监测，以及如何及时联系到药师。

（二）对特殊人群应制定个体化的用药教育方案

对特殊人群，如老年人、儿童、妊娠期与哺乳期妇女、肝肾功能不全者、多重用药患者等，应根据其病理、生理特点及药动学、药效学情况，制定个体化的用药教育方案，以减少药品不良反应，保障患者用药安全、有效。

四、患者用药教育的基本工作程序

患者用药教育工作程序依据教育对象、教育形式和目的不同而有所不同。在此，仅以药师参与哮喘患者疾病管理实施用药教育为例，简述开展个体患者用药教育的基本工作程序。

（一）准备工作

（1）药师首先应熟知哮喘疾病药物治疗的最新进展和有关药品说明书及不良反应信息等。

（2）药师还应掌握哮喘疾病和防治相关知识及最新的疾病治疗指南，包括哮喘的诱因、病情严重程度评估、发作预防和救治、峰流速监测等知识。

（3）药师还应熟知影响哮喘患者疾病控制的不良因素及患者教育的重要性。

（二）确定患者用药教育目标

患者用药教育目标：帮助患者建立控制哮喘的信心；帮助患者消除治疗顾虑，明白正确用药的必要性；教会患者包括吸入剂在内的所有药品的正确使用方法；教会患者自我管理和监测药物治疗效果的关键知识。

（三）患者现状评估

药师首先应对纳入疾病管理的哮喘患者用药教育前的系统情况进行了解和评估：了解患者基础资料；评估患者疾病史；了解和评估患者用药史和现在治疗方案；了解和评估患者对疾病治疗的观念和看法，包括患者对疾病的惧怕、忍耐、抱怨态度、个人和家属的想法、用药的心理障碍或存在的用药困难等。

（四）制订教育计划

根据个体患者现状评估结果，找出主要问题和教育重点，制定详细实施步骤。包括各步骤主要干什么、用什么方法和资料器具、达到何要求及参加人员和时间等。现以哮喘的患者教育为例简介如下：

第1步：成功介绍自我，建立与患者及家属的信任合作关系。

第2步：讲解哮喘疾病不控制的危害性和药物治疗的重要性，帮助患者了解哮喘。

第3步：讲解哮喘疾病控制的方法和自我管理措施等，帮助患者建立控制哮喘的信心。

第4步：讲解患者所用药物的治疗目的和益处及防范之处，帮助患者了解药物治疗方案。

第5步：讲解吸入剂等药物的正确使用方法，帮助患者掌握用药方法。

第6步：讲解用药期间应注意的问题和用药后观察的项目，让患者学会自我管理。

第7步：确认患者已明白和理解教育内容并鼓励患者有问题咨询医师和药师。

第8步：1个月后随访评价教育内容知晓和遵从情况；不遵从者重复上述步骤，直至达标。

（五）实施用药教育计划的注意事项

（1）尊重患者私密性意愿。进行患者用药教育应该在比较私密和安静的环境中进行，给患者一个保护隐私的印象。如果有患者家属和朋友参加的必要，应该首先征求患者的同意。

（2）按照计划每个步骤教育完成后都要请患者确认是否理解和明白，并询问"我讲清楚了吗？您还有什么问题？"或提适当问题请患者回答以了解患者是否真正知晓。

（3）患者用药教育谈话结束的时候，应该先对患者的积极配合表示感谢，并祝患者早日康复。最后还应该向患者说明，当感到有不适症状（包括生理和心理）的时候，可以找药师和医师咨询，并留下联系方式。

（六）用药教育结果评估和跟踪随访

（1）患者教育结束后，药师要对教育中遇到的特殊或重要的情况进行整理，并记录在用药教育记录表或药历上，以供查阅。

（2）实施教育后，应用《用药教育效果评估表》等形式，记录教育前、后患者及家属用药知识掌握情况，若有不明之处，再进行个别指导，直到完全掌握为止。

（3）制订随访计划，定期随访，了解治疗效果，强化巩固教育内容，保证用药技术的正确掌握，并提高其依从性。

（4）随访跟踪评估和监测患者药物治疗效果的变化，探讨患者用药教育的最终效果。

思考题

1. 简要论述开展用药咨询的必要性和开展患者用药教育的重要意义。
2. 结合实际，谈谈如何认识咨询药师应具备的综合素质。
3. 简述用药咨询服务的工作程序。
4. 分析讨论患者用药教育的常见形式和方法。
5. 简述患者用药教育的基本内容。

第二十一章

调剂学展望

人类社会进入 21 世纪,科学技术和社会经济以更加迅猛的速度发展,尤其是以中国为代表的发展中国家更加呈现出一种崛起的态势。社会经济的发展使更多人口摆脱了贫困,从而对医疗卫生服务提出了更高的要求。面对急速增长的医疗卫生需求,国家需要加大投入,医疗卫生事业需要加速发展。国家新医改方案的出台对医疗卫生事业的发展提出了新的目标和要求。尤其是国家基本药物制度的实施和药品供应保障体系的建立,以及药品零差率政策的实施弱化或消除了医院与药品的经济联系,这将改变调剂学的服务理念和服务范围。调剂业务不再限于提供药品,而是提供更多的知识和技术服务,药房工作将由单纯供应型向技术服务型转变。这不仅要求药师从事药品调剂和药品管理,更重要的是应用其专业优势,以患者为中心,以优质的药学服务确保患者用药安全、有效、经济、适当,使药品调剂服务为整个医疗服务增值,成为医疗服务链条中更为重要的一环。

学习目标

◇**重点掌握**:现代科学技术促进调剂学的发展,现代管理理论促进调剂学发展。
◇**一般掌握**:医疗卫生体制改革对调剂工作的影响。
◇**基本了解**:未来药师的职业价值。

学习准备

了解一些信息技术、自动识别技术和人工智能的基础知识,想想这些技术对调剂业务可能有怎样的帮助?学习新医改方案中有关药品、国家基本药物政策、药事服务费等的论述,考虑一下这些方针政策对调剂业务有哪些影响。

第一节　现代科学技术推动调剂学发展

近年来,现代科学技术以无比迅猛的速度发展,世界面貌日新月异,人类生活的方方面面正在发生着深刻的变革。但毋庸讳言,在我国医疗卫生领域,尤其是医院药学领域,现代科学技术的应用与其他领域相比还有很大差距。调剂学的发展进步离不开现代科学技术的推动,特别是以计算机和互联网为代表的信息技术,以及人工智能和自动识别技术、现代物流系统等对调剂学的发展有着重要的意义。

信息技术是指利用电子计算机和现代通信手段获取、传递、存储、处理、显示信息和分配信息的技术。在现代调剂学的领域内，处方/医嘱传输、患者信息获取、处方点评、合理用药指导、患者教育、用药咨询等，都离不开信息技术作依托。因此，如何方便、快捷、有效地获取、传递、处理和利用信息，成为现代调剂学最为关注的问题。调剂学要发展进步，必须充分利用信息技术。例如，无线通信技术（移动电话/网络）可以为患者提供用药即时提醒等远程药学服务；以无线网络和PDA构成的移动药师知识库可为合理用药咨询服务提供了强大的后台支持；医疗机构利用计算机网络和自助调剂药柜可以建立无人值守药房，与药房的终端服务器相连并可实时视频咨询的自助调剂药柜还可设在街头，方便患者及时、安全地购买OTC药。所有这些都为调剂学的发展开拓了新的领域，提出了新的课题。

人工智能（artificial intelligence）被认为是21世纪三大尖端技术（基因工程、纳米科学、人工智能）之一。它是研究如何应用计算机的软硬件来模拟人类某些行为的智能技术。人工智能的应用与医药科学有着密切的联系，如机器学习、专家系统（计算机疾病诊断系统）、图像识别等已经在医药学领域有广泛的应用。人工智能对推动调剂学的发展也有着深刻的意义。诺伯特·沃纳（Norbert Wiener）从20世纪50年代开始研究人工智能反馈理论，他指出，所有的智能活动都是反馈机制的结果，而反馈机制是有可能用机器模拟的。可以想象，这种反馈、模拟和学习的过程在我们调剂的实践中是普遍存在的。如对于静脉用药调配中心的输液分组，我们就可以在计算机中建立一个自我学习的系统，让药师的智能变为机器的智能，并逐步为机器智能所替代，从而自动为医嘱中的输液调配分组。今后开发的合理用药系统都应该是一种智能系统，能够不断把使用者的智能变为系统本身的智能，以实现系统的自我更新，使其变得越来越完善、越来越科学、越来越先进。

自动识别技术（auto identification）是对字符、影像、条形码、声音等进行机器自动识别，并提供给后台的计算机处理系统来完成相关后续处理的一种技术，在包括我们日常生活在内的很多领域已经得到十分广泛的应用，但该技术在调剂学领域的应用还不多。可喜的是，一些医疗机构的药学部门已经开始尝试把该技术用于处方（医嘱）识别、药品包装识别、药房（药库）保安防盗识别等方面，优化了流程，提高了工作效率，降低了差错，发挥了很好的效益。今后，自动识别技术将在防止用药错误方面得到广泛应用，如带有条形码（bar code）的患者腕带，带有射频识别（Radio Frequency indentification，RFID）芯片的摆药筐、药杯、药盒等，都将在防止人为错误、加强患者用药安全上发挥重要作用。

当前，医院药学和调剂工作的转型将带来极大的变革，医院药学将围绕以患者为中心，以药剂学和药物治疗学为基础，以临床药学为重点，以合理用药为目标，着力突出自己的核心业务；同时，逐步放弃一些原本传统的、可做可不做、或可以交给别人去做的工作。在这个过程中，现代物流管理和电子商务将成为重要的助推剂和催化剂。

现代物流管理是指将信息、运输、库存、仓库、物流搬运以及包装等物流活动进行科学的综合管理，以尽可能低的成本为顾客提供最好的服务。而电子商务的介入使药品物流系统更加便捷、顺畅、可控。过去采用单据、凭证为载体，通过手工记录、电话沟通、人工计算、邮寄或传真等方法，对物流信息进行采集、记录、处理、传递和反馈，不仅极易出现差错、信息滞后，也使管理者对物品流动过程中的各个环节难以统筹协调，物流与信息流、资金流不同步，无法实现系统优化和实时监控，从而造成效率低下和人力、运力、资金、场地的大量浪费。现代物流的发展给医院药学工作的转型带来了契机。当前，国内一些地区的医疗机构已经将药库的采购、保管、配发药品的工作交给药品经营公司或专门的药品物流公司，这无疑是一个良好的开端。美国、澳大利亚、日本等发达国家早已在这方面积累了成功的经验。这些国家的一些医疗机构不但把药库的工作外包，而且住院药房的医嘱调配业务都由药品物流公司来做，新药遴选（淘汰）、处方（医嘱）审核、药品核发等调剂的核心业务则由医院的药师承担。这种新的社会分工发挥了药品物流公司的专业优势，优化了人力资源结构，强化了药师的职能，是社会的进步，值得我们去探索和实践。

第二节 现代管理理论促进调剂学发展

当代一切领域的社会生产活动，如果没有科学的管理，就不可能得到持续的发展和进步。因此，调剂学的发展和进步除了需要现代科学技术的推动，还需要社会科学尤其是现代管理理论的支撑。

原本在社会学和政治学领域开始的生命质量研究促进了医学模式的转型。当代医学模式已经从一维（生理）过渡到二维（生理-心理）和三维（生理-心理-社会）模式，人类从过去的躯体健康观过渡到更加关注生命质量。生命质量研究对现代医学的目的、理论和实践都产生了决定性的影响，而对医院药学和调剂工作，其影响也是深刻的。药师应树立药物治疗的最终目的是改善患者生命质量的观念，药学人员为患者调配处方、进行治疗药物监测以及合理用药和药物信息咨询等服务，其目的不仅是为患者治愈疾病、解除痛苦，而且要分析预测药物治疗的安全性、经济性和预后结果。如一些药物治疗方案，由于疗效、药物不良反应和经济性等的不同，应让患者知情并参与选择，以最大限度地恢复患者的健康，使患者保持良好的身体功能、精神状态和社会适应性，生活健康幸福。因此，评价药物治疗结果的指标不只是一些观测数据，还应包括患者的主观感受，增加药物治疗近期或远期对患者生命质量可能产生的影响等指标。调剂服务要强调对患者的人文关怀，树立综合评价患者整体功能的观念，通过完美的服务改善患者的生命质量。

著名的霍桑实验主持者梅奥提出了"社会人"的假设。假设中内含的管理策略提示我们：首先，管理人员不应只注意完成生产任务，而应把注意的重点放在关心人和满足人的需要上；其次，管理人员不能只注意指挥、监督、计划、控制和组织等，而更应重视职工之间关系的培养和形成。霍桑实验还认为，工作效率的提高和降低主要取决于职工的"士气"，而士气取决于家庭和社会生活，以及组织中人与人之间的关系。这些著名的现代管理学成果为我们的调剂实践管理提供了有益的启示和科学的理论。在这些现代科学管理理论指导下，我们可以为促进药师职业潜能的发挥制定科学的绩效目标，为组织中知识的积累和扩散创造良好的氛围，打造出一支有"士气"、有高度凝聚力的药师团队。这样，学科健康、可持续的发展就有了坚实可靠的管理基础。

传统的医院药学服务是以物为中心的，是以供应保障临床药品使用为主要任务的"物本型"服务。医院药师的注意力和工作目标集中在药品的有效管理上，很少关注患者的疾病，关注疾病与药物的关系，当然就更加缺少对患者的人文关怀。改革开放以来，随着经济的发展和科学技术水平的提高，我国已经从一个物质匮乏型社会转变为物质相对充裕型社会，国民在解除温饱之忧以后，开始关注健康和生命质量。医院药学服务必须顺应这一转变，将注意力从"以药品为中心"转移到"以患者为中心"上来，创新服务模式，为患者提供优良的"人本型"药学服务。在这样一种转变中，知识和技术的含量大大增加，管理的理念和手段必须随之改变。而知识管理是一种新的管理思想，其显著的特征是强调运用集体智慧、重视精神激励，追求知识共享与持续创新，是知识经济时代的基本管理理论。医院药学部门是由具有丰富医药学专业知识的人集合起来的，复杂的、知识高度密集型的组织，这样的组织尤其要通过以知识为核心的管理来提高运营效率和服务质量，来获得竞争优势和持续发展的动力。所以，知识管理对医院药学服务领域具有重要的、现实的意义。

除上述外，还有很多管理学的课题需要我们去学习、去实践。例如，在调剂服务中，如何通过服务管理提高患者满意度？如何通过流程管理优化流程、提高效率？如何合理组织人力资源、通过绩效管理调动员工积极性？如何管理团队，提高团队士气做好服务工作？如何通过技术创新减少调剂差错，提高服务质量？如何创建、孕育优秀组织文化，凝聚团队和人才？所有这些，都是医院药学和调剂工作需要面对和解决的重要课题。

由此不难看出，管理学是一门交叉性、综合性学科，管理过程的动态性、复杂性和管理对象的多样性决定了管理所要借助的知识、方法和手段要多样化，决定了它既是一门科学又是一种艺术。调剂学的发展进步必须借助现代管理学的推动。

第三节　医疗卫生体制改革对调剂工作的影响

2009 年 4 月 7 日，国务院发布了《医药卫生体制改革近期重点实施方案（2009—2011年)》(以下简称《实施方案》)。《实施方案》指出，要逐步将公立医院补偿由服务收费、药品加成收入和财政补助三个渠道改为服务收费和财政补助两个渠道。2006 年，药品零差率政策正式开始实施，医院由此减少的收入或形成的亏损通过增设药事服务费、调整部分技术服务收费标准和增加政府投入等途径解决。

《实施方案》和药品零差率政策的出台给医院药师提出了严肃的问题，使许多医院药学工作者困惑和彷徨，药品加成收入没有了，医院药师的价值何在？医药分开的最终结果是门诊药房社会化，医院药师何去何从？这些无疑给医院药学工作提出了严峻的挑战，也使广大医院药师感到了危机。但如果从积极的方面看问题，医改促使医院药学工作必须由传统的药品供应型向知识和技术服务型加速转化，医改促使医院药师必须通过知识和技术服务体现自己的劳动价值，危机既是威胁也是机遇。

一、实施基本药物政策给药师施展身手的广阔空间

1975 年，WHO 提出了基本药物的概念，其目的是解决贫困国家和发展中国家药品供应的问题，使之能够按照国家卫生需求，以有限的资金、合理的价格购买和使用质量可靠、疗效确切的基本药物。2002 年，WHO 对基本药物做了完整描述：基本药物是用以满足人群中主要健康医疗需求的药物。基本药物的遴选主要考虑公共卫生相关状况、药物有效性和安全

性的证据以及药物间相互比较的成本/效果。基本药物在一个运转正常的健康系统中应以足够的数量、适合的剂型及个人和社区都能负担得起的价格得到供应，且质量可靠、信息充分。基本药物政策实施的关键在于药品使用环节，因此必须从医疗机构、医务人员和公众三方面入手，充分发挥药师在安全用药、合理用药方面的骨干与核心作用，以基本药物为主线，在公众中普及合理用药知识，包括如何科学选药、购药和正确用药。不仅要保证取得满意的疗效，还要能防范药品不良反应，提高公众在安全用药中的参与性。同时培训社会药房的从业人员，提高他们在消费者购药时的咨询和指导能力。还要宣传倡导用药安全文化，着力解决药品消费信息不对称的问题，大力在市民中普及医药卫生知识，广泛深入地开展以提高公众安全用药意识的宣传教育活动，切实提高公众的药品安全意识。所有这些工作的落实都需要药师发挥执行者、宣教者和监督者的作用，给药师发挥自己知识技术所长提供了广阔的空间。药师面临的问题不是无事可做，而是有没有较高的素质和足够的能力去做。

二、收取药事服务费有助于体现药师知识技术的价值

长久以来由于药房从属于医院，多数患者为保证处方的正确识别和调配皆选择通过医院药房获得药物，这就决定了医院药学的简单供应型服务模式。从经济层面来讲，医院药房服务几乎不存在市场竞争，医院必须通过药品销售加成获得运营和发展的资金；而理念层面上，医院药学以管理、调剂药品为中心，是一种"物本型"的服务模式。可以想象，这样的模式使药师的工作被动地停留于药品本身，不利于发挥药师知识和技术的价值。而事实上，无论是药品还是药学服务，其最终目的是使患者受益。供应型药学服务在我国医疗卫生体系建设初期协助终结了"缺医少药"的时代；但我们看到，伴随社会经济的发展和医疗水平的提高，患者的需求日益成熟，尚未从根本上转型的供应型药学服务模式不仅使大部分患者忽视医院药学工作的知识和技术价值，更使"医师-药师"这一确保用药安全的必要制约机制失衡。新医改方案决定逐步取消药品加成，同时增加药事服务费，这无疑有助于体现药师知识技术的价值。

无论以何种方式收取药事服务费，药房始终是医院药师工作的主阵地，为患者提供高效优质的调剂服务依然是不变的主题。我们应随时关注现代科学技术，创新服务模式和优化工作流程，利用现代技术装备药房，为患者在医院就诊的最后一步画上完美的句号。医院药师必须通过药学服务使药品"增值"，使患者更满意，使药事服务费"费有所值"。

三、设立药事服务费有助于提高药师的责任意识

近年来，涉及药师职责缺失的医疗纠纷诉讼案屡见不鲜，我国日渐完善的法律体系规定了药师在确保安全合理用药时的责任，这就标志着在法律框架内药师必须履行其确保患者用药安全的义务。而我们却有相当多的药师在审方和调配时不考虑处方和医嘱的合理性与合法性；相当多的药师认为只要不发错药就是保证用药安全；相当多的药师认为如果自己没发错药而出现药疗事故应由医师负主要责任。造成上述状况的原因十分复杂，但传统药品供应型工作模式和药师劳动价值体现方式是一个重要的因素。药师需要寻求更加有效的工作途径与方法，在审方、调配、指导患者用药等一系列环节行使自己的权利，担负自己的职责，与医

师一起负责任地完成对患者的药物治疗。从国际上来看，世界卫生组织和国际药学联合会一直非常关注用药安全和药师的作用，认为药师已不再只是药品的供应和调剂者，无论在医院药房或社会药房，药师都是医疗卫生保健队伍中的一员。药师和医师是对等的，两者之间应是互相辅助、合作的关系。但是，在现行机制下，药学工作者的地位和作用被弱化，他们既没有足够的审方权，也没有相应的经费支持其向患者提供用药咨询服务。这导致开展临床药学工作难度加大，也为患者用药安全埋下了隐患。而取消药品加成和收取药事服务费强化了药师的责任，药师必须负责任地行使自己的职责，保证患者用药安全、有效。从这个角度说，药品加成的取消和药事服务费的收取对医院药学工作来说是一个极大的"利好"。由药品差价向药事服务费转变，对医院药学工作而言，不仅是收费方式的改变，更标志着医院药学工作方式向"以患者为中心"转型。

第四节　未来药师的职业价值

人的职业价值，一方面取决于社会对其的判断和定位，另一方面取决于人对职业的自我认识即职业价值观。所谓职业价值观，是指人们所具有的关于工作动机、工作目的和工作价值的基本看法和态度。由于个体的职业价值观在一定意义上受工作环境的核心价值和主导文化的影响，在以往的医疗卫生领域中，简单药品调配供应型服务模式和重医轻药的传统观念降低了药师对自己职业价值的判断，影响他们对工作的热爱和职业的选择。另外，人的职业价值取决于其肩负责任的大小，在上述环境影响下，有些药师弱化了自己的责任，使行业和社会对药师的职业价值缺乏正确的定位。

WHO 在 1997 年指出，"从推动合理用药的政治模式来看，药品不仅是防治疾病的物质和具有内在价值的可上市成果，也是实现政府愿望的工具"。因此，药物合理使用的问题已从单纯的技术问题演变成为具有一定政治内涵的问题。这一结论具有十分重要的意义。我们过去的药物政策在指导方针上明显重生产供应、轻合理使用，因此药物使用环节的工作得不到重视和发展。通过近年来的实践，我们已经认识到国家卫生政策和药物战略是保持社会安定和谐、实现政府意愿的重要指针。基于这样一种认识，药品质量和用药安全的问题受到国家和全社会的高度重视，医院药学和调剂学已经不再是从药物研发到药物使用整个药学工作的龙尾，而成为带动整个药学事业发展的龙头。这给包括调剂学在内的医院药学工作带来了发展的机遇，也给广大药师实现自己的职业价值带来了前进的动力。

今天，随着经济和社会的发展，无论是从行业内部还是从政府层面，整个社会对药师的工作是人民用药安全的重要保证的认识越来越深刻，调剂工作和医院药学更多地进入整体的医疗模式中，是整个医疗服务链条中不可或缺的重要一环。在这新形势下，药师树立的新价值观应该是"我专业，我快乐，我有价值。因为我能响应新工作模式的需要，能给患者带来增值服务"。这样的价值观是建立在以患者为中心的新的服务模式基础上的，是建立在与医师、护士、患者以及企业之间的良好合作上的。未来的药师应该成为"药物治疗师""用药咨询师"，真正成为药物合理使用的专家和顾问。

为实现未来药师的职业价值，我们应从以下几个方面做起：

（1）提升工作自身价值，调动药师内在潜力。

（2）改善整体职业声望，提升药师社会评价。

（3）激励不断自我学习，提高药师专业素养。

（4）确定行业评价标准，树立药师良好形象。

当前，新医改方案和国家药物政策向广大药师明确了其确保合理用药的职能，药学工作者正在通过多种现代化管理手段，尝试着向患者"供应"更有针对性的药学服务。同时，国家各种管理条例和标准的制定，使药房调剂、静脉输液调配、医院制剂制备等药学服务工作有据可依。医院药学的工作重点正逐渐由"以药品为中心"向"以患者为中心"转移。在医院药学和临床药学不断深入发展的基础上，北京、上海、广州等地的一些医疗机构和社会药房已开始追赶国际先进水平。一些现代化调剂设备开始装备医院药房和社会药房，如住院药房的自动摆药系统和门诊药房的整盒发药系统，这些设备的使用极大地提高了调剂工作的质量和效率，解放了药师"手和脚"，同时促使药师更多地用"心和脑"去为患者服务。同时，信息技术、自动识别技术和现代物流管理也在逐渐改变着医院药品供应系统的面貌。还有一些医疗机构药学部门充分利用现代传播手段，开设了自己的网站，开展面向社会公众的网络药学服务。在可以预见的将来，基因药物的出现将彻底改变药师调剂工作的面貌。通过基因测定的患者可以期望药师为其定制调配出适合其基因类型的治疗药物，从而彻底治愈疾病。药师的职业价值将得到更加完美的体现。

在我国经济和社会持续、健康发展的推动下，在医疗卫生体制改革的大潮流中，调剂学和医院药学不断有所发展，业务领域不断扩大，也因此产生了一些新的学术观念，其地位和重要性已被重新认识和定位。调剂学和医院药学工作正面临着前所未有的发展机遇，有着极为广阔的发展空间。

思 考 题

1. 现代科学技术对调剂学的发展有哪些影响？

2. 现代管理理论怎样促进调剂学的发展？

3. 我国医疗卫生体制改革对调剂学的进步有哪些促进作用？

4. 未来药师的职业价值体现在哪些方面？

主要参考文献

［1］吴永佩，颜青. 21 世纪医院药学的发展趋势. 中国医院，2002，6（1）：15.

［2］游述华，黄泰康. 药品的属性划分研究. 中国药房，2006，17（3）：168.

［3］郑明新，高绪文. 医院药学. 北京：人民卫生出版社，1997.

［4］胡晋红. 实用医院药学. 2 版. 上海：上海科学技术出版社，2007.

［5］包锡生. 我国药房简史. 中国医院药学杂志，1983，3（6）：39-40.

［6］李大魁，袁锁中，汤光. 优良药房管理规范（2005 版）. 中国医院药学杂志，2006，26（5）：503-506.

［7］杨晓荣. 国内外社会药房的历史与现状. 中国药房，1996，7（1）：20-22.

［8］陈明颖，陈化. 对药学技术人员的职业准入与职称管理的思考. 中国药房，2008，19（22）：1692-1693.

［9］胡善联. 卫生经济学. 上海：复旦大学出版社，2003.

［10］吉尔曼. 治疗学的药理学基础. 10 版. 金有豫，等译. 北京：人民卫生出版社，2004.

［11］梁文权. 生物药剂学与药物动力学. 北京：人民卫生出版社，2004.

［12］鲍. 药学临床实践指南. 陆进，常明，译. 2 版. 北京：化学工业出版社，2007.

［13］徐建国，等. 麻醉药品和精神药品规范化临床应用与管理. 北京：人民卫生出版社，2007.

［14］张晓乐. 医院药师的职业道德. 中国药学杂志，1997，32（6）：257.

［15］李超进. 药事管理学. 北京：人民卫生出版社，1988.

［16］钱信忠. 现代医院管理实务全书. 北京：中国统计出版社，1996.

［17］J A 菲茨西蒙斯，M J 菲茨西蒙斯. 服务管理：运作、战略与信息技术. 张金成，范秀成，译. 北京：机械工业出版社，2003.

［18］Society of Hospital Pharmacists. ASHP guidelines on formulary system management. American Journal of Hospital Pharmacy，1992（49）：648-652.

［19］Society of Health-System Pharmacists. ASHP guidelines on the safe use of automated medication storage and distribution devices. American Journal of Health-System Pharmacy，1998（55）：1403-1407.

［20］吴剑华. 香港伊利沙伯医院日间医疗中心快速配药系统. 中国药房，2000，11（2）：93-94.

［21］康俊，牛海鹏. 药店管理手册. 北京：中国经济出版社，2008.

［22］李大魁. 药学综合知识与技能（国家执业药师资格考试应试指南）. 北京：中国

医药科技出版社，2009.

[23] 陆彬，张志荣. 药剂学. 北京：中国医药科技出版社，2003.

[24] 谭德福. 中药调剂学. 北京：中国中医药出版社，2005.

[25] 汤韧，张宜，易涛. 药学信息技术，药学服务与研究，2003，3（4）：210.

[26] 谭玲，孙春华. 有助于提高医院药学服务水平的全自动口服药品摆药机. 中国药房，2006，17（3）：228.

[27] 韩晋，刘丽萍，谢进. 自动化设备对医院药房的影响. 中国药房，2006，17（19）：1469-1470.

[28] American Society of Hospital Pharmacists. ASHP guidelines on preventing medication errors in hospitals. American Journal of Hospital Pharmacy, 1993（50）：305-314.

[29] NHS, Department of Health. Building a safer NHS for patients：improving medication safety. Safety in Doses：Improving the Use of Medicines in the NHS, 2007：25-34.

[30] 毛璐，翟所迪. 象形图在患者药学教育中的应用. 药学服务与研究，2009，9（3）：175-177.

[31] American Society of Health–System Pharmacists. ASHP guidelines on pharmacist–conducted patient education and counseling. American Journal of Health–System Pharmacy, 1997（54）：431-434.

[32] DZIK S. Radio frequency identification for prevention of bedside errors. Transfusion, 2007, 47（2S）：125-129.

[33] 齐玉梅，方芳，宋传平. 条码技术——物流管理的基石. 技术经济与管理研究，2007（3）：62-63.